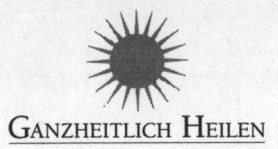

GANZHEITLICH HEILEN

W0084816

Viele Frauen fühlen sich durch die Methoden der Schulmedizin verunsichert und abgeschreckt. Gerade in der Zeit der Schwangerschaft werden sie für ihren eigenen Körper und seine vitalen Bedürfnisse sensibilisiert. Zudem wollen sie alles tun, damit es dem Ungeborenen gutgeht und das Kind gesund und sicher auf die Welt kommt. Die sanfte, nebenwirkungsfreie Homöopathie ist die ideale Helferin und Begleiterin für Schwangere, Gebärende und junge Mütter sowie für das Ungeborene und später für Säugling und krankes Kind.

Die Autoren beschreiben die vielfältigen Anwendungsmöglichkeiten der Homöopathie und geben darüber hinaus allgemeinen fachkundigen Rat.

Bei Goldmann sind von Carola und Ravi Roy außerdem erschienen:

Erste-Hilfe-Homöopathie (14165)
Das Immunsystem stärken durch Homöopathie (14194)

CAROLA UND RAVI ROY

HOMÖOPATHIE FÜR MUTTER UND KIND

Schwangerschaft, Geburt,
Kindbett, Kinderkrankheiten,
Impfschäden

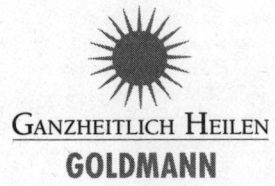

GANZHEITLICH HEILEN

GOLDMANN

Umwelthinweis:
Alle bedruckten Materialien dieses Taschenbuches
sind chlorfrei und umweltschonend.

Originalausgabe Juli 1999
© 1999 Wilhelm Goldmann Verlag, München,
in der Verlagsgruppe Random House GmbH
Umschlaggestaltung: Design Team München
Umschlagfoto: Mauritius/SST
DTP-Satz: Barbara Rabus
Druck: Elsnerdruck, Berlin
Verlagsnummer: 14164
Redaktion: Gerhard Juckoff
WL · Herstellung: Stefan Hansen
Made in Germany
ISBN 3-442-14164-8
www.goldmann-verlag.de

2. Auflage

Inhalt

Vorwort

Liebe Leserinnen, liebe Leser,

wir möchten mit Ihnen einen Blick in dieses Buch werfen. Sie haben vielleicht schon viel über die Homöopathie gehört, wissen aber nicht genau, was Sie mit ihr machen könnten.

Es wird oft gesagt, daß die Homöopathie ein zu schwieriges Thema sei, und der Laie sollte seine Hände lieber davon fernhalten. Was würden Sie aber sagen, wenn jemand Ihnen abraten würde, Erste-Hilfe-Maßnahmen zu erlernen, da diese den Experten vorbehalten seien? Wäre jeder von uns in den Grundlagen der Ersten Hilfe eingearbeitet, könnten täglich Tausende von Menschenleben gerettet werden. Manchmal geht es um Minuten oder gar Sekunden, um die entsprechende Hilfe zu leisten. Jedes Fach hat seine grundlegenden Prinzipien, die man sich in einem gewissen Zeitraum aneignen und erlernen kann.

Dieses Buch soll Ihnen als Mutter, aber auch Ihrem Kind, helfen, in die Homöopathie hineinzuwachsen. Die Homöopathie ist in ihren Grundsätzen genauso einfach wie das ABC eines anderen Faches. Mit Hilfe dieses Ratgebers werden Sie die tagtäglichen Anforderungen im gesundheitlichen Bereich Ihrer Familie leichter in den Griff bekommen. Er leitet Sie sicher durch Ihre Schwangerschaft, verhilft Ihnen zu einer natürlichen und weniger schmerzhaften Geburt, gibt Ihnen Empfehlungen für die Zeit im Wochenbett, beim Stillen und der Pflege Ihres Babys. Ferner finden Sie Rat bei der Erkennung, Prophylaxe und Behandlung der häufigsten klassischen Kinderkrankheiten. Kurzum, Sie haben einen zuverlässigen Begleiter für den Lebensweg Ihrer Familie ausgewählt.

Einleitung

Homöopathie für Sie und Ihre Familie

Ihnen als Mutter, aber auch dem Vater und anderen naheste-
henden Verwandten, die der jungen Mutter oder der Schwangeren in einer sanften natürlichen Weise helfen wollen, legen
wir Hahnemanns Wort ans Herz. Bemühen Sie sich, ein besseres Verständnis von Krankheit zu erlangen, das aber trotzdem einfach ist. Außer dem Körper besitzen Sie auch einen
Geist und eine Seele. Die Seele leitet immer die wohltuenden
und heilenden Energieströme von Ihrem Geist zu Ihnen.
Wenn Ihr Kind Fieber bekommt, dann ist dieses Fieber ein
Ausdruck von Streßfaktoren im mentalen (denkenden), emotionalen (fühlenden), energetischen (vitalen) und physischen
Bereich. Bei Kleinkindern werden diese Streßfaktoren von
den Eltern erzeugt und auf das Kind übertragen.

Die Beschaffenheit der mentalen, emotionalen, energetischen und physischen Bereiche des Kindes und die Art der
Streßfaktoren bedingt die Form, die das Fieber annimmt. Ist
dem Kind zum Beispiel eher zu kalt oder zu warm, will es zu-
oder abgedeckt sein, ist der Kopf heiß, sind die Füße kalt? All
das sind die individuellen Krankheitsäußerungen des Kindes.
Dies nennen wir in der Homöopathie den gesamten und individuellen Zustand bei einem erkrankten Menschen.

Auch Hahnemanns zweite Aufforderung möchten wir Ihnen
gerne ans Herz legen: die Arzneimittel in der Homöopathie auf

dem Hintergrund der Ähnlichkeit zu studieren – als Substanzen, die Ähnliches heilen können. Achten Sie dabei auf die individuellen Eigenschaften der Mittel und die entsprechenden Symptome der Patienten, zum Beispiel, ob diesem Patienten eher zu warm ist oder ob er eher zum Frieren neigt oder nur unter bestimmten Umständen friert. Es kann ihm warm sein, aber er mag trotzdem keine frische Luft, oder umgekehrt friert er, möchte aber frische Luft haben, ferner ob er Durst auf große oder kleine Mengen, auf warm oder kalt hat usw.

Wenn Sie als Mutter krank werden oder Ihr Kind erkrankt, dann sollten Sie als erstes die Art der obengenannten Symptome sammeln, dazu brauchen Sie etwas Zeit und oft viel Geduld. Manchmal sind am Anfang der Krankheit wenig Anhaltspunkte da, so daß Sie einige Stunden warten und beobachten müssen, bevor Sie Genaueres feststellen können. Schreiben Sie einfach alles auf, was Sie beobachten, was Ihr Kind Ihnen sagt oder was Sie fühlen, wenn Sie selber erkranken. Wenn Sie das Gefühl haben, genügend Anhaltspunkte gesammelt zu haben, dann können Sie diese neu sortieren, unterstreichen oder nach ihrer Wichtigkeit und Intensität markieren. Vielleicht fällt Ihnen beim Sortieren und Markieren schon auf, zu welchem Mittel die Ähnlichkeit am größten ist.

Und genau das ist das Heilprinzip der Homöopathie und der grundlegende Baustein für alle homöopathischen Anwendungen in Theorie und Praxis: Ähnliches wird durch Ähnliches geheilt *(similia similibus curantur)*.

Das Heilmittel ist der positive Aspekt des krankhaften Zustandes; das heißt, es zeigt an, wie der Zustand des Menschen bei voller Gesundheit, also ohne die belastenden Streßfaktoren, sein wird. Das Ähnlichkeitsprinzip lautet mit anderen Worten: Eine ähnliche positive Kraft heilt stets eine ähnliche negative krankmachende Kraft.

Maßnahmen und Hindernisse bei der Heilung
Es gibt bei jeder Erkrankung Maßnahmen, die für die Gesundung erforderlich sind und deren Mißachtung die Heilung unnötig verlängern oder sogar ganz blockieren kann. Manche Gewohnheiten, die eng mit der Krankheit zusammenhängen, können genauso hindern. Es gibt aber nichts, das von vornherein als schlecht oder gut eingestuft werden müßte, es ist immer krankheitsspezifisch und Ihrer individuellen Beschaffenheit entsprechend. Von daher kann bei einem fiebernden Kind die Ruhe unbedingt notwendig und beim anderen Rausgehen oder Herumfahren förderlich sein.

Die echten individuellen Bedürfnisse sollten immer Vorrang haben vor allen Mutmaßungen und »schlauen« Ratschlägen. Die Versorgung eines kranken Kindes im homöopathischen Sinn fordert von Ihnen als Mutter sehr viel Einfühlungsvermögen und das Fallenlassen von vorgefaßten Meinungen und Befürchtungen.

Wenn Sie homöopathisch behandeln möchten, sollten Sie sich Hahnemanns Aufforderung zu Herzen nehmen: »Mach's nach, aber mach's genau nach!« Seien Sie sich dessen bewußt, daß jeder die Verantwortung für sich selbst trägt. Dieses Buch möchte Ihnen dabei behilflich sein.

Die homöopathischen Potenzen
Manche Mißerfolge in der Homöopathie sind falschen Verschreibungen und zu niedrigen Potenzen zuzuordnen. Die Po-

tenzierungs- und Dosierungsangaben in diesem Buch beruhen auf unseren eigenen oder den Erfahrungen von anderen Homöopathen und haben sich in der Praxis bestens bewährt. Das ist auch der Grund, warum wir vorwiegend die C 200 empfehlen. Sie können natürlich auch jede andere Potenz einsetzen. Jeder Behandler behandelt im Rahmen des Similia-Gesetzes auf seine ganz eigene individuelle Art und sammelt seine Erfahrungen. Sie können auch erst einmal mit niedrigeren Potenzen beginnen und danach, je nachdem, wie sicher Sie sich fühlen, zu den höheren Potenzen übergehen. Wir selber arbeiten aus verschiedenen Gründen lieber mit den C-Potenzen (1 : 100 verdünnt) als mit den D-Potenzen (1 : 10 verdünnt). Der Hauptgrund ist, daß die ersteren sanfter wirken.

Bevor Hahnemann anfing, mit den LM-Potenzen zu arbeiten, hat auch er nur C-Potenzen verwendet. Die D-Potenzen sind eine reine Erfindung deutscher Homöopathen und haben sich in der homöopathischen Welt nicht durchsetzen können.

Noch ein Wort zur homöopathischen Ausdrucksweise

In der Homöopathie werden die Mittel wie Personen beschrieben. Dies mag für jemanden, der gerade in die Homöopathie eingestiegen ist, etwas verwunderlich klingen. Doch es hat seine Gründe. Wie jede Energie, so sind auch die Energien der potenzierten Heilmittel strukturiert und haben ihre eigentümlichen Wesensmerkmale, die bestimmten Persönlichkeiten oder Aspekten im Menschen entsprechen. Deswegen wurde es in der Homöopathie sehr bald üblich, von den Mitteln wie von vertrauten Bekannten und Freunden zu sprechen.

Eine Person, die sehr eifrig ist und sehr gerne ihren Geschäften nachgeht, aber bei jedem Hindernis dazu neigt, wütend zu werden, nennen wir eine »Nux-vomica-Persönlichkeit«. Das Mittel *Nux vomica* beinhaltet den positiven Aspekt: sein Leben so gut zu organisieren, daß entweder keine Hindernisse entstehen oder das angebliche Hindernis als eine Chance, Dinge zu verbessern, erkannt wird. Wenn diese Person Nux vomica nimmt, dann wird nach und nach der negative Aspekt durch den positiven ersetzt.

Es ist immer die Zusammensetzung der verschieden starken negativen Eigenschaften eines Teiles einer Persönlichkeit, die Krankheiten verursacht. Durch die Einwirkung von auslösenden Faktoren in einem ungünstigen Moment entsteht dann eine krankhafte Äußerung (im herkömmlichen Sinne eine Krankheit). Jeder Mensch besteht aus mehreren Wesenszügen; jeder Wesenszug entspricht einem Mittel, und die Zusammensetzung dieser Wesenszüge bildet die Gesamtpersönlichkeit eines Menschen.

Um zu einer Sache Vertrauen zu gewinnen, müssen wir sie einfach umsetzen. Es gibt sicherlich manches in diesem Buch, das Sie gleich anspricht. Dann sollten Sie es ausprobieren. Ein kleines gelungenes Experiment schenkt uns Freude und Vertrauen und gibt uns den Mut, das nächste anzugehen. In dem Maße, in dem Ihr Vertrauen in die Homöopathie steigt, werden Sie sich auch gegen die vielen Vorurteile, die heute immer noch gegenüber der Homöopathie bestehen, zur Wehr setzen können. Der Begriff »Homöopathie« ist zwar heutzutage fast allen Menschen bekannt, jedoch scheint fast jeder eine andere Vorstellung von diesem zu haben. Aus der Vielfalt der Vorstellungen haben sich einige verallgemeinert und sich als Vorurteile und Mythen durchgesetzt.

Wir wollen im folgenden die mehr oder weniger weitverbreiteten Meinungen über die Homöopathie untersuchen und ins richtige Licht rücken. Häufig stehen sich auch völlig konträre Meinungen gegenüber.

12 Mythen über die Homöopathie und ihre Richtigstellung

1. Mythos:
»Die Homöopathie verwendet vor allem Heilkräuter.«
Dieser Mythos war bis vor kurzen noch sehr verbreitet, doch heutzutage ist er schon weitgehend abgebaut. Die Methode der Heilkräuteranwendung beruht im Gegensatz zur Homöopathie auf der Erfahrungsheilkunde, d. h., bestimmte Pflanzen und Kräuter werden bei verschiedenen Krankheitszuständen einfach ausprobiert. In der Homöopathie ist jedoch ein gezielter Einsatz von Mitteln möglich, da der Wirkungsbereich der Mittel genauestens bekannt ist.

Der Phytotherapie liegen zwar bestimmte Erfahrungswerte zugrunde, aber es fehlen präzise Angaben, Regeln und Gesetzmäßigkeiten für die Anwendung der Heilkräuter. Die Kräuterheilkunde beruft sich u. a. auf die Signaturenlehre, die besagt, daß z. B. gelbe Pflanzensäfte gut für Galle und Leber sind und rot blühende Pflanzen für Herz und Kreislauf. Kranke Menschen machen mit den unterschiedlichen Heilkräutern ihre ganz persönlichen Erfahrungen. Auf diese Weise entsteht leicht eine Heilkunde der Empfehlungen. Jeder schwört auf sein Heilmittel, das ihm geholfen hat, und empfiehlt es als Allheilmittel für jedermann. So bleibt die Kräuterheilkunde immer in einem empirischen Rahmen. Die Homöopathie benutzt alle Substanzen: angefangen von Kräutern, Mineralien, Giftstoffen, Chemikalien, Metallen bis hin zu herkömmlichen Medikamenten, Krankheitserregern usw. Mit anderen Worten, es gibt kaum etwas, das nicht in die Schatzkiste der homöopathischen Heilmittel aufgenommen worden ist. Es gehört zu den homöopathischen Prinzipien, diese Substanzen so zu verarbeiten, daß die Heilkräfte möglichst sanft und dennoch potent entwickelt werden.

2. Mythos:
»Heilpraktiker sind Homöopathen.«
Heilpraktiker ist eine Berufsbezeichnung, Homöopathie eine Heilmethode, die von jedem ausgeübt werden kann. Heilpraktiker setzen verschiedene naturheilkundliche Therapiemethoden ein, u. a. auch die Homöopathie.

Homöopathie besteht aus klaren Gesetzmäßigkeiten und präzisen Regeln. Das Grundgesetz der Homöopathie ist das Ähnlichkeitsgesetz »*Similia similibus curantur*« – »Ähnliches wird durch Ähnliches geheilt.« In der Praxis bedeutet das: Wir brauchen für die Heilung eines bestimmten krankhaften Zustandes eine Substanz, die einen ähnlichen Krankheitszustand erzeugen kann. Diese Ähnlichkeit muß jedoch sehr präzise bestimmt werden. Nehmen wir beispielsweise eine Entzündung im Leber-Galle-Bereich, die sich bei einem Kind durch heftige Bauchschmerzen anzeigt. Dann werden wir bei einem *Belladonna*-Zustand (Tollkirsche) eine sehr große Empfindlichkeit auf Erschütterung finden und bei einem *Chelidonium*-Zustand (Schöllkraut) eine Besserung durch heiße Getränke. Um das richtige Heilmittel gezielt einsetzen zu können, bedarf es noch weiterer differentialdiagnostischer Hinweise. Dieses exakte wissenschaftliche Vorgehen hat den Vorteil, daß soviel wie möglich vorauskalkulierbar ist und nicht dem Zufall oder persönlichen Vorlieben überlassen bleibt.

Nach dem homöopathischen Verständnis liegt die Ursache von Krankheit immer im Inneren des Menschen. Was als Krankheit bezeichnet und durch Symptome erkennbar wird, sind immer Äußerungen der im Inneren existierenden Krankheit. Heilung bedeutet die Beseitigung der im Inneren existierenden Störung, wodurch die Symptome automatisch verschwinden.

Jeglicher Einsatz von Mitteln, die nur die Symptome tangieren bzw. manipulieren, kann nicht wirklich heilen. Im Gegenteil, solche Mittel können die Krankheit noch verstärken.

3. Mythos:
»Jeder, der sich als Homöopath bezeichnet, praktiziert im Sinne Hahnemanns.«

Jede Wissenschaft verlangt eine präzise Anwendung ihrer Gesetzmäßigkeiten und Regeln. Die Gesetze der Homöopathie legte Hahnemann im *Organon* und den *Chronischen Krankheiten* dar mit der Aufforderung: »Mach's nach, aber mach's genau nach«. Dies erfordert ein tiefes Verständnis der homöopathischen Prinzipien und ihrer exakten Anwendung, die durch eine lange Praxiserfahrung dem Behandler immer vertrauter werden. Wenn die Prinzipien der Homöopathie nicht in ihrer Gesamtheit oder nur fragmentarisch angewendet werden, entspricht das nicht dem Ideal der homöopathischen Heilung, die Hahnemann im zweiten Paragraphen des *Organon* festgelegt hat: Das höchste Ideal der Heilung ist schnelle, sanfte, dauerhafte Wiederherstellung der Gesundheit oder Hebung und Vernichtung der Krankheit in ihrem ganzen Umfange auf dem kürzesten, zuverlässigsten, unnachteiligsten Wege, nach deutlich einzusehenden Gründen.

4. Mythos:
»Homöopathie hilft nur bei Bagatellerkrankungen.«

Dieser Mythos ist so weit verbreitet, daß wenige Menschen sich bei schweren Erkrankungen von vornherein homöopathisch behandeln lassen. Die meisten Menschen gehen erst einmal den schmerzhaften Weg der Erkenntnis, daß ihnen die Schulmedizin häufig nicht helfen kann. Erst wenn die Schulmedizin und andere manipulative Therapien mit ihrem Latein am Ende sind und die Krankheit erhebliche Ausmaße angenommen hat, wenden sich einige in ihrer Verzweiflung an die Homöopathie.

Auch in weit fortgeschrittenen Stadien von Krankheit kann die Homöopathie, wenn auch nicht immer eine Ausheilung, so doch eine weitgehende Linderung des Zustandes verschaffen. Gerade bei schweren Erkrankungen, einschließlich der akuten Verläufe, nach denen man monate- oder jahrelang die Folgen der schweren Medikamente bekämpfen muß, kann die Homöopathie die Krankheit im Keim ersticken und eine echte Heilung bewirken. Eine schwere Erkrankung ist der Ausdruck einer tiefverwurzelten Grundkrankheit. Die sachgemäße homöopathische Behandlung bedarf großer Kenntnisse und Erfahrungen. Für Homöopathen, die in aller Welt im Sinne Hahnemanns arbeiten, gehören schwere Erkrankungen und scheinbar unheilbare Fälle zum Praxisalltag. Vielen Menschen, die von der Allopathie aufgegeben wurden, kann homöopathisch noch geholfen werden.

Dieses Wissen ist außerhalb Deutschlands in anderen Teilen der homöopathischen Welt unter den Patienten und Ärzten weitaus verbreiteter als hierzulande.

5. Mythos:
»Homöopathie wirkt langsam.«

Der moderne Mensch neigt aufgrund seiner Veranlagung und der Umweltbelastungen zu vielen verschiedenen Krankheiten. Dieses Krankheitspotential nimmt im Laufe seines Lebens, selbst unter günstigen Bedingungen, ständig zu. Zusätzlich ist der Mensch heutzutage mit all seinen Problemen energieraubenden Behandlungsmethoden ausgesetzt, die ihn letzten Endes nur noch kränker machen. Doch selbst in solchen Fällen vermag die Homöopathie schon in den ersten Wochen und Monaten eine deutliche Linderung zu verschaffen, ja sie ist sogar in der Lage, das gesamte Krankheitsquantum über einen Zeitraum von zwei bis fünf Jahren auszuheilen. Bei akuten Krankheiten, wie Infekten und Fieber sowie bei Schmerzen, kann die Homöopathie so schnell, manchmal blitzartig, heilen, daß die Betroffenen erst einmal ungläubig vor diesem Phänomen stehen. Selbst als Homöopath staunt man immer wieder über die nahezu unglaublichen Wirkungen der Mittel.

6. Mythos:
»Homöopathie wirkt nur bei dem, der an sie glaubt;
sie basiert auf der Placebowirkung.«

Die Placebowirkung beruht auf dem Glauben. Wenn jemand fest an irgend etwas glaubt, dann hilft es ihm auch. Wird diesem Menschen der Glaube genommen, läßt die Wirkung entsprechend nach oder hört ganz auf. Dieses Phänomen ist folgendermaßen zu verstehen: Durch den Glauben kann der Mensch das krankmachende Muster oder Agens in sich selbst ausschalten. Das Krankmachende bleibt ausgeschaltet, solange der Glaube fest ist. Besonders bei Krebspatienten hat man diese Wirkung in einem erstaunlichen Ausmaß beobachten können. Weit fortgeschrittene Metastasen verschwanden innerhalb einer Woche, bildeten sich jedoch genauso schnell zurück, wenn das Vertrauen in die Therapie oder in den Behandler erschüttert wurde. Bei der homöopathischen Behandlung ist zwar der Glaube wünschenswert, aber keine Voraussetzung für die Wirksamkeit der Mittel. Das richtige homöopathische Mittel schaltet das krankmachende Agens nicht aus, sondern löst es auf. Durch die Wirksamkeit homöopathischer Gaben wächst das Vertrauen des Patienten in seine Heilung auf natürliche Weise, so daß er trotz Höhen und Tiefen bei der homöopathischen Behandlung bleiben wird. Wenn die Krankheit vollständig aufgelöst ist, kann sie nicht mehr zurückkommen. Der dadurch gewonnene Glaube der Eltern ist dann wirklich unerschütterlich, und die Kinder entwickeln ein grenzenloses Selbstvertrauen.

7. Mythos:
»Homöopathie ist Hexerei.«

Es existiert die Meinung, daß die Menschen mit der Homöopathie manipuliert werden. Die Homöopathie wird sozusagen gleichgesetzt mit Hexerei. Jegliche Art von Manipulation hat aber mit Heilung nichts zu tun.

Würden wir im Mittelalter leben, hätten die Homöopathen vielleicht um ihr Leben zu fürchten. Denn die Heilungen, die manchmal durch die homöopathischen Mittel erzielt werden, haben in der Tat etwas Faszinierendes, Magisches an sich. Nun, die wahren Hexen versuchten die Geheimnisse der Natur, insbesondere der Elemente, zu enträtseln, um die in ihnen enthaltenen Kräfte für das Wohl ihrer Mitmenschen einzusetzen. Mit anderen Worten, die Alchemie ist die Mutter der Hexerei. Die alchemistischen Prinzipien sind aber nicht die Grundlage der homöopathischen Kunst. Es ist möglich, die alchemistischen Prinzipien aus selbstsüchtigen Motiven einzusetzen, um Menschen an sich zu binden. Dies ist jedoch durch die homöopathischen Mittel nicht möglich. Entweder hat man das richtige Mittel genommen, wodurch das Ähnlichkeitsprinzip erfüllt wird, und eine Heilung kann stattfinden, oder es passiert gar nichts.

Eine echte Heilung bedeutet die Befreiung des Menschen von seinem krankmachenden Mustern und führt ihn in immer größere Freiheit und zu mehr Selbstverantwortung.

8. Mythos:
»Homöopathie kann nicht prophylaktisch wirken, sondern nur, wenn eine Krankheit vorhanden ist.«

Wenn dies wahr wäre, dann hätten wir es mit keiner echten Heilkunde zu tun. Es ist stets das Bemühen aller Schulen der Heilkunde auf der Erde gewesen, die Menschen gesund zu erhalten, so daß sie gar nicht erst krank werden, mit anderen Worten: sie prophylaktisch zu behandeln. Im alten China erhielt der Hausarzt nur dann sein Honorar, wenn seine Schützlinge gesund blieben. Auf der Basis der Yin-Yang-Lehre setzte er Körperübungen, diätetische Maßnahmen, Akupunktur, Kräuter, Meditationstechniken und unter anderem die Geomantie (Feng Shui) ein, um seine »Kunden« bis ins hohe Alter gesund zu erhalten.

Die Homöopathie besitzt den einzigartigen Vorteil, krankmachende Agenzien spezifisch aufzulösen. Alle Krankheiten, vor allem die Infektionskrankheiten, haben auf der energetischen Ebene eine ganz bestimmte Form, auch Muster oder Struktur genannt. Jeder Mensch trägt diese Formen, manche stärker und manche schwächer ausgeprägt, in sich. Wenn das Immunsystem die Aktivierung eines solchen Musters nicht mehr verhindern kann, setzt die Krankheit ein. Aufgrund des Ähnlichkeitsprinzips haben die Homöopathen bestimmte Mittel herauskristallisieren können, die in der Lage sind, ein spezifisches Krankheitsmuster aufzulösen. So kann für jede Infektionskrankheit ihr eigenes prophylaktisches Mittel bestimmt werden. Wird dieses Mittel von einem gesunden Menschen eingenommen, dann wird das krankmachende Muster so weit abgeschwächt, daß sein Immunsystem über einen gewissen Zeitraum keine Probleme hat, die Aktivierung dieses Musters zu verhindern. Diese Zeitspanne ist von verschiedenen Faktoren abhängig, insbesondere von der Potenzhöhe.

Hahnemann erkannte diese einmalige Möglichkeit, Mittel prophylaktisch gegen Infektionskrankheiten einzusetzen, sehr früh. Er war auf diesem Gebiet so erfolgreich, daß er sich sogar die unumstrittene Anerkennung und das Lob seiner schulmedizinischen Kollegen erwarb.

Diese waren sich ihrer Machtlosigkeit gegenüber den damals epidemisch grassierenden und häufig tödlich verlaufenden Krankheiten Scharlach und Cholera wohl bewußt. Nur Hahnemann gelang es, die Menschen mit von ihm entdeckten prophylaktischen Mitteln zu schützen und so die Ausbreitung dieser Seuchen zu verhindern. Bevor die Impfungen in dem Stil, wie sie heute praktiziert werden, eingesetzt wurden, war es in der Homöopathie schon längst gang und gäbe, sich mit potenzierten Mitteln zu schützen, ohne den vielseitigen Gefahren der herkömmlichen Impfungen ausgesetzt zu sein.

9. Mythos:
»Die Homöopathie ist heute veraltet. Insbesondere die Umweltgifte stellen sie vor unlösbare Probleme.«

Wir möchten unsere Erde von jeglicher Verschmutzung und Umweltbelastung befreit sehen und unterstützen in diesem Sinne alle läuternden oder reinigenden Aktivitäten, die dazu beitragen. Jedoch müssen wir im Moment wohl oder übel mit den Umweltgiften leben und mit ihnen zurechtkommen. Doch auch hierbei bietet uns die Homöopathie unzählige Möglichkeiten. Die homöopathischen Prinzipien sind sogar von manchen etablierten Wissenschaftlern und Praktikern zur Sanierung der Umwelt (Waldsterben, Wasserreinigung, Pflanzenschutz usw.) erfolgreich erprobt worden.

Schon seit langem setzen Homöopathen ihre Mittel ein, um die Menschen in der Industrie und anderen belasteten Bereichen vor chemischen Giften zu schützen. Ein weiterer Effekt der homöopathischen Behandlung ist, daß das Bewußtsein der Menschen über sich selbst und ihre Umwelt zunimmt und sie nicht mehr bereit sind, sich diesen Giften bedingungslos auszusetzen. In einem homöopathischen Umfeld wird daher schon eher zu umweltschützenden Maßnahmen gegriffen.

Daß die Homöopathie veraltet sein soll, hört sich eher wie ein Witz an als wie ein Mythos. Die ewigen Gesetze des Kosmos dehnen sich immer aus. Dies erleben wir auch in der Homöopathie, wie kann es da zur Veralterung kommen? Es tun sich vielmehr immer neue Möglichkeiten der Anwendung dieser Gesetze auf.

10. Mythos:
»Homöopathie ist gefährlich, besonders in den Händen von Laien.«

Gerade weil die Homöopathie keine empirische, sondern eine wissenschaftliche Heilkunst ist, sind ihre Auswirkungen nicht dem Zufall überlassen. Jeder, auch der medizinische Laie, der die Grundregeln der homöopathischen Reaktionen beherrscht, kann sie für sich anwenden. Natürlich setzt jede Wissenschaft einen verantwortungsbewußten Umgang mit ihr voraus. Als direkte Folge einer homöopathischen Behandlung, bei der Gesetzmäßigkeiten beachtet werden, erleben wir Heilungen und niemals Todesfälle, wie sie durch allopathische Medikamente geschehen können, die im Tierversuch getestet und für unbedenklich erklärt werden. Nachgewiesenermaßen verursachen die schulmedizinischen Medikamente Zehntausende von Todesfällen pro Jahr allein in Deutschland. Im Jahre 1986 waren es beispielsweise 30 000.

Die Aufgabe eines Heilkundigen oder Arztes ist es, den Patienten darin zu stärken, die Verantwortung für sein eigenes Leben selbst in die Hände zu nehmen.

11. Mythos:
»Hochpotenzen sind wirkungslos.«

Dieser Mythos steht im krassen Gegensatz zu der vorherigen Meinung. Entweder ist die Homöopathie hoch wirkungsvoll und kann deswegen bei unsachgemäßem Umgang auch gefährlich sein, oder sie ist wirkungslos und kann dann auch keine Gefahr darstellen. Tatsache ist, daß wir bei der Herstellung der homöopathischen Mittel die zwei Verfahrensweisen *Verdünnen* und *Potenzieren* auseinanderhalten müssen. Eine reine Verdünnung, wie sie bei den homöopathischen Hochpotenzen stattfindet, wäre mit Sicherheit wirkungslos, wenn nicht gleichzeitig eine Potenzierung (Energieentfaltung) vorgenommen würde.

Die Potenzierung geschieht durch zehn Schüttelschläge pro Verdünnungsvorgang oder durch andere Techniken, die das gleiche bewirken. Jede Stufe der Potenzierung entfaltet immer mehr Heilenergie, so daß die Hochpotenzen sehr potente Energieformen sind. Würde nicht bei jeder Stufe verdünnt werden, hätten wir eine hochexplosive Energie hergestellt, die statt zu heilen, zerstören würde. Dies sind keine leeren Theorien, sondern von Hahnemann experimentell belegte Tatsachen. Der Ungläubige kann diese unverdünnte hochexplosive Energie ausprobieren. Der Schock wird sicher überzeugend sein. Energien sind für die meisten Menschen unsichtbar, aber niemand bestreitet ihre Existenz.

12. Mythos:
»Nur Hochpotenzen sind homöopathisch.«
Dieser Mythos entsteht aus dem Gedanken: »Je höher man potenziert, desto näher kommt man dem Kern der Sache.« Das Grundprinzip der Homöopathie aber ist das Ähnlichkeitsprinzip. Wenn das Prinzip nicht erfüllt wird, kann man auch nicht homöopathisch behandeln. Man könnte immer höhere Potenzen geben, aber trotzdem die erwünschten Wirkungen nicht erreichen. Die Potenz muß auch individuell ausge-

wählt werden. Der Mensch und sein Krankheitszustand bestimmen, welche Potenz für ihn passend ist, und so benutzt die Homöopathie alle Potenzen von der Urtinktur bis zu den höchsten.

Ein Mittel wird erst dann homöopathisch, wenn es den Krankheitssymptomen ähnlich ist. Viele Menschen meinen, sie hätten ein homöopathisches Mittel genommen, wenn sie lediglich ein potenziertes Mittel oder eine Mischung von potenzierten Mitteln genommen haben, die wenig oder gar keinen Bezug zu ihrem Zustand haben. Wenn jemand der Meinung ist, dieses oder jenes homöopathische Mittel hätte bei ihm keine Wirkung gezeigt, sagt dies über die Wirksamkeit der Homöopathie gar nichts aus, bis wir überprüft haben, ob das Mittel nach den Prinzipien der Ähnlichkeit eingesetzt wurde.

Trotz aller Vorurteile und Mythen ist in vielen Menschen ein großes Vertrauen in die Homöopathie vorhanden. Auch viele, die scheinbar alles versucht haben, und denen von schulmedizinischer Seite keine Hoffnung mehr gemacht werden kann, kommen am Ende voller Erwartungen zum Homöopathen, damit er ein Wunder vollbringen möge.

1. Kapitel
Schwangerschaft

Die allgemeine und konstitutionelle Schwangerschaftsbehandlung

Die Schwangerschaft ist die beste Gelegenheit, tiefsitzende konstitutionelle Krankheitsveranlagungen anzugehen, denn der Organismus ist in dieser Zeit bemüht, ein recht gesundes Milieu für das neu entstehende Wesen zu schaffen, und er drückt sich dabei sehr deutlich durch Zeichen und Symptome aus.

Die Klarheit der Symptome macht die Schwangerschaftsbehandlung für den Homöopathen zu einer erfreulichen und einfachen Angelegenheit. Eine ganze Reihe von Mitteln kommt in der Schwangerschaft in Frage. Es ist wichtig, die grundlegenden Miasmen* zu erkennen und sie richtig zu behandeln.

Die Vorgeschichte der Schwangeren, besonders durchgemachte Krankheiten und Krankheiten in der Familie sind eine wichtige Quelle, um die möglichen miasmatischen (genetischen) Belastungen zu erkennen.

Die Behandlung zielt auf die gerade aktiven Miasmen. Das bedeutet jedoch nicht, daß nun nur noch Nosoden gegeben werden. Die auftretenden Beschwerden werden mit dem passenden homöopathischen Mittel behandelt, welches natürlich auch eine Nosode* sein kann. Wenn der akute Zustand abgeklungen ist, wird häufig mit einer passenden Nosode weiterbe-

* siehe *Glossar* im Anhang des Buches

handelt. Meistens findet man in den Symptomen des akuten Geschehens genügend Hinweise für die entsprechende Nosode. Oder die Krankheit an sich ist typisch für ein Miasma, z. B.

- Eisenmangelanämie – tuberkulinisches Miasma;
  Nosode: *Tuberculinum*
- Schwangerschaftserbrechen ab dem 3. Monat – Krebsmiasma;
  Nosode: *Carcinominum*
- extreme Gewichtszunahme – sykotisches Miasma;
  Nosode: *Medorrhinum*
- Entwicklungshemmung des Fötus – syphilitisches Miasma;
  Nosode: *Syphilinum*

Dosierung

Die Nosoden sollten weniger als C- oder D-Potenzen als vielmehr in LM-Potenzen eingesetzt werden. In der Regel wird die Nosode in der LM 30 bis LM 120, 1–3 Tropfen auf 1 Eßlöffel Wasser, alle drei Tage oder in größeren Abständen gegeben.

Schwangerschaftsernährung – Nahrung für die Seele

Es gibt zwar eine grundsätzlich gesunde Ernährung, aber sie soll nicht durch den Intellekt von unserer seelischen Entwicklung abgetrennt werden, sonst müssen wir kompensieren, und dabei schaden wir uns in unserer Entwicklung sehr. Eine Form der Kompensation finden wir in Sojawurst, Sojaschnitzeln etc. Das echte Bedürfnis nach Fleisch soll durch sogenannte Fleischersatzprodukte befriedigt werden. Zu einer abwechslungsreichen Ernährung gehören selbstverständlich auch Sojaprodukte, aber sie sind kein Fleischersatz. Auch Ernährungsratschläge sind nicht frei von Modetrends. Wenn wir uns mehr nach unseren ureigensten Bedürfnissen richten würden, könnte auch das Vertrauen in uns selbst wachsen, denn unsere Seele führt uns, wenn ihr kein Widerstand entgegengesetzt wird, entsprechend unserer Struktur durch die einzelnen Aspekte in uns, so daß wir durch innere Einsicht die verfestigte Struktur auflösen können.

Wenn wir alles, was in uns entstehen will, mit dem Intellekt bewerten und nicht zulassen, dann fehlt uns die Selbsterfahrung, die unsere oft verhärtete Struktur weicher macht und uns toleranter uns selbst und anderen gegenüber werden läßt. Wir können vielleicht sehr klug über die neuesten wissenschaftlichen Erkenntnisse bezüglich gesunder Ernährung reden und philosophieren, aber es bleibt letztendlich Theorie. Durch mangelnde Sensibilität sind wir fest in unserer Struktur, hart, eckig, kantig. Das bedeutet nicht, daß wir nach außen hin nicht gut funktionieren können – zumindest eine Zeitlang. Ein Computer funktioniert auch verblüffend, aber rein mechanisch; es fehlt ihm die Seele. So werden wir auch routinierte, emotionslose, aber dafür hochpräzise Maschinen.

Die kosmischen Kräfte wirken immer zum Besten unserer seelischen Entwicklung. Wenn wir uns einer Sache verpflichten, die dem Leben dient, erhalten wir von innen und von außen jede nur mögliche Hilfe, um als Menschen zu wachsen.

Eine positive Entscheidung in dieser Richtung darf jedoch bei auftretenden Schwierigkeiten nicht von uns in Zweifel gezogen werden, da Angst und Zweifel unsere Hingabe hemmen. Unsere Einstellung zur Schwangerschaft und zum Leben allgemein entscheidet darüber, ob wir auf die Stimme der Seele hören wollen und können, die in der Schwangerschaft sehr deutlich zu vernehmen ist. Die Botschaft der Seele in der Schwangerschaft zu überhören hat Folgen. Hier geht es um das Entstehen eines neuen Lebens. Die beiden Seelen haben sich zusammengetan, um in fruchtbarer Zusammenarbeit ihre Aufgaben zu erfüllen.

Mutterschaft ist ein Segen. Sie öffnet Welten der Zärtlichkeit, der Liebe und der Hingabe. Schwangere strahlen etwas Verehrungswürdiges aus. Dadurch kann in ihrer Umgebung eine liebevolle Atmosphäre entstehen. Schwangere sollen von ihren Mitmenschen, ihrer Familie und ihren Männern mit respektvoller Aufmerksamkeit und viel Zärtlichkeit behandelt werden. Aus dem Tiefsten der Frau entstehen die Äußerungen der Struktur, die neu geformt werden will. Alle Gelüste sind echt und meist unwiderstehlich. Die Gelüste bergen in sich keine Gefahr für Mutter und Kind. Sie sind sogar lebensnotwendig für die richtige geistig-seelische Entwicklung von beiden. Wichtig ist aber, schleunigst alle gewohnheitsmäßigen Verlangen abzubauen!

Sprichwörtlich bekannt ist das Verlangen nach sauren Gurken und anderen sauren Sachen zu Beginn der Schwangerschaft. Das ist eine natürliche Heilreaktion des Organismus auf eine Übersäuerung der Magen-Darm-Säfte, die den besten Nährboden für Krankheiten bildet. Saure Nahrungsmittel wandeln das saure Milieu in ein gesundes alkalisches um. Wer wirklich seine Bedürfnisse erfüllt, wird nicht unter Mangelerscheinungen wie z. B. Anämie leiden.

Eine ausgeglichene, vollwertige Nahrung enthält alles, was der Körper braucht. Manche Nahrungsmittel enthalten viel

Eisen in leicht verwertbarer Form, z. B. Brennessel, Zuckerrohrmelasse und Äpfel, besonders diejenigen Sorten, deren Fleisch durch die Oxidation des Eisens an der Luft schnell braun wird. Außerdem helfen Blattsalate und Spinat (Vorsicht! Nur biologischen verwenden, da sonst zu viele Nitrate), Eisen und Mineralien besser zu assimilieren. Keimlinge und Weizengrassaft sind ideale Vitamin- und Mineralspender besonders im Winter.

Von der Zufuhr konzentrierter Vitamine und Mineralien raten wir aus verschiedenen Gründen ab:

1. Wegen der Nebenwirkungen und der Gefahr der Überdosierung.
2. Der Mangel liegt oft an einer Assimilationsstörung, und der fehlende Stoff kann in hoher Konzentration schlecht oder gar nicht absorbiert werden.
3. Anfangs tritt meist eine gefährliche »Scheinbesserung« auf; da jedoch die Ursache nicht behandelt wird, fallen die Werte später noch stärker ab.
4. Es besteht die Gefahr, daß die wahre Krankheit, z. B. eine schwere Blutkrankheit, überdeckt wird.

Es gibt also keine starre Schwangerschaftsdiät, sie muß immer von der Schwangeren selber und täglich neu kreiert werden. Wir wollen hier nicht näher auf die Vollwertkost eingehen, denn jeder weiß heutzutage, was darunter zu verstehen ist. In der Schwangerschaft kann eine passionierte Vollwertköstlerin plötzlich Verlangen nach Weißmehlprodukten bekommen, und aus einer Vegetarierin wird eine Fleischesserin oder umgekehrt. Kurzum – es gibt keine dogmatische Ernährung. In dieser Zeit muß die Schwangere mit jeder Überraschung rechnen.

Wie Sie Ihr geistiges und körperliches Wohlbefinden während der »Zeit der guten Hoffnung« steigern können

Die Schwangerschaft ist eine wunderschöne und einmalige Phase im Leben einer Frau, welche ihr und ihrem Partner viel Freude und Hoffnung vermitteln sollte. Um diese Zeit in vollen Zügen genießen zu können, ist es empfehlenswert, folgendes zu beachten:

- Vermeiden Sie alle unnötigen Anstrengungen, besonders heftige Bewegungen wie Rudern, Joggen, zu wildes Tanzen und Leistungssport.

- Wenn Sie vorher viel Sport getrieben haben, sollten Sie jetzt Ihre Ziele niedriger schrauben. Sind Sie vorher nicht sportlich aktiv gewesen, sollten Sie mit leichten körperlichen Betätigungen, wie z. B. Schwangerschaftsyoga oder Schwimmen, beginnen. Auch sanftes Tanzen, z. B. Bauchtanz, kann eine Wohltat sein. Bauchtanz ist eine sehr geschmeidige und entspannende Art des Tanzens, die die Becken- und Rückenmuskulatur strafft und kräftigt.

- Setzen Sie sich nicht unnötig unangenehmen Situationen und Gefahren aus. Vor allem die Medien sind Quellen der Information, die wenig aufbauend wirken. Aber auch ein Arztbesuch kann unter ungünstigen Umständen für manche Schwangere eher belastend als aufbauend wirken. Suchen Sie sich daher beizeiten eine/n medizinischen Betreuer/in für die Schwangerschaft, der/die sich auch Zeit für Ihre »kleinen Sorgen und Nöte« nimmt, so daß ein echtes Vertrauensverhältnis aufgebaut werden kann.

- Nehmen Sie sich viel Zeit, um herauszufinden, wo Sie am besten aufgehoben sind. Inzwischen gibt es sehr viele Hebammen und Geburtshäuser, die sich mehr Zeit zur Untersu-

chung nehmen, als es in einer herkömmlichen Frauenarzt-
praxis möglich ist.

- Verschließen Sie Augen und Ohren vor allen Horrorge-
schichten, die einer Schwangeren irgendeinmal passiert sein
sollen.

- Wenn Sie trotz aller Sicherheitsmaßnahmen eine Enttäu-
schung oder einen Schreck erleben, quälen Sie sich nicht mit
Sorgen um Ihr Kind. Versuchen Sie statt dessen die Probleme mit positiver Kraft zu bewältigen. Eine positive und op-
timistische Grundeinstellung wird Sie vor vielem bewahren.

- Alle Extremsituationen meiden, vor allem Überhitzung
(auch Alkohol) oder Unterkühlung (auch durch eiskalte
Getränke).

- Alle Nahrungsmittel meiden, die Verstopfung oder Magenverstimmung produzieren. Kein zu üppiges Essen, späte
Abendmahlzeiten und Abführmittel; manche Gewürze
können zu stark abführend wirken, besonders wenn sie in
größeren Mengen genossen werden, wie z. B. Ingwer und
Knoblauch.

- Vermeiden Sie alle Reizmittel, wie starken schwarzen Tee,
Kaffee, starke Gewürze, Alkohol, Zigaretten und Drogen
aller Art.

- Geben Sie Ihren maßlosen Gelüsten nicht leichtfertig nach.
Doch andererseits sollten Sie sich Ihre echten Bedürfnisse
erfüllen. Ihr Kind wird dadurch keinen Schaden erleiden.

- Hüten Sie sich vor plötzlichen und heftigen Gefühlsausbrü-
chen. Regelmäßiges Yoga, Chi Gong, Tai Chi, Malen oder
Meditieren kann Ihnen sehr dabei helfen, Standfestigkeit zu
bewahren und in Ihrer Mitte zu bleiben.

- Vermeiden Sie übermäßige geistige Anstrengungen und

Nachtwachen. Sorgen Sie für Ruhe und Ausgeglichenheit in sich selbst und in den Bereichen Ihrer Umgebung, auf die Sie einen Einfluß haben. Auch eine möglichst harmonische Gestaltung des Wohnraumes gehört mit dazu. Geben Sie keinen düsteren Vorahnungen und unbegründbaren Ängsten nach.

• Verstärken Sie Ihren Glauben an die Liebe, Güte und Allmacht der Natur.

• Nehmen Sie sich vor, eventuelle Beschwerden in der Schwangerschaft mit ruhigem Geist und Vertrauen in Ihre Selbstheilungskräfte anzugehen.

Raucherentwöhnung

Die Schwangerschaft ist eine einmalige Gelegenheit, sich das Rauchen abzugewöhnen. Jede Frau weiß um die schädlichen Auswirkungen des Nikotins auf ihr Kind (Kleinwüchsigkeit, Intelligenzdefekte, Schilddrüsenstörungen etc.) und ist von daher sehr stark motiviert, es aufzugeben. Es fällt ihr also aus psychologischen Gründen leichter, sich dieser alten Gewohnheit zu entledigen, und für den zukünftigen Vater ist es genauso wichtig. Zahlreiche Untersuchungen haben bewiesen, daß Tabakrauchen auch das männliche Erbgut schädigt bis hin zur Unfruchtbarkeit. Zu zweit fällt es sowieso leichter, alte Fesseln an den Nagel zu hängen. Carpe diem! Nutzen Sie die Chance!

Nux vomica (Nux-v.)
Die Brechnuß kann von großem Nutzen bei der Raucherentwöhnung sein. Nux vomica ist besonders wichtig für eine

schnellere Ausscheidung des gefäßschädigenden Nikotins und anderer toxischer Stoffe wie Herbizide, Pestizide, Schwermetalle, radioaktive Substanzen etc., die im Tabak enthalten sind.

- *Dosierung und Potenz* richten sich nach den Begleitsymptomen (siehe »Ärger«, Seite 42, »Verstopfung«, Seite 51 und »Übelkeit«, Seite 44). Je mehr die Begleitsymptome dem Arzneimittel von Nux entsprechen, desto höher kann die Potenz sein, z. B. C 200, 1x täglich 2 Tropfen oder Globuli. Andernfalls gibt man Nux in niedrigerer Potenz, z. B. D 3, 2–3x täglich 3–5 Tropfen.

Lycopodium (Lyc.)

Die Lycopodium-Frau genießt ihre Zigaretten so, daß sie trotz guten Willens das Rauchen bisher nicht aufgeben konnte.

- *Dosierung:* Dieses Mittel wirkt in der Regel nur in höheren Potenzen. C 30–200, 1x täglich 1 Gabe. Innerhalb von 1–2 Wochen sollte sich die gewünschte Wirkung einstellen.

Carduus marianus (Card-mar.)

Es ist besonders wertvoll, wenn die Frau in der Vergangenheit Hepatitis gehabt hat. Auch eine belastete Leber mit drückenden Schmerzen in der Leber-Magen-Gegend ist ein Zeichen. Häufig werden Frauen, die vom Typ her eine Phosphorkonstitution haben, dieses Mittel gebrauchen.

- *Dosierung:* Card-mar.-Urtinktur, 3x täglich eine halbe Stunde vor den Mahlzeiten, anfänglich 5 Tropfen auf eine halbe Tasse Wasser, um 1 Tropfen jede Woche erhöhen, bis auf 10, maximal 15 Tropfen. Die gesamte Kur erstreckt sich über 8–12 Wochen.

Caladium *(Calad.)*

Der Caladium-Mensch hat Schwierigkeiten, die Zigaretten aufzugeben. Er ist richtig abhängig. Die Entzugssymptome sind so heftig, daß seine zitternden Nerven unbedingt den beruhigenden Zigarettenrauch brauchen.

• *Dosierung:* Caladium C 6–30, 1–2x täglich 2–5 Tropfen auf 1 Eßl. Wasser

Psychische Probleme

ÄNGSTE

Mit Beginn der Schwangerschaft, wenn nicht schon vorher, sollte sich die Frau mehr nach innen wenden. Das fällt vielleicht vielen in unserer hektischen Welt nicht so leicht, jedoch ist ein Zustand des Friedens und der Seelenruhe von großem Vorteil für die Frau. Mit Hilfe der Homöopathie und positiven Affirmationen können negative Einflüsse außer Kraft gesetzt werden. Zorn, Eifersucht, Furcht, Ängste, Sorgen, Kummer, Ärger, Gereiztheit und emotionale Ausbrüche können große negative Auswirkungen auf Gehirn und Nervensystem des Babys haben; sie können es schwach, nervös, mürrisch, traurig, unartig oder leidenschaftlich prägen.

In einem gewissen Maß sind die Emotionen kontrollierbar, wenn die äußeren Umstände nicht zu ungünstig sind oder das innere Leiden nicht zu stark ist. Wenn die Frau sich vornimmt, alle Dinge mit mehr Gelassenheit anzugehen und dies konsequent mit Hilfe einer ruhigen Umgebung und aufbauender schöner Musik übt, dann steht in der Regel einer harmonischen Schwangerschaft nichts im Wege.

Nachdem die Frau alles in ihrer Kraft Stehende getan hat,
fängt der Bereich des Arztes bzw. des Homöopathen an. Die
Homöopathie kann außerordentlich viel leisten, um tief-
liegende krankmachende Ursachen in Körper, Geist und Seele zu beseitigen.

Angst vor Unheil
Die folgenden Mittel sind wichtig: *Agaricus, Alumina, Arsenicum album, Barium carbonicum, Helleborus, Jodum, Kalium
jodatum, Niccolum, Veratrum*

Agaricus muscarius *(Agar.)*
Jedes kleine Problem wird übertrieben, verursacht große
Angst vor Krankheiten, z. B. Krebs.

Alumina *(Alum.)*
Hat Angst, die Selbstkontrolle zu verlieren. Kann aber die
Ängste nicht genau definieren. Es sind die nicht voraussehba-
ren Dinge, z. B., daß sie einen Anfall bekommen könnte, die
vagen Ängste. Rote Sachen und Blut machen ihr angst.

Arsenicum album *(Ars.)*
Die Frau ist voller Sorgen, ob die Schwangerschaft gut verlaufen wird. Jede Kleinigkeit oder Disharmonie löst Ängste in ihr
aus, vor allem die Angst, unfähig zu sein.

Barium carbonicum *(Bar-c.)*
Eine Schwangere, die sich sehr um ihren Zustand sorgt, sollte
dies Mittel nehmen. Sie glaubt, daß die Leute auf der Straße
wegen ihres dicken Bauches über sie lachen oder sie kritisie-

ren. Sie traut sich deshalb nicht, jemanden anzuschauen, und bekommt vor Scham und Angst Schweißausbrüche, wenn jemand sie anspricht. Die neuen Rundungen ihres Körpers versucht sie durch enge oder sackförmige Kleidung zu verbergen.

Helleborus niger *(Hell.)*
Angst mit Übelkeit. Die Angst vor Unheil ist nach dem Erbrechen besser.

Jodum *(Jod.)*
Sehr unruhig und ungeduldig, sogar nachts. Ständige Beschäftigung hält ihre Ängste in Schach. Sie meint, jede Kleinigkeit wird ernsthafte Folgen haben, z. B., einen Unfall. Essen bessert die Angst.

Kalium jodatum *(Kali-j.)*
Große Traurigkeit mit Weinen über das Unheil, das auf sie zukommen könnte. Dabei kann sie Schweißausbrüche bekommen. Schlaflos durch Ängste.

Niccolum *(Nicc.)*
Angst nach Alpträumen. Vage Ängste mit Weinerlichkeit; sie weiß nicht, warum. Schwindel beim Hochkommen vom Bükken mit Übelkeit und Brechreiz. Bei Nickelallergie.

Veratrum album *(Verat.)*
Angst vor Unheil, Stirn mit kaltem Schweiß bedeckt. Ihr ist sterbenselend zumute mit Brechreiz. Die Ängste werden durch schwarze oder dunkle Farben ausgelöst.

Angst um die Zukunft

- *Cicuta* kommt in Frage, wenn die Schwangere sehr große Angst hat, daß sich etwas Gefährliches ereignen könnte.
- Hat sie große Angst vor zukünftigen Leiden und großen Schmerzen, dann kann *Laurocerasus* gegeben werden.
- Große Angst um die Zukunft mit Traurigkeit und weinerlicher Stimmung verlangt *Digitalis.*
- Neigt die Schwangere dazu, ärgerlich, zornig und ungeduldig zu werden, wenn sie an die Zukunft denkt, dann wird ihr *Spigelia* helfen.
- Ist sie voller dunkler Vorahnungen, wenn sie an ihren Zustand und an das Kommende denkt, wird *Anacardium* hilfreich sein.
- Wenn die Angst qualvoll ist und von starkem Kopfweh begleitet wird, ist *Aethusa cynapium* angezeigt.

Furcht vor dem Tod

- *Digitalis* bei Herz- und Kreislaufbeteiligung.
- *Nux vomica* mit Magen- und Darmbeteiligung.
- *Cuprum,* wenn sie alleine sein will und meint, bald sterben zu müssen.
- *Aconit* bei panikartigen Attacken, wenn die Frau an die Entbindung denkt.
- *Conium* bei häufigen Todesgedanken (die Schwangere will alles gut machen und ist bereit, auf alles zu verzichten).
- *Graphites* bei häufigen Todesgedanken mit Traurigkeit.
- *Nitricum acidum,* wenn sie meint, bald sterben zu müssen, ohne daß ihr das geringste fehlt.
- *Lobelia inflamata* bei Angst vor dem Tod mit erschwerter Atmung.

ABNEIGUNGEN

Abneigung gegen Personen

Entwickelt sie eine starke Abneigung gegen manche Personen, dann können folgende Mittel behilflich sein:

- *Conium,* wenn die Abneigung speziell gegen Freunde gerichtet ist.
- *Cicuta,* wenn sie den Anblick bestimmter Personen nicht erträgt.
- *Ammonium muriaticum,* wenn sie unwillkürlich eine starke Abneigung gegen gewisse Personen hat, verbunden mit sehr großer Melancholie, Weinerlichkeit, Angst, Kummer und Gram.
- Der *Aurum*-Frau sind einige Personen höchst zuwider, und sie ereifert sich in Gedanken über sie.
- Die *Calcium-carbonicum*-Schwangere hat eine Antipathie gegen Menschen, die Unruhe verursachen und die Umgebung (Umwelt) belasten.

Es gibt noch einige andere Mittel für den obengenannten Zustand. In den meisten Fällen muß man viele sogenannte Nebensächlichkeiten beachten, um das passende Mittel zu finden.

Abneigung gegen vieles

Wenn eine Antipathie gegen viele Sachen vorhanden ist, kommen *Camphora* und *Pulsatilla* in Frage.

Camphora (Camph.)

reagiert sehr empfindlich, meist mit Reizbarkeit, auf alles, was von außen kommt. Ihre Emotionen können richtig eskalieren. Sich zurückziehen und in Ruhe alles betrachten tut dann gut.

Die Schwangere braucht immer wieder einen Pol der Ruhe nach der Hektik der äußeren Welt, sonst steigert sie sich zu sehr in alles hinein.

Pulsatilla *(Puls.)*

entwickelt einen Widerwillen gegen alles. Es gefällt ihr einfach nichts, nichts stellt sie zufrieden. Alles, womit sie sich beschäftigt, enthüllt sich als ein Trugbild. Nirgends findet sie Verständnis, geschweige denn eine weiche, liebevolle Schulter, an die sie ihren Kopf in Dankbarkeit lehnen könnte. Sie wird gefühlskalt und distanziert.

ÄRGER
Ärger über Kleinigkeiten

Wenn die Schwangere dazu neigt, über Kleinigkeiten zornig zu werden, sind die folgenden Mittel wichtig: *Belladonna, Ipecacuanha, Chamomilla, Aurum, Nux vomica, Petroleum und Sepia.*

Belladonna *(Bell.)*

ist eine sehr lebhafte Frau, sportlich, gesund, voller Tatendrang und Kraft, ein sehr angenehmer Mensch, jedoch nicht weich im Sinne von gütig. Bei Leistungssport bzw. Wettbewerbskämpfen wird keine Gnade gewährt. Sie kann bei den kleinsten Dingen in große Wut geraten, z. B., wenn an ihr herumgenörgelt wird. Da tritt ihr Eigensinn deutlich zutage.

Ipecacuanha *(Ip.)*

ist niedergeschlagen und sehr gereizt. Diese Reizbarkeit entspringt der großen Reizbarkeit der Gewebe, insbesondere der

Magenschleimhaut. Sie ist eine verdrießliche Frau, die alles verschmäht; ein mürrisches Wesen, sagt man, das alles verachtet und will, daß auch andere nichts achten und schätzen. Sie ist voller wechselhafter Wünsche und Verlangen. Manchmal ist ihr selber nicht klar, was sie eigentlich möchte.

Chamomilla (Cham.)
ist so außer sich, so verärgert, daß sie sich kaum beherrschen kann, höflich zu sein.

Aurum (Aur.)
hat kein Vertrauen in die Fähigkeit anderer und versucht, eiserne Disziplin und Kontrolle auszuüben. Die Frau kann sogar sehr selbstlos und liebevoll sein. Jedoch die kleinsten Abweichungen der Disziplin werden nicht geduldet. Sie bestraft meistens mit Liebesentzug. Unter manchen Umständen kann sie sehr ungehalten werden.

Nux vomica (Nux-v.)
ist einfach dogmatisch. Besonders wenn die Frau exzessiv lebt und ständig zu wenig Schlaf bekommt, reizen sie die kleinsten Dinge.

Petroleum (Petr.)
ist eigentlich sehr besorgt, aber auch sehr verwirrt. Das heißt, sie sieht nicht den Weg aus der Situation heraus. Daß es einen geben muß, ist ihr einerseits bewußt, aber die Sorgen sind zu groß und vernebeln ihren Geist. Da sie obendrein ein sehr hitziges Temperament hat, kann sie sehr zornig werden, sogar bei den kleinsten Kleinigkeiten.

Sepia *(Sep.)*
kommt mit ihren Pflichten nicht mehr zurecht. Sie ist überlastet, weil sie es allen recht machen will. Dadurch wird die Alltagsbewältigung immer schwieriger. Für sich selbst findet sie überhaupt keine Zeit mehr, spätestens wenn alles drunter und drüber geht, explodiert sie.

Dosierung
Für alle genannten Mittel bei *Ärger, Abneigung* und *Ängsten* gilt die folgende Dosierung: Das passende Mittel wird in der C 200, je nach Zustand 1–2x täglich 2 Tropfen oder Globuli, gegeben.

Körperliche Probleme

Übelkeit
In den frühen Monaten der Schwangerschaft ist dies wohl die verbreitetste Beschwerde. Manchmal kann es sogar das erste Zeichen für eine Schwangerschaft sein und gleich nach der Empfängnis auftreten, gewöhnlich aber erst nach zwei oder drei Wochen. Meist beginnt die Übelkeit bereits nach dem Aufstehen. In seltenen Fällen hält sie den ganzen Tag an. Durch körperliche Betätigung kann sich Würgen einstellen, das manchmal bis zum Erbrechen geht. Häufig wird diese Art der Übelkeit durch das Frühstück gebessert. Auch wenn das Erbrechen schmerzhaft und erschöpfend für die Schwangere ist, so besteht selten ein Anlaß zur Besorgnis für das Wohlergehen des Kindes. Wenn die Leber nicht in Ordnung ist,

enthält das Erbrochene Galle. Alle hier angeführten Mittel wirken heilsam auf die Leber.

Homöopathische Behandlung

Die einfachsten Behandlungsmaßnahmen liegen darin, die Ernährungsgewohnheiten an die neue Situation anzupassen, das heißt, die Frau sollte dann Nahrungsmittel zu sich nehmen, wenn sich der Magen gerade in einer stabileren Phase befindet. Sie sollte einfach ausprobieren, was ihr am besten bekommt. Manche Frauen vertragen heiße Getränke oder Speisen gut, andere eher kalte, manche vertragen saure Speisen, andere süße. Häufig sind kohlensäurehaltige Getränke gut bekömmlich.

Allein diese individuellen Besonderheiten bzw. Geschmacksrichtungen sind schon wichtige Hinweise für unsere homöopathischen Mittel.

Nux vomica *(Nux-v.)*

Die Brechnuß wurde von jeher von vielen Homöopathen für diese Schwangerschaftsbeschwerden wärmstens empfohlen. Viele Homöopathen scheinen allein mit diesem Mittel auszukommen, es trifft in heutiger Zeit, vor allem im Westen, immer häufiger zu. Nux vomica ist sicher angezeigt, wenn jemand dazu neigt, maßlos zu übertreiben, sei es bei der Arbeit, beim Essen oder beim Vergnügen. Bei einer Nux-vomica-Frau beginnen die Beschwerden in den frühesten Morgenstunden, das kann bereits ab 3 Uhr sein. Ferner geht es ihr in der Regel immer nach dem Essen schlechter. Dies ist besonders der Fall, wenn sie in Streß gerät. Für die Nux-vomica-Frau ist es vor allem wichtig, in einem ruhigen und entspannten Zustand zu leben und das Essen zu genießen, dann kann sie auch schwerverdauliche Speisen gut vertragen. Wenn sie damit jedoch übertreibt, wird ihr am nächsten Morgen mit Sicherheit hundeelend zumute sein.

- *Dosierung:* Nux vomica wird in den verschiedensten Potenzen angewendet. Manche Homöopathen verwenden sogar die Urtinktur. Fangen Sie mit 1–2 Tropfen 2–3x täglich an, und erhöhen Sie nach und nach die Dosis. In den meisten Fällen sollten die Beschwerden innerhalb einer Woche entweder wesentlich besser oder ausgeheilt sein.

Als Faustregel gilt: Je niedriger die Potenz, desto öfter muß wiederholt werden. Höhere Potenzen ab C 30 wirken über die Psyche auf den Körper, niedrige Potenzen bis D 18 über den Körper auf die Seele.

Wir empfehlen in der Regel die Potenz C 200, aber wenn Sie bereits niedrigere Potenzen besitzen, können Sie diese auch verwenden. Sie müssen gegebenenfalls nur öfter wiederholt werden, daher wirken Potenzen unter C 30 für diese Thematik nicht befriedigend.

Kreosotum *(Kreos.)*

Kreosot, ein Destillat aus Holzteer, ist ein Mittel, das manche Frauen brauchen, bei denen man an Sepia denken könnte, die zu leicht hysterischen Zuständen neigen. Sie sind schnell nervös und aufgeregt. Dieser Zustand bessert sich nach dem Frühstück bzw. durch Essen. Wenn sie jedoch zu häufig essen, insbesondere abends, wird es ihnen langsam übel, bis hin zum Erbrechen. Das Erbrechen kommt auch morgens früh nach dem Aufstehen vor, dann ist es jedoch eher Wasser. Der Magen kann so gereizt sein, daß sich 1–3 Stunden nach dem Essen langsam die Übelkeit steigert, gefolgt von Erbrechen. Dies ist besonders der Fall, wenn die Schwangere auf ihre geräucherten Wurstwaren nicht verzichten kann. Auch Süßigkeiten verträgt sie nicht mehr.

• *Dosierung:* Kreosot C 30–200, 1x täglich 2 Tropfen

Sepia *(Sep.)*
Die Sepia-Frau ist überfordert vom Alltag. Gleich morgens früh beim Aufwachen ist es ihr hundeübel. Nachdem sie aufgestanden ist, kann es gleich zum Erbrechen kommen. Nach dem Frühstück geht es ihr deutlich besser. Je nachdem, wieviel Ruhe sie sich gönnen kann, fängt die Übelkeit irgendwann wieder an. Jetzt kann sie die Übelkeit wieder unterbinden, indem sie eine Kleinigkeit zu sich nimmt. Wenn sie sich gar keine Ruhe gönnt, kommt es gelegentlich auch zum Erbrechen.

• *Dosierung:* Sepia C 30–200, 1–2x täglich 2 Tropfen

Pulsatilla *(Puls.)*
Der Pulsatilla-Frau geht es immer nach dem Essen schlechter, vor allem wenn sie sich besonders gute Sachen gegönnt hat. Sie liebt fette Speisen und Süßigkeiten und kann nicht genug davon haben. Wenn es ihr nicht schon sofort nach dem Essen schlecht wird, dann sicherlich spätestens am nächsten Morgen, wobei ihr zum Heulen zumute ist. An Essen kann sie überhaupt nicht mehr denken, und sie hat kein Verlangen, etwas zu trinken. Wasser widert sie regelrecht an. Sie weiß nicht, wie sie sich helfen kann, mehrmals muß sie brechen. Wenn sie

kalte Limonade trinkt, sogar größere Mengen, geht es ihr bedeutend besser. Bald danach hat sie sogar wieder Mut, etwas zu essen. Jetzt ist sie erst einmal vorsichtig, bis es ihr wieder besser geht, aber dann sind alle guten Vorsätze vergessen.

• *Dosierung:* Pulsatilla C 30–200, 1x täglich 2 Tropfen

Tabacum *(Tabac.)*
ist das angezeigte Mittel, wenn der Frau so übel ist, daß sie kreidebleich und schwindlig wird. Alles dreht sich, sie kann sogar ohnmächtig werden. Dies alles wird langsam besser durch viel frische Luft. Solange nur die geringste Übelkeit anhält, ist überhaupt nicht an Essen zu denken. Wenn die Übelkeit vorbei ist, kann sie bald gutes Essen zu sich nehmen. Die Tabacum-Frau neigt bei starker Übelkeit mit Erbrechen dazu, schnell abzunehmen. Sie erbricht saures Wasser und viel Schleim.

• *Dosierung:* Tabacum C 30–200, 1–2x täglich 1–2 Tropfen

Ferrum metallicum *(Ferr.)*
Die »eiserne« Frau neigt von vornherein dazu, anämisch zu sein. Dieser Zustand wird noch mehr dadurch verstärkt, daß sie ihr Essen überhaupt nicht bei sich behalten kann. Sie kann zwar gut essen, aber nach dem Essen erbricht sie alles, entweder auf einmal oder in Etappen. Sie ist eher blaß, sieht jedoch nicht krank aus. Da sie durch den geringsten Anlaß immer sehr schnell errötet, merkt man ihr diesen anämischen Zustand selten an. Sie hat Kreislaufprobleme, die jedoch durch langsame Bewegungen immer besser werden.

• *Dosierung:* Ferrum metallicum C|3–C|200, 2–3x täglich 2 Tabletten, Globuli oder Tropfen

Ipecacuanha *(Ip.)*

Es ist angezeigt, wenn langsam, aber sicher größere Kreislaufprobleme entstehen. Dies kann sogar bis zu Atemnot führen. Die Kreislaufprobleme zeigen sich in größere Schwäche und Kälte der Extremitäten, besonders Hände und Füße. Übelkeit ist fast durchgehend vorhanden, und kein anderes Mittel außer Ipecacuanha verschafft hier Abhilfe. Die arme Schwangere kann kaum etwas bei sich behalten. Der größte Teil der aufgenommenen Nahrung wird erbrochen. Sie erbricht auch Galle, manchmal vermischt mit Schleim. Sie hat eine Vorliebe für kleine Leckerbissen, die sie sich jetzt natürlich nicht mehr schmecken lassen kann.

- *Dosierung:* Ipecacuanha C 30–200, 1–2x täglich 2 Tropfen

Symphoricarpus racemosa *(Sym-r.)*

Es wird in der Homöopathie als spezifisches Heilmittel gegen Übelkeit und Erbrechen empfohlen, jedoch selten eingesetzt. Wenn Sie kein passendes Mittel finden, sollten Sie dieses ausprobieren. Die Frau leidet von Zeit zu Zeit unter heftiger Übelkeit, ansonsten begleitet sie fast ständig eine leichte Übelkeit, und das Essen interessiert sie nicht; sie mag das Essen auch nicht sehen oder riechen. Beim Brechen muß sie heftig würgen, und es kann sehr lange andauern. Sie fühlt sich am besten, wenn sie auf dem Rücken liegt.

- *Dosierung:* Symphoricarpus racemosa C 30–200, 1–2x täglich 2 Tropfen

Carcinominum *(Carc.)*

Dieses Mittel empfehlen wir für sehr hartnäckige Fälle, bei denen sich das Erbrechen bis in die späteren Schwangerschaftsmonate hinzieht. Es gibt keine besonderen Zeiten des Erbrechens. Die Symptome können verschiedenen Mitteln ähneln. Eine Besonderheit der Carcinominum-Schwangeren ist, daß sie sich von Flüssigkeiten, die sich schnell verflüchtigen und einen durchdringenden Geruch haben, sehr belebt und wohl fühlen. Benzin, Silberreiniger und manche Schuhcremes sind besonders angenehm für sie. Die Übelkeit wird dadurch besser, und sie sind in der Lage, etwas zu essen.

- *Dosierung:* Carcinominum C 200, jeden dritten Tag 2 Tropfen, evtl. eher wiederholen

Sodbrennen
Diese Beschwerde ist in der Schwangerschaft sehr verbreitet und kann auch in den späteren Monaten auftreten. Die Reizung des Magens wird durch die Säuren, aber auch durch einen alkalischen Magen verursacht. Sie ist abhängig von der Lebensweise, insbesondere von der Ernährung.

Die regelmäßige Einnahme von Mitteln gegen Sodbrennen, wie Magnesium oder Calcium, legt nur den Grundstein für eine chronische Form des Sodbrennens. Die Alkalien haben keine heilende Wirkung, da sie nur die Magensäure neutralisieren und diese gleich wieder produziert wird. Wenn zuviel Alkalien eingenommen werden, bildet der Magen sogar noch mehr Säure, um den Überschuß an Alkalien zu neutralisieren. Für einen vitalen Menschen mit einem robusten Magen ist dies keine Schwierigkeit. Ist die Vitalität geschwächt, dann wird der Zustand immer chronischer, bis der Magen kaum mehr richtig verdauen kann. Die gewöhnlichen Säuren, die im Magen produziert werden können, sind z. B. Phosphorsäure, Harnsäure, Fluorsäure.

Phosphor- und Harnsäure werden eher bei den Menschen produziert, die zuviel Fleisch, Öle, Fett, Soßen usw. zu sich nehmen. Je nachdem in welchem Zustand sich die Frau befindet, werden bestimmte Nahrungsmittel das Sodbrennen bzw. die Produktion der Säure verschlimmern.

In der Regel wird das homöopathische Mittel, das gegen die Übelkeit genommen wird, auch das Sodbrennen in Ordnung bringen. Jedoch ist eine richtige Ernährung äußerst wichtig.

Das natürlichste und wirksamste Mittel gegen Sodbrennen bzw. gegen zuviel Säure im Magen besteht in der Einnahme von Säuren. Welche Säure für die Frau am besten ist, ist individuell sehr verschieden. Manchen hilft Zitronensäure, die anderen brauchen Essigsäure, andere wiederum Obstsäure. Die Schwangere wird herausfinden, nach welchen Säuren sie Verlangen hat. Dies kann sogar ein saurer Apfelkuchen sein, der ihr hilft, das Sodbrennen zu beseitigen. In der Regel wirken die Obstsäuren am besten, auch Sauerkrautsaft ist förderlich.

Verstopfung
Verstopfung ist ein häufig vorkommendes Problem während der Schwangerschaft. Wenn die Schwangere alle 3–4 Tage einen guten, beschwerdefreien Stuhlgang hat, braucht sie noch keine Mittel; es genügt, ihre Ernährungsgewohnheiten umzustellen und sie zu etwas mehr Bewegung zu ermutigen.

Hält die Verstopfung jedoch über einen längeren Zeitraum an, kann sie zu ernsthaften Problemen führen, bis hin zu lebensgefährlichen Komplikationen für Mutter und Kind. Falls nämlich der Stuhl länger im Darm bleibt, hart wird und die Menge sehr gering ist, dann reichen oft diese einfachen Maßnahmen nicht mehr aus. Der Stuhl kann sich im Darm so sehr

anstauen, daß der Unterleib und die Gebärmutter zusammen-
gedrückt werden. Dadurch wird die Blutzirkulation eingeschränkt, es kann zu Entzündungen der Gebärmutter und anderer Organe kommen, und die Geburt kann unter Umständen aus Platzmangel nur durch Kaiserschnitt erfolgen.

Die Ursachen der Verstopfung sind nicht nur in der mechanischen Reizung des Darmes durch die vergrößerte Gebärmutter zu finden, sondern auch in einer passiven Lebensweise
mit viel Sitzen, einer Krampfneigung der Gedärme, die jetzt
durch die Reizung verstärkt wird, und zu wenig Galle im
Darm durch viel Galleerbrechen.

Homöopathische Behandlung
Nux vomica *(Nux-v.)*
Nux vomica ist leider nicht das A und O der Behandlung von
Verstopfung, sonst wäre die Sache ganz einfach. Wenn die Ur-
sache eine starke Reizung mit einem spastischen Zustand des
Darmes ist, so ist Nux allerdings das Mittel der ersten Wahl,
gefolgt von Ignatia.

Ignatia *(Ign.)*
Ignatia hat undefinierbare Schmerzen im Unterleib. Es ist
eher am Anfang angezeigt, wenn die Verstopfung noch nicht
so chronisch geworden ist.

Plumbum *(Plumb.)*
Bei einem sehr trägen Darm, der fast wie gelähmt (paralytisch)
erscheint, werden *Opium* und *Plumbum* in Frage kommen.

Plumbum aceticum D 1 oder D 2 hat sich als sehr erfolgreiches Mittel gegen Verstopfung erwiesen. Die Plumbum-Frau

ist von einer blassen anämischen Konstitution. Ihr Rücken und ihre Beine sind besonders schwach. Plumbum hat große Trockenheit der Gedärme durch mangelnde Galleflüssigkeit.

Opium (Op.)

Opium ist sehr hilfreich, wenn die Lähmung durch zu viele Abführmittel zustande kam. Produzieren diese Mittel jedoch einen spastischen Zustand, ist *Nux vomica* hervorragend.

Ferrum metallicum (Ferr.)

ist ein weiteres Mittel bei großer Trockenheit des Darmes. Jedoch haben die Ferrum-Frauen eher eine rote Gesichtsfarbe, auch wenn sie anämisch sind. Die Verstopfung ist begleitet von Hämorrhoiden und einem schmerzhaften Druck beim Stuhlgang.

Dosierung

Das passende Mittel wird 1–2x täglich gegeben. Wenn man mit der C 30 oder LM 30 anfängt und das Mittel nur kurz hilft, dann geht man mit der Potenz weiter nach unten auf D 12, D 6, D 3, D 2, D 1 (= Urtinktur), bis bei einer bestimmten Potenz eine dauerhafte Besserung einsetzt.

Durchfall

Durchfall kommt in der Schwangerschaft nicht so häufig vor wie Verstopfung, ist aber ernster zu nehmen, da er zum Abort führen kann, wenn er lange anhält und stark ist. Außerdem schwächt er Mutter und Kind. Durchfall ist ein Hinweis auf das tuberkulinische Miasma und muß entweder im akuten Zustand mit Tuberculinum behandelt werden, oder es muß anschließend gegeben werden.

Ernährungstips

Im akuten Fall muß eine strenge Diät eingehalten werden, aber ein recht ausgeprägtes Verlangen nach bestimmten Nahrungsmitteln könnte erfüllt werden. Alle Stimulantien sollten spätestens jetzt strikt gemieden werden. Nur leichtes Essen ist erlaubt. Wenn kein Bedürfnis nach heißen Speisen besteht, sollte das Essen eher lauwarm oder kühl gegessen werden.

Flüssige Nahrung ist zu empfehlen: alle Arten von Getreideschleimsuppen, pürierte Gemüsesuppen – nur eine Sorte zu jeder Mahlzeit ist am günstigsten. Nur Kartoffeln dürfen dem jeweiligen Gemüse hinzugefügt werden. Kohlsorten sollten nicht verzehrt werden.

Sauermilchprodukte helfen die Bakterienflora des Darmes zu regenerieren. Sie sollten jedoch nicht bei andauerndem Regenwetter gegessen werden, da sich die Acidaphilusbakterien bei hoher Luftfeuchtigkeit nicht richtig entwickeln. Joghurt oder Dickmilch immer erst flüssig rühren, dann mit Wasser verdünnen oder in die Suppe hineingeben. Nichts Süßes dazugeben! Leicht salzen dagegen ist gut; etwas Pfeffer und frische grüne Kräuter wie Petersilie sind erlaubt, sonst keine Gewürze.

Milch fördert normalerweise die Durchfallneigung. Sie sollte deshalb nur getrunken werden, wenn echtes Verlangen danach besteht; dann aber verdünnt, am besten mit Sprudel.

Halten Sie sich bei chronischen Durchfall in etwa an die gerade erwähnten Ratschläge; gönnen Sie sich genügend Ruhe, und schützen Sie sich vor Kälte.

Homöopathische Behandlung

Die wichtigsten Mittel sind *Ammonium muriaticum, Antimonium crudum, Chamomilla, Chelidonium, Lycopodium, Nux vomica, Phosphor, Phosphoricum acidum, Sulfur.*

> **Dosierung**
> Eine Gabe des passenden Mittels in der C 200 nach jedem Durchfall verabreichen.

Ammonium muriaticum (Am-m.)

Dieses Mittel paßt für Frauen, die dick und langsam sind, wobei der Oberkörper dicker ist als der untere Teil. Sie leiden an chronischem Durchfall, der grün-schleimig bis wäßrig sein kann. Der Durchfall ist besonders morgens grün-schleimig und nach Mahlzeiten schlimmer. Heftiger Stuhldrang kommt mit Schmerzen in der Nabelgegend. Der Stuhlgang selbst ist mit schmerzendem Stuhldrang und Brennen verbunden. Es können auch Schmerzen im Rücken (Lende) und in den Gliedern vorhanden sein. Nachher brennt es noch im Mastdarm, und der Bauch fühlt sich wund an. Oft besteht ein bitterer Geschmack im Mund und Neigung zum Aufstoßen. Nach dem Mittagessen kommt oft Übelkeit auf, die draußen beim Gehen schlimmer wird. Es gibt viel Bauchgeräusche und Blähungen. Manchmal findet sich als Begleitsymptom Juckreiz am After mit Wundheitsgefühl und Pusteln.

Antimonium crudum (Ant-c.)

Antimonium crudum bekommt Durchfall oder erfährt Verschlimmerung durch saure Nahrungsmittel. Schlemmen ist ein wichtiger Punkt in ihrem Leben. Die Zunge ist dick weiß belegt, und der Durst fehlt. Der Durchfall kann mit heftigem Erbrechen verbunden sein. Auch wenn die Übelkeit aufhört, geht das Erbrechen weiter. Der Stuhl kann wäßrig sein und ist meist unverdaut mit Klumpen wie geronnene Milch. Der Durchfall ist oft mit Vorfall des Rektums verbunden.

Chamomilla (Cham.)

Die Allgemeinsymptome geben oft den Ausschlag für das Mittel: schlechte Laune, Unhöflichkeit, nichts kann der Frau recht gemacht werden. Falls Ärger der Auslöser war, ist Chamomilla bei den folgenden Symptomen angezeigt; gelbe, gallige oder grüne Stühle; oft heiß, in kleinen Mengen und häufig; riechen nach verfaulten Eiern. Scharfe schneidende Schmerzen werden erst nach der Entleerung besser. Die Frau neigt dazu, vor Schmerzen zu schreien. Ihr kann der Schweiß ausbrechen, und Schwindel kann sie erfassen; dazu ein bitterer Geschmack im Mund mit viel Durst. Galliges Erbrechen wird besonders durch Sauerkrautsaft ausgelöst.

Chamomilla eignet sich nur für den akuten Zustand und muß bei chronischen Durchfällen mit *Mercurius, Sulfur* oder *Tuberculinum* abgerundet werden.

Chelidonium (Chel.)

Chelidonium ist zwar nicht häufig angezeigt, aber es ist ein wichtiges Mittel bei Mitbeteiligung der Leber. Die Kranke sieht sehr mitgenommen aus, ist niedergeschlagen, depressiv. Meist besteht ein ekelhafter, bitterer Geschmack im Mund. Dabei schmeckt das Essen normal und tut gut. Bei akutem Durchfall kommt es zu kolikartigen Schmerzen auf der rechten Seite, die durch heiße Getränke nachlassen, besonders heiße Milch ist sehr wohltuend, auch Wein bessert die Kolik. Es besteht eine (starke) Abneigung gegen Käse und Fleisch, speziell gekochtes Fleisch.

Die Kranke kann meist trotz großer Müdigkeit schlecht schlafen. Chelidonium ist ein tiefgreifendes Mittel und muß länger gegeben werden. Wenn die Leber akut angegriffen oder schon belastet war, sind eher niedrige Potenzen zu empfehlen.

Hinweis: Häufig kommt das Ergänzungsmittel *Lycopodium* anschließend in Frage.

Ferrum metallicum *(Ferr.)*

Durch zu viel Eisen entsteht häufig chronischer Durchfall. Hier kann Ferrum metallicum angezeigt sein (oder *Pulsatilla* oder *Sulfur*), ebenso wie bei Durchfall durch chininhaltige Medikamente (Malaria-Prophylaxe) oder Getränke (Bitter-Lemon).

Die Stühle sind in der Regel schmerzlos, plötzlich herausschießend und erschöpfend. Hinterher kann ein krampfender Schmerz im Rücken kommen oder ein Brennen im After. Bewegung verschlimmert auch. Die Frau errötet leicht, z. B. durch die geringste Anstrengung oder Emotion. Sonst ist ihr Gesicht blaß mit einem roten Fleck auf jeder Wange. Wolfshunger wechselt mit Appetitlosigkeit ab. Eine Abneigung besteht gegen Saures, Eier, Fleisch und Bier, was auch schlecht vertragen wird, besonders Fleisch und Eier. Der Durst ist entweder unlöschbar oder er fehlt ganz.

Lycopodium *(Lyc.)*

Lycopodium ist in erster Linie beim chronischen Durchfall einzusetzen. Die allgemeinen und die Magen-Darm-Symptome sind ausschlaggebend. Meist ist der Appetit vermehrt, und wenn der Hunger nicht rechtzeitig gestillt wird, entstehen starke Kopfschmerzen, die sich aber nach dem Essen bessern. Oft bläht schon die geringste Menge Essen den Bauch auf und führt zu schmerzhaftem Völlegefühl. Die Kleider müssen gelockert werden. Aufstoßen hilft etwas, aber erst durch das Abgehen der Winde fühlt sich die Kranke auch allgemein leichter, was jedoch meist erst abends (ab 19–20 Uhr) geschieht.

Sie ißt sehr viel Süßes und hat eine Abneigung gegen Brot, gekochtes Essen und Fleisch. Eine Mattigkeit in den Oberschenkeln wird oft empfunden, die in keiner Position besser wird. Es besteht das Bedürfnis, sie auseinanderzudrücken und dann zusammenzupressen.

In der Regel tut ihr Bewegung gut, aber oft ist die Schwangere so lustlos und deprimiert, daß sie sich nicht dazu aufraffen kann. Sie möchte keine Anforderung und geht jedem aus dem Weg, der eine stellen könnte. Sie mag unterhaltsame Gesellschaft, aber keine ernsthaften Gespräche. Sie neigt zum Weinen, besonders über ihre Unfähigkeit, etwas zu schaffen. Ein Frösteln im Mastdarmbereich ist manchmal vorhanden und weist auf Lycopodium hin.

Vorsicht bei Lycopodium als Erstverordnung. Nur wenn die Patientin vom Wesen her Lycopodium ist und die Symptome voll entwickelt sind, kann damit angefangen werden. Häufig sind vorher andere Mittel einzusetzen, z. B. *Nux vomica.*

Nux vomica *(Nux-v.)*

Nux vomica kann sich nicht beherrschen. Wenn sie anfängt zu essen oder wenn der Hunger sie überfällt, dann ißt sie alles, auch wenn es ihr schaden könnte. In ganz schlimmen Fällen verlangt sie nur nach großen Mengen schwerer Speisen, da »fades Essen« sie überhaupt nicht reizt. Sie braucht die Stimulanzien, sie braucht gutes Essen: gebraten, gut gewürzt und schmackhaft.

Aber selbst, wenn sie etwas Leichtes ißt, wird häufig der Durchfall noch schlimmer. Sie ist froh, wenn sie keinen Appetit mehr hat, dann kann sie fasten, und das hilft langsam. Aber wenn sie zu früh anfängt zu essen, kommt sofort der äußerst schmerzhafte Durchfall zurück.

Die Stühle sind mit starken krampfhaften Schmerzen verbunden, so daß die Kranke fast die Sinne verliert, sie kann auch ohnmächtig werden. Es ist immer eine sehr kleine Entleerung, aber das erleichtert sofort. Im akuten Fall ist der Stuhldrang sehr häufig und entkräftet immer mehr. Im chronischen Fall hängt er von der Menge und Art des Essens ab.

Phosphor *(Phos.)*

Phosphor ist ein wichtiges Mittel beim Schwangerschaftsdurchfall. Die Frau ist von erregbarer, leidenschaftlicher Natur. Im Laufe der Zeit wird sie zwar geschwächt, aber man sieht die Glut flackern, und frische Kräfte würden das Feuer erneut entfachen. Ihr Gesicht ist blaß, fahl, gelblich und oft veränderlich, die Augen eingefallen mit Augenringen. Ihr Appetit kann weg sein, aber in der Regel überfällt sie vormittags oder nachts solch ein Hunger, daß sie sich ganz schwach fühlt, sehr gereizt und zu nichts fähig ist, bis sie ihn gestillt hat. Sie hat oft extremen Durst auf sehr kalte, erfrischende Getränke, sogar mitten in der Nacht. Tagsüber und nach Mahlzeiten ist sie müde, vor Mitternacht schlaflos. Sie wacht oft und leicht auf, meist mit dem Gefühl von großer Hitze.

Ein wichtiges Symptom ist folgendes: Der After ist ständig offen, er geht nicht zu.

Hinweis: Wenn die Schwangere vorher schulmedizinisch oder naturheilkundlich behandelt wurde (Phytotherapeutika, Komplexmittel etc.), ist es hilfreich, einer Phosphor-Frau vorher einige Gaben *Nux vomica* in höherer Potenz zu geben.

Phosphoricum acidum *(Phos-ac.)*

Phosphoricum acidum charakterisiert die Schmerzlosigkeit und das Nichtvorhandensein von Schwäche. Trotz reichlichem oder langanhaltendem Durchfall ist keine bemerkenswerte Schwäche vorhanden.

Die Frau nimmt sogar ganz normal zu. Der Stuhl ist oft sehr übelriechend, meist weiß oder gelblich, wäßrig. Beim Stuhl gehen sehr viele Winde ab, oder der Stuhl kommt unwillkürlich, wenn Winde abgehen. Appetit und Durst sind groß. Ein Verlangen nach etwas Erfrischendem oder Saftigem besteht.

Sulfur *(Sulf.)*

Typisch für den Sulfur-Durchfall ist die morgendliche Verschlimmerung, er treibt aus dem Bett heraus und ist schmerzlos. Tagsüber kommt plötzlich heftiger Stuhldrang, manchmal mit schneidender Kolik und viel Rumoren. Nach dem Stuhl tritt immer wieder schmerzhafter Stuhldrang auf, sobald er vorbei ist, überfällt die Frau eine große Müdigkeit.

Sulfur hat ein sehr breites Spektrum. Es folgt anderen Mitteln gut, besonders wenn das Schlimmste überstanden ist und nur noch wenige Symptome übrigbleiben.

Juckreiz der Genitalien (Pruritus vulva)

Juckreiz ist ein nicht gerade selten vorkommendes Symptom während der Schwangerschaft. Die vermehrte Blutzirkulation im Unterleib kann die Anfälligkeit begünstigen. Manchmal wird es durch Aphthen (kleine Geschwüre) verursacht. Auch ein Ausfluß kann Juckreiz auslösen (s. Seite 63).

Homöopathische Behandlung

Die Mittel sind nach der Häufigkeit ihres Vorkommens geordnet.

Dosierung
für die folgenden fünf Mittel: das passende Mittel in der C 30–200, 1–2x täglich 2 Tropfen

Sepia *(Sep.)*

Bei der Frau, die Sepia braucht, findet man neben dem Juckreiz meist noch eine Reihe anderer Symptome, z. B. Ausfluß, eine schlaffe Muskulatur, erschlafften Muttermund, Übelkeit, Erbrechen, Verstopfung, Krampfadern. Die Frau ist überanstrengt und braucht Erholung. Sie hat in der Regel nicht entsprechend zugenommen in der Schwangerschaft. Vielleicht hat sie zu Beginn sogar an Gewicht verloren. Es handelt sich um einen brennenden Juckreiz mit Schwellung und Rötung.

Borax *(Bor.)*

ist besonders wichtig im Zusammenhang mit Aphthen im Bereich der äußeren Genitalien. Eine Veranlagung zu Aphthen im Mund ist meist vorhanden.

Kreosot (Kreos.)

Die Kreosot-Frau ist meist in einer »ätzenden« Stimmung, und entsprechend ätzend empfindet sie auch den Juckreiz – mit Wundheit und Brennen nach dem Kratzen. Es können nicht nur Aphthen vorhanden sein, sondern sich auch ausgewachsene Geschwüre entwickeln.

Ambra grisea (Ambr.)

Hier liegt eine starke nervöse Veranlagung zugrunde. Die Geschlechtsteile sind geschwollen und sehr wund. Der Juckreiz ist heftig, bis hin zur Unerträglichkeit, Wasserlassen verschlimmert. Haarausfall ist häufig vorhanden sowie reichliches Aufstoßen von Luft. Ein hinweisendes Symptom ist der Schweiß am Unterleib und zwischen den Beinen.

Mercurius solubilis (Merc.)

Hier handelt es sich eher um einen hartnäckigen chronischen Zustand, meist mit Geschwürbildung oder Aphthen verbunden. Das Hauptsymptom ist die Verschlimmerung des Juckreizes durch den Urin. Auch ein einziger Tropfen reizt so sehr, daß sofortiges Waschen unerläßlich ist. Das lindert den Juckreiz sofort. Auch bei Frauen mit einer Amalgambelastung kann Mercur in Frage kommen.

Urtica urens (Urt-u.)

Die Brennessel paßt für einen übersäuerten Zustand des Körpers. Hier empfiehlt sich auch ein Brennesseltee zur Ausscheidung von Schlacken. Äußerliche Abwaschungen mit Brennnesseltee können den heftig brennenden Juckreiz lindern.
- *Dosierung:* Urtica urens D 3–12, 3x täglich 3 Tropfen

Ausfluß (Fluor albus)

Ein leichter Ausfluß ist völlig normal, in den ersten Schwangerschaftsmonaten ist er fast als physiologisch zu betrachten. Wenn er aber einen pathologischen Charakter annimmt, d. h. zu exzessiv ist oder in den späteren Schwangerschaftsmonaten anhält, dann muß dies einer entsprechenden Therapie unterzogen werden.

Heutzutage wird so viel von Pilzerkrankungen geredet, daß das Wort zuviel an Macht erhalten hat. Wir möchten nicht dazu verleiten, ein Problem zu unterschätzen, aber momentan sind viele Diagnosebegriffe, wie »Trichomonaden« und »Chlamydien«, mit großer Angst belegt, die uns an der unvoreingenommenen Betrachtung der Heilungsmethoden hindern.

Homöopathische Behandlung

Dosierung
1x täglich eine Gabe in der C 200.

Sepia *(Sep.)*

Sepia ist das wichtigste Mittel. Wir haben es bereits unter dem Kapitel »Juckreiz« dargestellt.

Bovista *(Bov.)*

Der Ausfluß ist dick, zäh und eiweißartig. Er fließt besonders bei Bewegung, dabei gehen Klumpen ab. Er kann so ätzend sein, daß er die Geschlechtsteile und Oberschenkel wund macht. Die Farbe kann auch gelb-grün sein und die Unterhose grünlich verfärben.

Pulsatilla *(Puls.)*

Dieses Mittel hat einen dicken, cremigen Ausfluß, der reizt und juckt.

Fallbeschreibung

Eine Frau stand etwa zwei Wochen vor der Niederkunft. Sie wurde von einer Pilzerkrankung geplagt, und eine Behandlung mit starken Antibiotika wurde ihr dringend empfohlen, um einer Infizierung des Kindes vorzubeugen. Sie sah darin aber eine Gefahr für das Kind und suchte nach einer sanfteren Behandlungsweise.

Es wurde ihr aufgrund der Allgemeinsymptome *Sepia* verabreicht. Der Ausfluß verschwand in wenigen Tagen noch rechtzeitig vor der Entbindung, und die Geburt verlief komplikationslos.

Anämie

Ein leicht anämischer Zustand der Schwangeren ist in irgendeiner Phase fast die Regel. Wenn er länger andauert und der Frau deutliche Beschwerden verursacht, ist eine gründliche homöopathische Behandlung notwendig. Im Normalfall wird das Mittel, das aufgrund der Allgemeinsymptome in Frage kommt, auch die Anämie beseitigen.

Es gibt aber auch Fälle, bei denen die klassischen Anämiemittel wie *China, Ferrum metallicum, Ferrum phosphoricum* und *Natrium muriaticum* zusätzlich oder einzeln gegeben werden.

Wenn keine Symptome der Konstitutionsmittel vorliegen, können Sie eins der Anämiemittel verwenden.

Dosierung
C 200, 1x täglich eine Gabe. Wenn Ihr seelisches Befinden trotz der Blutarmut verhältnismäßig gut bleibt, dann beginnen Sie mit der D 3, 3x täglich 5 Tropfen. Sie können alle 2 Wochen die Potenz erhöhen, erst auf D 4, dann auf D 6.

Ferrum phosphoricum *(Ferr-p.)*
Die »eiserne« Frau, die noch zuviel zu erledigen hat, bevor sie sich den Schwangerschaftsurlaub gönnen kann.

Die häufigsten konstitutionellen Mittel bei Anämie sind *Sepia, Tuberculinum, Pulsatilla, Phosphor* und *Sulfur.* Die Beschreibung der Mittel finden Sie an anderer Stelle in diesem Buch (siehe Stichwortverzeichnis).

Ergibt eine Laboruntersuchung des Blutes eine geringfügige Abweichung des Hämoglobinwertes vom Normbereich, so kann das zu großer Verunsicherung und unbegründeten Ängsten der Schwangeren führen. Es sagt aber über ihr Befinden wenig aus. Eine Befragung der Schwangeren auf eventuelle Symptome einer Anämie würde sicherlich ein besseres Resultat ergeben.

Achten Sie in der Schwangerschaft bei sich auf folgende Zeichen, um frühzeitig einem Eisenmangel vorzubeugen:
– glanzloses, struppiges Haar
– Risse in den Wundwinkeln
– trockene, welke Haut
– brüchige Nägel
– Zunge glatt, wie lackiert
– blasse Schleimhäute vor allem im Unterlid

– allgemeine Schwäche und Müdigkeit
– Brennen auf der Zunge

Folgende Nahrungsmittel enthalten viel Eisen:
– rote Bete
– Brennessel
– Zuckerrohrmelasse
– Salate – vor allem Feldsalat
– Vollkorngetreide
– Rohkost
– Keimlinge
– und alte Apfelsorten (Boskop etc.)

Äpfel, die nach dem Reiben schnell braun werden, enthalten viel Eisen. Diesen Oxidationsvorgang kann man durch Eisennägel, die über Nacht in den Apfel gesteckt werden, noch verstärken. Dadurch wird das Eisen in eine leicht aufspaltbare Eisenverbindung umgewandelt.

Vielen Frauen, die trotz allopathischer Eisenpräparate, welche übrigens in der Schwangerschaft nicht ganz unbedenklich sind, ihre Eisenwerte (Hb-Wert) nicht verbessern konnten, erzielten einen überdurchschnittlichen Hämoglobinwert durch den Verzehr von Zuckerrohrmelasse (erhältlich in Naturkostläden) und roter Bete. Eisenpräparate können zu Kopfschmerzen, Verstopfung, Magenverstimmung, Schwindel etc. führen.

Ödeme
Viele Frauen leiden in den späteren Schwangerschaftsmonaten unter Ödemen, die sich in der Regel auf die Knöchel beschränken. Sie sind abends schlimmer und morgens besser.

Wenn die ganzen Beine und die äußeren Genitalien betroffen sind, können die Schwellungen starke Beschwerden verursachen. In den meisten Fällen liegt das Kind so ungünstig, daß es die Blutzirkulation behindert. Es ist aber möglich, die Lage des Kindes mit homöopathischen Mitteln günstig zu beeinflussen. Damit können viele Probleme während der Schwangerschaft und Komplikationen bei der Geburt abgewendet werden. Infolge von Ödemen kann es zu Wundrose und anderen Entzündungen kommen, oder es kann sich ein generalisiertes Ödem bilden. In diesem Fall müssen wir kontrollieren, ob die Frau genügend Harn ausscheidet und kein Eiweiß im Urin ist.

Die Lage wird ernsthafter, wenn sie starke Kopfschmerzen bekommt sowie Schmerzen in der Magengrube mit reichlichem Galleerbrechen. Wenn der Zustand nicht bald behandelt wird, können sich leicht Krämpfe entwickeln.

Homöopathische Behandlung

Dosierung
Das angezeigte Mittel wird in der C 200 gegeben, je nach Schwere des Zustandes 1–2x täglich 2 Tropfen.

Arsenicum album *(Ars.)*
Es handelt sich hier um elastische Schwellungen. Manchmal kommt es zu überkreuzweisen Ödemen, das heißt, entweder ist nur die rechte obere Körperhälfte geschwollen, oder sie ist stärker geschwollen als die linke und zwar immer in Kombination mit Wasseransammlungen des linken Beines. Als Begleitsymptom finden wir Trockenheit der Lippen, einen aufgeblähten Bauch, Durchfall, Koliken und Erbrechen.

Rhus toxicodendron *(Rhus-t.)*
Bei einem akuten entzündlichen Ödem besonders des Gesichts und der Lider angezeigt.

Apis mellifica *(Apis)*
Paßt bei ähnlichen Zuständen wie *Rhus-t.*, aber auch bei nicht entzündlichen Ödemen. Charakteristisch ist hier der trockene Mund, besonders hinten im Rachen, und die damit verbundene Durstlosigkeit sowie die Neigung zu Nesselsucht, roten Pickeln oder wundroseähnlichen Hautausschlägen. In verschiedenen Teilen des Körpers sind stechend brennende Schmerzen zu spüren. Nierenkomplikationen können sich einstellen.

Zincum metallicum *(Zinc.)*
Wichtig bei Beschwerden in der Nierengegend.

Helleborus *(Hell.)*
Dieses Mittel paßt bei einem akuten Ödem mit großer Entkräftigung, geistiger Benommenheit, blassem Gesicht, Krämpfen im Unterleib mit Durchfall von geleeartigem Schleim. Die Frau kann im Liegen besser atmen.

Ein weiteres wichtiges Mittel ist *Sepia.*

Kindsbewegungen zu heftig
Normalerweise sind die Bewegungen des Fötus angenehm und sanft. Manchmal sind sie so heftig, daß sie wie ein Schock empfunden werden und die Mutter aufschreit. Dann können sie zu einer Belastung werden. Übelkeit, begrenzte Schmerzen und

»Der Mutterleib prägt die Erwartungen des Kindes. War er einfühlsarm oder gar abweisend, wird das Kind auch von der Welt wenig Gastfreundlichkeit erwarten. Es könnte zu Mißtrauen und Verschlossenheit neigen. Wenn der Mutterleib ein warmes, liebevolles Zuhause war, wird das Kind die Welt voller Vertrauen und Offenheit betreten.«

(Quelle unbekannt)

allgemeine Aufregung bzw. Furcht vor erneuten Attacken können die Folgen sein. Um den psychischen Zustand zu stabilisieren, ist eine homöopathische Behandlung notwendig.

Es kann wohltuend sein, den Bauch mit einer leichten Bandage zu schützen. Wenn die Gebärmutter sehr empfindlich ist, können *Agaricus* und *Stramonium* nützlich sein.

Chamomilla *(Cham.)*

ist sehr hilfreich, wenn die Frau schon auf leichtere Stöße überempfindlich reagiert und reizbar wird.

Coffea *(Coff.)*

paßt für einen extremen Zustand. Die Frau ist so schmerzempfindlich, daß sie ihre Tränen nicht mehr zurückhalten kann.

Cannabis indica *(Cann-i.)*

ist angezeigt, wenn die Frau versucht, der Realität durch das »Abheben in andere Welten« zu entfliehen. Drogen und Meditationen werden als Mittel zum Zweck verwendet, um die Nervosität in den Griff zu bekommen.

Sollte das Kind trotz aller Bemühungen seine lebhaften Strampeleien nicht einstellen, kommt *Opium* in Frage.

Dosierung
C 30–200, 1–2x täglich 2 Globuli oder Tropfen, bis alles in Ordnung ist

Menses während der Schwangerschaft
Dieser Zustand ist von echten Blutungen zu unterscheiden, da er wie eine Periodenblutung regelmäßig und mit den typischen Begleitsymptomen eintritt. Manche Frauen haben die »Monatsblutung« nur 1–2mal, andere bis zum 6. Monat oder sogar die ganze Schwangerschaft hindurch. Es gibt auch die ganz raren Ausnahmen, in denen eine Frau nur während der Schwangerschaft ihre Periode bekommt.

Eine Abortgefahr besteht in der Regel bei den periodisch auftretenden Blutungen nicht. Die Frauen müssen jedoch sorgfältig untersucht werden, um eine Placenta praevia (Mutterkuchen liegt vor dem Muttermund) auszuschließen. In diesem Fall wäre z. B. eine Ultraschalluntersuchung sinnvoll, da heutzutage die manuelle Untersuchung nicht mehr so beherrscht wird wie früher.

Wir haben in der Homöopathie eine Reihe von Mitteln, die den Zustand normalisieren, jedoch sollte dies erfahrenen Homöopathen überlassen werden.

Rhesusfaktor
Eine Rhesusfaktorunverträglichkeit zwischen Mann und Frau gefährdet die folgenden Kinder in zunehmendem Maße.

Wir hatten verschiedene Male die Gelegenheit, schwangere Frauen mit diesem Problem zu behandeln. Manchmal wurde sogar erst sehr spät (nach dem siebten Monat) mit der spezifischen Rhesusfaktor-Behandlung begonnen – jedesmal mit vollem Erfolg, das heißt, eine Immunisierung der Mutter nach der Geburt brauchte nicht vorgenommen zu werden, und auch das Kind hatte keinerlei Probleme.

Homöopathische Behandlung
Das Mittel für diesen Zustand ist *Syphilinum.* Es wird in einer höheren LM-Potenz in regelmäßigem Abstand während der ganzen noch zur Verfügung stehenden Zeit verabreicht.

Falls andere Mittel notwendig sind, können sie gleichzeitig eingenommen werden.

• *Dosierung:* Gewöhnlich geben wir Syphilinum LM 60–120 einmal wöchentlich, 2–3 Tropfen. Wenn nur noch wenig Zeit vorhanden ist, alle 3–4 Tage 3–5 Tropfen verabreichen.

Toxoplasmose in der Schwangerschaft
Toxoplasmose ist eine meldepflichtige Infektionskrankheit, die durch Haustiere (Kot) und durch den Genuß infizierter Lebensmittel wie rohes Fleisch und rohe Eier übertragen werden kann. Hat sich eine werdende Mutter infiziert, kann das Gehirn des Kindes schwer geschädigt werden, auch Totgeburten sind möglich.

Die sogenannte latente Toxoplasmose kennt weder bei der Schwangeren noch beim Neugeborenen Krankheitszeichen. Erst im Laufe von Wochen und Monaten treten die typischen Erscheinungen auf: leichter Wasserkopf, Krampfneigung, Starre der Extremitäten, Augenzittern, unwillkürliche, geschraubte Finger-, Zehen- und Gesichtsbewegungen, Trinkfaulheit und zurückgebliebene geistige Entwicklung des Kindes.

Ist es erst einmal zu einer Toxoplasmose-Infektion gekommen, besteht die Gefahr von weiteren schweren Infektionen in den folgenden Schwangerschaften (im Bluttest Titererhöhung). Gegen Toxoplasmose ist in der Humanmedizin weder ein Schutz noch eine Therapie bekannt.

In der Homöopathie wurden die Erscheinungen dieser Krankheit schon immer erfolgreich behandelt, auch wenn ihr Erreger, das Toxoplasma gondii, damals noch nicht bekannt war.

Man kann bei gefährdeten Personen mit Hilfe der Homöopathie dieser Krankheit vorbeugen.

- *Prophylaxe:* Toxoplasmosenosode C oder D 200 – 1 Doppelgabe (nach 5 Minuten 3 Kügelchen oder Tropfen wiederholen) reicht für eine Schwangerschaft oder ca. 1 Jahr.

Vorgeburtliche Diagnoseverfahren

Die heutigen hochtechnisierten Methoden zur Schwangerschaftsbegleitung sollen den Frauen ein Gefühl der Sicherheit, der perfekten Kontrolle über das Heranwachsen ihres Kindes in ihrem Bauch vermitteln. Damit ist der Medizin ein technischer Durchbruch gelungen: der steuerbare Mensch, angefangen von der Zeugung in der Retorte, der künstlichen Besamung oder der Befruchtung mit Hilfe von Hormonpillen bis zu seinem Tod, der sich durch künstliche Beatmungs- und Herzmaschinen zeitlich beliebig manipulieren läßt.

Die Zwischenstationen – die Geburt und das Leben selbst – hat die Technik schon seit langem in den Griff bekommen.

Viele schwangere Frauen fühlen sich durch den ungehemmten Blick der Öffentlichkeit auf das, was im stillen in ihrer Gebärmutter wachsen möchte, dermaßen unter Leistungsdruck gesetzt, daß sie bei Chromosomenanomalien gegen ihre eigenen Muttergefühle ihr Kind töten lassen, um die Gesellschaft nicht durch normabweichende »Produkte« zu belasten.

Momentan gelten alle Chromosomenanomalien, die man zum gegenwärtigen Stand der Technik als solche diagnostizieren kann, als untragbar für die Familien, die Schulen und die Gesellschaft. Es bleibt zu hoffen, daß die im Jahre 1995 zum Schutz der Behinderten verbesserte Rechtsgrundlage in der Zukunft ein neues Licht der Liebe, Achtung und Akzeptanz auf die Betroffenen wirft.

Immer wieder taucht die Frage auf, ob eine schwangere Frau körperliche Fehlbildungen bei ihrem ungeborenen Kind durch Einfluß negativer Gedanken oder Gefühlserregungen auslösen kann.

Um dies abzuklären, führte zu einer Zeit, als es weder Ultraschall noch andere Schwangerschaftsuntersuchungen gab, der Arzt William Hunter in London eine Untersuchung an 2000 Frauen nach der Geburt durch, deren Ergebnisse auch im Zeitalter der Technik noch interessant sind. Er befragte die Frauen, ob sie in der Schwangerschaft enttäuscht worden seien, einen Schock oder etwas Unangenehmes erlebt hatten. Danach unterzog er das Neugeborene einer gründlichen Untersuchung. Bei keiner der 2000 Frauen konnte er einen Zusammenhang zwischen dem Erlebten und der Gestalt des Kindes feststellen. Er fand Veränderungen, wenn kein Grund vorlag, und keine, wenn die Frau sehr vielen negativen Erlebnissen oder Gedanken in der Schwangerschaft ausgesetzt war. Die geistige Einstellung der Frau wirkt sich zwar nicht auf den Körper des Kindes aus, hat aber einen sehr großen Einfluß auf seine seelische Verfassung, seine Vorlieben, Abneigungen und andere individuelle psychische Besonderheiten.

Sehr oft kreisen die Gedanken der Schwangeren um dieses Thema, und ihr Vertrauen in ein natürliches Wachstum ihres Kindes kann nicht unbedingt durch die vielen modernen technischen Diagnoseverfahren gestärkt werden. Im Gegenteil, es besteht die Gefahr, daß bei all den Untersuchungen auch etwas gefunden wird, was nicht hundertprozentig im Normbereich liegt. Sei es, daß die Hände zu klein sind, die Ohren abstehen oder der Harnleiter zu eng ist. Nach der Geburt kann sich manche Voraussage als Fehldiagnose entpuppen. Andererseits ist es statistisch erwiesen, daß einwandfreie Testergebnisse noch keine Garantie für eine gute Gesundheit des Kindes abgeben. Manche Schädigungen können erst während oder nach der Geburt entstehen. Eine Absicherung für ein kerngesundes Kind, welches ja ein Geschenk ist, gibt es nicht, obwohl betroffene Eltern mittlerweile schon Schadenersatzprozesse bei Fehldiagnosen in der Schwangerschaft angestrengt haben.

Der Triple-Test
Bei diesem Test, auch *AFP-Plus-Test* genannt, wird Blut von der Schwangeren entnommen, um die Werte des Alphafetoproteins (AFP wird vom Fötus ausgeschieden und gelangt über das Fruchtwasser ins mütterliche Blut) sowie der Hormone HCG (humanes Choriongenadotropin) und Östrodiol zu

bestimmen. Mit Hilfe eines Computerprogrammes wird aus diesen Meßwerten unter Berücksichtigung des Alters der Frau eine statistische Wahrscheinlichkeitsrechnung vorgenommen für das »Risiko«, ein mongoloides Kind (Down-Syndrom) zu gebären.

Der Test wird zwischen der 16. und 18. Schwangerschaftswoche durchgeführt. Das Ergebnis steht nach einer Woche fest. Nachteile und Risiken: Der Test an sich ist zwar harmlos, aber die Ergebnisse können eine Kettenreaktion von Sorgen und Ängsten um das Kind sowie immer neuen Untersuchungen auslösen. Zudem ist die statistische Wahrscheinlichkeitsrechnung oft ungenau. Ein einwandfreies Testergebnis ist noch keine Garantie für ein gesundes Kind ohne Down-Syndrom.

Der Triple-Test ist bislang nicht Bestandteil der Mutterschaftsrichtlinien, das heißt, die relativ hohen Kosten von 150 bis 200 DM werden von den Kassen nur aufgrund einer medizinischen Indikation übernommen.

Falsche Befunde

Der *Triple-Test* hat eine hohe Rate von falsch-positiv Befunden zur Folge. Zum Beispiel: Wenn 1000 Schwangere einen Triple-Test machen lassen, dann zeigt sich bei 80–100 Schwangeren ein erhöhtes Risiko für ein Kind mit Down-Syndrom und bei 40 Schwangeren eine Möglichkeit für ein Kind mit offenem Rücken. Doch in Wirklichkeit sind nur drei bis vier Föten von den positiven Befunden der Behinderung betroffen. Von den ca. 870 Schwangeren, bei denen der Triple-Test kein Risiko anzeigt, gebärt aber trotzdem eine Frau ein Kind mit Down-Syndrom oder offenem Rücken.

Falscher Verdacht

Im Auftrag des Bundesforschungsministeriums wurden Mitte der achtziger Jahre 50 800 Frauen routinemäßig auf den AFP-Wert im Blut gescreent, bei 1001 Schwangeren wurde ein erhöhter AFP-Wert festgestellt. Der Verdacht auf einen Neuralrohrdefekt wurde allerdings nur bei 50 Frauen durch die Amniozentese bestätigt. Alle 50 Schwangerschaften wurden daraufhin abgebrochen oder endeten mit einer Fehlgeburt. Bei der Obduktion der toten Föten konnte in sechs Fällen der Fehlbildungsverdacht nicht bestätigt werden; das bedeutet, es handelte sich sechsmal um einen falsch-positiven Befund.

Alpha-Fetoprotein-Test

Dieser Test ist eigentlich durch den Triple-Test abgelöst worden, aber er wird von vielen Frauenärzten noch routinemäßig durchgeführt, manchmal sogar ohne die Frauen vorher zu informieren.

Er soll in erster Linie Auskunft über mögliche Neuralrohrdefekte geben. Das Blut der schwangeren Frau wird auf den AFP-Wert (Down-Syndrom, Neuralrohrdefekte) zwischen der 16. und 18. Schwangerschaftswoche untersucht. Die Ergebnisse liegen nach einer Woche vor. Weitere Gründe für erhöhte AFP-Werte können auch Mehrlingsschwangerschaften, ein abgestorbener Fötus, drohende Fehlgeburt oder ein falsch errechneter Geburtstermin sein. Durch die Blutentnahme entsteht kein Risiko für Mutter und Kind, aber die Testergebnisse können die werdenden Eltern unnötigerweise verunsichern.

Amniozentese oder Fruchtwasseruntersuchung

Dieser Test wird ab dem 35. Lebensjahr (sog. Alterindikation) empfohlen. Er dient zur Absicherung der Werte, die sich beim Triple-Test ergeben haben. Das Verfahren ist sowohl für die Mutter als auch für das Ungeborene nicht ganz ungefährlich. Unter örtlicher Betäubung und Ultraschallkontrolle wird mit einer Hohlnadel durch die Bauchdecke der Frau und die Uteruswand in die Fruchtblase gestochen, um Fruchtwasser zu gewinnen, in dem abgelöste Zellen des Fötus schwimmen. Dies geschieht in der 15.–18. Schwangerschaftswoche, in Ausnahmefällen bereits ab der 13. Woche. Die Spätamniozentese wird erst im letzten Drittel der Schwangerschaft durchgeführt. Die Ergebnisse liegen erst nach 2–4 Wochen vor, d. h. zwischen der 17. und 22. Woche. Das macht diesen Test besonders risikoreich, denn viele Frauen können die lange Wartezeit schwer ertragen, und durch einen späten Abbruch muß künstlich eine Geburt eingeleitet werden. Dies zu verarbeiten ist für die werdende Mutter nicht einfach, und es kann ihre seelische und körperliche Gesundheit über Jahre hinaus gefährden.

Das Fehlgeburtrisiko nach der Amniozentese beträgt zwischen 0,3 und 2,4% und ist abhängig von der Erfahrung des Punkteurs. Die Verletzungsgefahr für den Fötus wird mit 1% angegeben. Bei der Frau können sich Komplikationen, wie Krämpfe, Wehen, Blutungen sowie eine Rhesussensibilisierung, einstellen. Dies gilt auch für die Chorionbiopsie.

Chorionbiopsie und Plazentabiopsie – CVS

Diese Untersuchung wird heute in Deutschland kaum noch durchgeführt, da sie Fehlbildungen beim Kind verursachen kann. Auch hier gilt die sogenannte Altersindikation. Es gibt die Möglichkeit, das Gewebe aus den Zotten vaginal zu entnehmen. Hierbei wird eine 1,5-mm-Kanüle durch die Scheide oder abdominal mittels einer Hohlnadel durch die Bauchdecke in die Gebärmutter eingeführt. In der Regel wird die Chorionbiopsie (Chorionzotten) ab der 9. Woche durchgeführt und die Plazentabiopsie ab der 13. Woche.

Die Ergebnisse liegen nach 1–8 Tagen vor, d. h. ein Schwangerschaftsabbruch ist vor der 12. Woche häufig noch möglich. Das Fehlgeburtrisiko ist sehr hoch, zwischen 3,5 und 7,2 %. Häufig muß der Test wiederholt werden. Mit dem Testergebnis erhofft man sich eine Aussage über mögliche Chromosomenanomalien, Muskel-, Blut- und Stoffwechselkrankheiten (u. a. Mukoviszidose).

Die Kosten übernimmt bei einer medizinischen Indikation die Krankenkasse. Häufig werden die Frauen nicht genügend darauf aufmerksam gemacht, daß sie nach der CVS und der Amniozentese einige Tage körperliche Anstrengungen meiden sollen.

Fetoskopie
Bei dieser Untersuchungsmethode wird der Fötus mittels Endoskopie betrachtet. Dabei werden fötale Leber- und Hautproben entnommen. Es wird ein 1–3 mm dickes Rohr durch die Bauchdecke gestochen oder durch den Muttermund eingeführt. Das Untersuchungsergebnis gibt Aufschluß über Fehlbildungen, Neuralrohrdefekte, Nabelbruch, Blutkrankheiten, Infektionen und genetisch bedingte Hautkrankheiten.

Die Fetoskopie wird mittels Endoskop zwischen der 15. und 18. Schwangerschaftswoche durchgeführt. Zwischen der 18. und 22. Woche werden Gewebeproben entnommen.

Die Auswertung erfolgt sofort bis wenige Stunden nach dem Eingriff. Die Genauigkeit der Ergebnisse ist relativ groß.

Die Risiken sind verhältnismäßig hoch. Die Fehlgeburtsrate beträgt 7–8%, Hautverletzungen und Augenschädigungen durch Lichteinwirkung treten gelegentlich auf. Für die Frau besteht die Gefahr einer Rhesussensibilisierung, einer Infektion sowie von Verletzungen der Blase und des Darmes.

Die Kosten werden von der Krankenkasse übernommen.

Nabelschnurpunktion (Cordocentose)

Die Cordocentose ist eine technisch sehr aufwendige Untersuchungsmethode, bei der unter Ultraschallüberwachung und örtlicher Betäubung die Bauchdecke der Schwangeren durchstochen wird, um Blut aus der Nabelschnur des Embryos zu entnehmen. Mit der Nabelschnurpunktion können unklare Befunde aus der Chorionbiopsie und der Amniozentese abgeklärt werden. Ferner kann festgestellt werden, ob eine Rötelinfektion, ein Neuralrohrdefekt oder Muskel-, Blut- und Stoffwechselkrankheiten vorliegen.

Der Test wird ab der 22. Schwangerschaftswoche, unter Umständen schon ab der 16. Woche, vorgenommen. Die Genauigkeit der Ergebnisse ist relativ sicher. Die Auswertungszeit ist sehr kurz.

Die Fehlgeburtsrate beträgt 2–7%. Für die Schwangere besteht die Gefahr einer Rhesussensibilisierung. Auch innere Blutungen können auftreten.

Die Kosten trägt die Krankenkasse.

Blutungen nach Vaginaluntersuchungen
Durch die Untersuchung des Muttermundes mit dem Spektroskop kann es zu Blutungen kommen. Manche Frauen reagieren auf jede Untersuchung mit einer leichten Blutung. Hier sollten die Untersuchungen reduziert werden.

Arnica C 200 kann vorher prophylaktisch genommen werden. Beim Auftreten von Blutungen dürften 2 Tropfen Arnica C 200 genügen, um die Blutung zu stoppen.

Homöopathische Begleittherapie
bei pränatalen Untersuchungsmethoden
Bevor Sie in der Schwangerschaft aufwendige Tests machen lassen, die Ihre und die Gesundheit Ihres Kindes nachhaltig beeinflussen können, sollten Sie sich über die Konsequenzen der Testergebnisse im klaren sein. Bei allen genetisch bedingten Krankheiten gibt es schulmedizinisch keine Behandlungsmöglichkeiten – weder vor noch nach der Geburt.

Das einzige, was Ihnen die Schulmedizin anbieten kann, ist die Abtreibung. Die ist dann bei einem Kind, welches eventuell nicht der »Norm« entspricht (absolut sichere Testergebnisse gibt es nicht) auch noch bis zur 23. Woche legitim. Möglicherweise atmet Ihr Kind dann schon!

Sie sollten sich dessen bewußt sein, daß so ein starker Eingriff in die natürlichen Lebensvorgänge unter Umständen Ihr Gewissen jahrelang belasten kann. Was ist, wenn das Kind entgegen aller Prognosen doch gesund war? Was ist, wenn Sie danach kein weiteres Kind mehr bekommen können?

Wenn Sie Ihr Kind unter keinen Umständen abtreiben lassen wollen, brauchen Sie sich nicht durch Tests in unnötige Sorgen, Ängste und Zweifel zu verstricken.

Erfolge der Homöopathie

Es ist sehr gut möglich, Kinder mit Behinderungen und Gendefekten, auch Mongoloide, homöopathisch zu behandeln. Die Erfolge, die wir manchmal dabei erleben durften, grenzen an Wunder.

Vor jedem Eingriff sollten Sie eine Gabe *Arnica* C 200 nehmen. Dies entspannt das Gewebe und bewirkt eine schnellere Wundheilung.

Sollen Sie vor der Punktion durch die Bauchdecke große Angst haben, so kann Ihnen eine Gabe *Aconit* C 200 helfen, diese Ängste besser in den Griff zu bekommen.

Nach der Punktion nehmen Sie eine Gabe *Ledum* C 200. Dadurch können manche Komplikationen verhindert werden. Eine Punktion ist immer von der Erfahrung und dem Geschick des Punkteurs abhängig.

Nach jeder Ultraschallbestrahlung sollten Sie eine Gabe *Carcinominum* C 200 oder LM 30 nehmen, um den Embryo vor den zellschädigenden Strahlen zu schützen.

Ultraschall-Routineuntersuchungen – sinnvoll oder gefährlich?

Bei der Schwangerschaftsvorsorgeuntersuchung haben sich innerhalb einer Generation sehr viele neue Möglichkeiten aufgetan. Aber jeder neue technische Fortschritt kann sich nachteilig auswirken, wenn die geistige Entwicklung der Menschen nicht damit Schritt hält. Allzu leicht läßt man sich vom Wunder der Technik – die zweifelsohne ihre guten Seiten hat – blenden. Die Technik hält ihren Einzug in das Untersuchungs-

zimmer des Arztes oft auf Kosten der Menschlichkeit. Nähe
und Zeit für den Patienten gehen verloren. Zu schnell wird
manchmal nach den neuesten Errungenschaften der Technik
gegriffen, ohne langjährige Forschungsergebnisse abzuwarten.

Auch mit Röntgen- und Radiumstrahlen ging man in der
ersten Euphorie verantwortungslos um, bis die Schäden nicht
mehr zu übersehen waren. Sicher, Ultraschallwellen sind keine Röntgenstrahlen, aber das ist noch lange kein Beweis für
ihre Unschädlichkeit.

Diese Wellen werden deswegen so genannt, weil ihre Fre-
quenz über 20 kHz (20 000 Schwingungen pro Sekunde) liegt,
also oberhalb der menschlichen Hörgrenze. Mit ihnen läßt
sich ein Bild des Fötus auf einem Bildschirm produzieren. Ultraschallwellen erzeugen zwei biologische Effekte:

1. Hitze
2. Blasenbildung (Cavitation)

Bei dem Cavitationsprozeß werden Blasen im Fruchtwasser
erzeugt, die als Reaktion auf die Schallwellen entstehen, sich
ausdehnen und zusammenziehen, als ob das Wasser plötzlich
anfangen würde zu kochen.

Ultraschallgeräte sind ein Nebenprodukt der Rüstungsindu-
strie. Verschiedene Arten von Ultraschall werden u. a. von U-
Booten verwendet, um andere Schiffe zu orten. Hierbei wurden große Fischsterben beobachtet, weil durch Ultraschall
tödliche Schockwellen im Wasser entstehen. Ein weiterer Einsatz von Ultraschall liegt beim Optiker und Zahntechniker;
Brillen und Prothesen werden durch Ultraschall gereinigt. In
Japan wurde eine Waschmaschine auf Ultraschallbasis ent-

wickelt, die ohne umweltbelastende Waschmittel porentief reinigt. Ultraschall kann auch Steinoperationen ersetzen, wobei die Steine im menschlichen Körper zertrümmert werden.

Forscher der Rochester-Universität fanden heraus, daß Ultraschall aufgrund der Blasenbildung zu Schäden bei Insekteneiern, bei Pflanzen- und Säugetierzellen führt.

Dr. Dooren Liebeskind, Professorin für Radiologie am Albert Einstein College of Medicine, beobachtete Veränderungen im Aussehen der Zelle, in der Beweglichkeit und bei der DNA-Synthese in fortlaufenden Untersuchungen über mehrere Zellgenerationen. Darüber hinaus könne sie genauso wie Prof. Dr. Blum, Professor für Kinderheilkunde an der Columbia-Universität, die Entstehung von Krebs nicht ausschließen. Genaueres könne man allerdings erst sagen, wenn eine große Anzahl bestrahlter Kinder über mindestens 15–20 Jahre beobachtet werden.

Vor einigen Jahren warnte ein 14köpfiges Team, das vom National Institute of Health (USA) organisiert wurde, vor dem routinemäßigen Einsatz von Ultraschall, bevor nicht der Beweis seiner Unschädlichkeit erbracht sei.

Der Leiter des Teams, Dr. Frederic Frigoletto, Professor für Kinderheilkunde und Gynäkologie an der Harvard University Medical School, resümierte: »Wir können keinen Anhaltspunkt finden, um die Empfehlung zu rechtfertigen, daß *jede* Schwangerschaft durch Ultraschall abgeschirmt werden sollte. In Anbetracht eines nur theoretischen Risikos, ohne einen gesundheitlichen Vorteil, kann das theoretische Risiko nicht gerechtfertigt werden.« Das Team kam zu dem Ergebnis, daß es durch lange und intensive Bestrahlung von Ultraschall eher zu Zellschäden kommen kann.

Was verleitet überhaupt viele zu der Ansicht, daß Ultraschall routinemäßig eingesetzt werden soll? Bei vielen Schwangeren wird monatlich eine Ultraschalluntersuchung durchgeführt und am Schluß der Schwangerschaft wöchentlich ein CTG, welches auch mit Ultraschallwellen arbeitet. Von den gesetzlichen Krankenkassen werden in der BRD aber nur *zwei* Untersuchungen pro Schwangerschaft empfohlen – weitere nur nach besonderer Begründung. Doch wer definiert die Begründungen, und wer kennt sie überhaupt? Wenn es nach der Anzahl der Ultraschalluntersuchungen bei Schwangeren ginge, würde es in der BRD fast nur noch Risikoschwangerschaften geben. Die Schwangeren sollten verstärkt darüber aufgeklärt werden, ob und wann eine Risikoschwangerschaft vorliegt, um dann mit ihrem Arzt die Vor- und Nachteile von Ultraschall zu besprechen.

Wenn Ultraschall nicht mehr routinemäßig eingesetzt wird, werden sich allerdings viele Ärzte fragen, wie sie die teuren Geräte abbezahlen sollen (die preiswertesten Geräte kosten ab 60 000 DM)!

In der Praxis werden mit Ultraschall in erster Linie experimentell wissenschaftliche Erkenntnisse über die Entwicklung des Embryos gewonnen. Was nützen die besten Erkenntnisse über den Fötus, wenn man – außer einer Abtreibung – in den meisten Fällen nicht entsprechend therapeutisch einwirken kann?

Dr. Ted Li von der Harvard-Universität kam in seiner Untersuchung zu folgenden Ergebnissen:

– der diagnostische Wert von Ultraschall in der Schwangerschaftsuntersuchung durch routinemäßige Bildschirmaufnahmen ist begrenzt;

– sein therapeutischer Nutzen ist mäßig;
– seine Kosten sind unverhältnismäßig hoch.

Dr. Lis Untersuchungen an 3100 Frauen ergaben 18 Fehldiagnosen über Abnormitäten beim Fötus. Wer vermag sich all die unnötigen Sorgen der Eltern über die vermeintlichen Abnormitäten, die nur auf dem Bildschirm existieren, vorzustellen?

Im Gegensatz dazu konnten manche Mißbildungen nicht sichtbar gemacht werden, z. B. in einem Fall eine fehlende Hand mit Handgelenk, in zwei Fällen unterentwickelte Nieren, in sechs Fällen Kleinwüchsigkeit. Dr. Li konstatierte: »Um kleinere Abnormitäten wie z. B. Klumpfüße aufzuzeigen, ist Ultraschall absolut wertlos.«

Durch Ultraschall kommt es zu einem vorzeitigen Eisprung und häufig zu einem vorzeitigen Platzen der Folliken. Amerikanische Vergleiche bei künstlicher Befruchtung zeigten, daß dadurch weniger Schwangerschaften zustande kommen und auch die Fehlgeburtenrate höher ist. Dr. Liebeskind schlägt gezielte Nachuntersuchungen an Kindern vor, die im Mutterleib mit Ultraschall belastet wurden. Sie vermutet, daß es aufgrund der Veränderung der Zellstruktur, der Zellbeweglichkeit und der DNS zu Verhaltensschäden, zu einer Verminderung der Intelligenz, zu Konzentrationsschwäche, Untergewicht und zu Änderungen in den Nervenreflexen kommen kann. Die Leber wird in ihrer Entgiftungsfunktion eingeschränkt. Beim Embryo werden Störungen in folgenden Bereichen vermutet: Kopf, Rumpf, Herz, Skelett, Knochenmarkswachstum, Augenpigmentation, verzögerte Reifung des Nervensystems, Untergewicht. Die bestehenden Untersuchungsergebnisse haben ausgereicht, um in Japan die Ultraschalluntersuchung nicht mehr routinemäßig durchzuführen, sondern nur noch in begründeten Einzelfällen.

Es ist jetzt an den Frauen, sich dem routinemäßigen Einsatz von Ultraschall zu entziehen, der in den verschiedensten Variationen in der Schwangerschaft auf sie wartet (Doppler-Stethoskop, Ultraschall-Abtaster, Amniozentese, innerliche und äußerliche fötale Bildschirmaufzeichnungen).

Die Frauen sollten mehr auf ihr eigenes Gefühl vertrauen. Wenn sie sich gut fühlen und keinerlei objektive Symptome vorhanden sind, ist der routinemäßige Einsatz von Ultraschall genau zu überprüfen.

Wir leben leider in einer Zeit, in der viele Frauen den Zugang zu sich selber, zu ihrer Weiblichkeit verloren haben und sich diesen Zugang über technische Geräte erhoffen. Es gibt Frauen, die erst durch das Bildschirmbild eine Beziehung zu ihrem Kind aufbauen können.

Beseitigung von Schäden und Blockaden durch Ultraschall

Wir haben beobachtet, daß Kinder, die in der intrauterinen Zeit stark mit Ultraschall belastet wurden, schwer zu behandeln sind. Um die Blockade, die durch Ultraschall erzeugt wird, zu beseitigen, müssen diese Kinder längere Zeit mit den Nosoden *Syphilinum* oder *Carcinominum* behandelt werden. Mit dieser Therapie kann sogar schon in der Schwangerschaft begonnen werden, wenn die Schwangere vor Beginn der homöopathischen Behandlung Ultraschall ausgesetzt war.

Abort

Fehlgeburten treten häufiger im zweiten oder dritten Monat der Schwangerschaft auf, da der Embryo noch nicht fest genug an der Gebärmutterwand haftet. Frauen, die eine reichliche Menses oder Dysmenorrhoe haben, neigen zum Zeitpunkt, wenn die Periode wieder auftreten würde, eher zum Abort. Auch Frauen, die unter einem Abwärtsdrängen im Unterleib leiden, sind häufiger betroffen, besonders wenn sie immer wieder Schmerzen in den Eierstöcken haben. Eine weitere Ursache ist ein zu rigides Gewebe der Gebärmutter. Hier kann er zu einer Reihe von Aborten kommen, die immer später eintreten, bis ein Kind endlich nach dem vierten oder fünften Abgang voll ausgetragen werden kann. Auch eine Schwäche und Schlaffheit des Muttermundes kann zum Abort führen. Wenn dies mit einer großen Reizbarkeit der Gebärmutter begleitet ist, geschieht das andere Extrem, wobei jede Fehlgeburt immer eher eintritt. In den meisten Fällen sind die Abortneigung und der drohende Abort sehr gut homöopathisch zu behandeln. Ein Abort kann gefährliche Folgen haben durch die reichlichen Blutungen, die vorkommen können, besonders wenn nicht alles Gewebe gleich abgestoßen wird.

Eine homöopathische Nachbehandlung ist sehr hilfreich, falls es noch einmal zum Abort kommen sollte, da Komplikationen vermieden oder sehr reduziert werden können.

Die Homöopathie bietet auch dem Kind Raum, sich zu entscheiden. In einem scheinbar hoffnungslosen Fall führt das richtige Mittel die Wende herbei, genauso wie in einem scheinbar harmlosen Fall. Durch diese sanfte Therapie fühlt sich die Frau eingewoben in die natürliche Ordnung. Sie sieht ihren Raum und den des Kindes. Sie kann die Prinzipien des Empfangens und Loslassens, des Gebens und Nehmens besser akzeptieren.

Die Auswirkungen der Antibabypille

Das Einnehmen der Antibabypille bedeutet eine unwahrscheinliche Manipulation des weiblichen Organismus. Die tatsächlichen Auswirkungen auf Seele und Körper der Frau sind schwer vorstellbar und auch noch viel zuwenig erforscht. Neuere Untersuchungen sprechen dafür, daß mindestens die folgende Generation über die Erbmassen geprägt wird. Bei Frauen, die bis zu drei Monaten vor der Empfängnis die Pille genommen haben, wurden bereits Schäden beim Embryo nachgewiesen. Jede werdende Mutter sollte spätestens in der Schwangerschaft eine ausleitende homöopathische Behandlung bezüglich der Pille durchführen. Frauen, die jahrelang die Pille genommen haben, können unfruchtbar werden und brauchen dann wieder Hormontabletten, um fruchtbar zu werden, so daß das Baby schon hormonbelastet empfangen wird. Neuere Untersuchungen belegen die großen psychischen Schwierigkeiten dieser Kinder in der Pubertät. Auffallend häufig kommen Kinder von solchen Müttern übergewichtig (über 4 kg) zur Welt und müssen mit Kaiserschnitt entbunden werden.

Aber im Grunde sind wir alle von der Pille betroffen, da synthetische Hormone in den Kläranlagen nicht herausgefiltert werden können und somit unser Trinkwasser erheblich belasten.

Homöopathische Behandlung

Frauen, die längere Zeit die Pille genommen haben, sollten *Follikulinum* LM 30, jeden 3. Tag 2 Tropfen, über etwa vier Wochen einnehmen. Dieses Mittel sollten auch deren Kinder in der gleichen Dosierung bekommen. Es könnte sich auch als ein wichtiges Mittel für sehr feminine Männer herausstellen.

Schädigung durch Medikamente während der Schwangerschaft

Medikament	Schäden und Risiken für das Kind
1. Schmerzen	
Acetylsalicylsäure (Aspirin etc.)	vermindertes Geburtsgewicht, erhöhte Rate von Totgeburten, verlängerte Schwangerschaft und Entbindung, verminderte Lernfähigkeit wird vermutet, am Ende der Schwangerschaft Gefahr der pulmonalen Hypertonie
Paracetamol (Ben-u-ron u. a.)	Nierenschädigung beim Neugeborenen
Phenacetin	sehr wahrscheinlich schädlich
Dihydroergotamin Ergotamin	bei starken Schmerzmitteln gilt das Risiko von Schäden für das Neugeborene als gesichert
2. Psyche und Nervensystem	
Barbiturate und Narkotika	in hohen Dosen während der Wehen genommen, verlangsamt es die Atmung beim Neugeborenen – in der Schwangerschaft sehr gefährlich

Medikament	*Schäden und Risiken für das Kind*
Tranquilizer (Valium etc.)	Mißbildungen beim Fötus (z. B. Hasenscharte)
Antiepileptika Antikonvulsiva	Risiko von Mißbildungen hoch Mißbildungen
3. Gelenke	
Rheumamittel Resochin	sollen nicht eingenommen werden unbedingt meiden
4. Erkältungen	
Chinin, Kodein, Brompheniramin	negative Wirkung auf den Embryo
5. Allergien	
desensibilisierende Medikamente	unbedingt meiden
Antihistaminika Asthmamittel	Verdacht von Herzfehlern beim Fötus durch Nasensprays
6. Entzündungen/Bronchitis	
Cortison etc.	im 1. Teil der Schwangerschaft Mißbildungen (z. B. Hasenscharte) und Frühgeburten
7. Haut	
Hexachlorophen (in vielen Desinfektionsmitteln)	Gehirnschädigungen bis zum Tod
örtliche Narkotika	hohes Risiko
Mittel gegen Pilze und Trichomonaden	riskant

Medikament	*Schäden und Risiken für das Kind*
8. Infektionen	
Penicillin	Gefahr von Schädigungen während der 3.–12. Schwangerschaftswoche
Antibiotika	Gefahr von Schädigungen
Tetrazykline	Verfärbung der Zähne beim Kind – hohes Risiko
Sulfonamide	relativ hohes Risiko von Fehlbildungen besonders in der ersten Woche; kurz vor der Entbindung: erhöhte Gelbsuchtgefahr
Impfstoffe	sehr gefährlich, Absterben des Fötus möglich
Resochin	absolut meiden
9. Herz/Kreislauf	
Betablocker	sollen in der Schwangerschaft nicht mehr verwendet werden
Thiazid-Diuretika	bei schwangerschaftsbedingten Ödemen und zur Gestose-Prophylaxe gilt der Einsatz als Kunstfehler; verringern die Durchblutung des Uterus
Alpha-Adrenergika (Novadral etc.)	riskant
Mutterkornalkaloide	riskant, besonders im letzten Drittel der Schwangerschaft
Heparin und Cumarin-Derivate	hohes Risiko von Mißbildungen und Abortgefahr
Antikoagulantien	Gesichtverformungen des Fötus zu Beginn der Schwangerschaft, exzessives Bluten bei Mutter und Kind

Medikament	Schäden und Risiken für das Kind
10. Magen/Darm	
Neuroleptika bei Schwangerschaftserbrechen	Schädigungen und Mißbildungsgefahr
Abführmittel Appetitzügler	bei starken Mitteln Abortgefahr riskant
Wurmmittel	kontraindiziert in den ersten 3 Monaten
11. Mangelerscheinungen	
zuwenig Vitamin C zuwenig Vitamin B6 zuwenig Vitamin K	Skorbut beim Säugling Krämpfe beim Säugling kurz vor der Geburt genommen: Gelbsucht!
zuwenig Vitamin A und Vitamin D	erhöht das Risiko von Mißbildungen – geistige und körperliche Behinderung
12. Diabetes	
Tabletten gegen Diabetes	erhöhtes Risiko von Mißbildungen
Insuline	geringeres Risiko
13. Schilddrüse	
Jod (u. a. in Vitaminpräparaten, Kochsalz, bei Radio-Jod-Behandlung)	kann die Schilddrüse des Embryos schädigen, grundsätzlich kontraindiziert
Schilddrüsenhormone	dürfen nach schulmedizinischer Auffassung »keinesfalls während der Schwangerschaft abgesetzt werden«; das Risiko ist umstritten

Medikament	Schäden und Risiken für das Kind
14. Sexualhormone – generell und besonders während der ersten Schwangerschaftsphase riskant	
die »Pille«	Weitereinnahme während einer noch nicht erkannten Schwangerschaft ist problematisch; bei Einsatz gegen Zyklusstörungen und drohendem Abort erhöhen Hormone das Risiko von Mißbildungen
Parvidel	riskant
Ergotamin	riskant, wie alle Mutterkornalkaloide
Androgene und Anabolika	sehr riskant – unbedingt meiden!
Trichomonadenmittel (Flagyl u. a.)	krebserregend, verursacht möglicherweise genetische Schädigungen
15. Krebs	
Zytostatika	absolut schädlich
16. Impfungen – absolut schädlich – Gefahr von Totgeburten und schweren Mißbildungen	

Spätschäden – 14 Jahre danach

Manche medikamentenbedingte Schäden und Mißbildungen brauchen Jahre, um sich zu entwickeln. Die Töchter im Teenageralter von Frauen, denen bei oder vor der Geburt DES (Wehenhemmer) verabreicht wurden, leiden auffällig oft unter einem bisher seltenen Scheidenkrebs. DES-Söhne weisen gutartige Abnormalitäten der Genitalien auf und manchmal eine geringere Zeugungsfähigkeit

Homöopathie und Akupressur ersetzen Anästhetika

Schwangere Frauen dürfen keine Anästhetika verabreicht bekommen. Doch manchmal ist eine schmerzhafte Zahnsanierung unumgänglich. Mit Homöopathie und Akupressur verschwindet der Schmerz nicht, aber man kann ihn aushalten.

Homöopathie: Eine Gabe *Arnica* C 200 und Hypericum C 200, kurz vor der Behandlung eingenommen, nimmt die Überempfindlichkeit beim Bohren. Bei Schmerzen während der Behandlung wiederholen. Sie werden hier erleben, daß die Homöopathie schneller als eine schmerzstillende Spritze wirkt und diese ersetzen kann. Denken Sie dabei an etwas Schönes, und lenken Sie Ihre Aufmerksamkeit auf das Nervenzentrum unter Ihrem Scheitel (7. Chakra).

Akupressur: Ca. 2 mm neben dem Nagelbett am äußeren Zeigefingernagel mit dem Daumennagel kräftig eindrücken, bis es schmerzt. Während der ganzen Zahnbehandlung oder generell bei Zahnschmerzen diesen Punkt kräftig drücken.

2. Kapitel
Geburt

Haus- oder Klinikgeburt?

Bei der Geburt werden in besonderer Weise die gesellschaftlichen Zwänge, das Maß an individueller Freiheit und die Wertschätzung von Menschenleben einer Kultur sichtbar.

Im Vergleich zu natürlich gebliebenen Kulturen werden in der modernen Zivilisation Sterbende und gebärende Frauen einer hochentwickelten Technik in steriler Atmosphäre überlassen. In einer solch leb- und lieblosen Umgebung ein Kind zur Welt zu bringen, erhöht die Gefahr von Komplikationen und die Säuglingssterblichkeitsrate. Statistisch kamen 1979 in der BRD 13,5 Todesfälle auf 1000 Geburten. Dagegen hatte Holland 1979 – obwohl es die höchste Hausgeburtenrate (34%) in den Industrieländern hat – nach Schweden die niedrigste Säuglingssterblichkeit der Welt: 8,5 Todesfälle auf 1000 Geburten.

Zurückzuführen ist dies im Falle Schwedens in nicht geringem Maße darauf, daß sich in den Kliniken des Landes die sanfte Geburt nach Leboyer weitgehend durchgesetzt hat. Die Hebamme verläßt nach der Geburt den Kreißsaal, um die Familie ihrer eigenen Intimität zu überlassen. Sogar Geschwister dürfen bei der Entbindung anwesend sein. Die Frauen verlassen kurz nach der Geburt die Klinik wieder. Auch dadurch werden nachgeburtliche Komplikationen vermieden, denn in jeder Klinik ist die Infektionsgefahr größer als zu Hause.

Je mehr dem Geburtsvorgang von seiner Natürlichkeit genommen wird, wie es bei uns in den Kliniken im Gegensatz zu Hausgeburten immer noch der Fall ist, desto größer ist die Gefahr von Komplikationen und Geburtsschäden.

Die höhere Säuglingssterblichkeit ist auch auf die künstliche Geburtseinleitung durch das Wehenmittel Oxytocin zurückzuführen.

Doch längst sind diese Fakten ins Bewußtsein der Öffentlichkeit gedrungen. Der Wunsch nach einer natürlichen Geburt setzt sich unter den Frauen immer mehr durch, und an ihnen liegt es, ihre Vorstellungen zu verwirklichen. Viel ist machbar, wenn sich die Frauen vorher richtig informieren und beharrlich auf der Realisierung ihrer Vorstellungen bestehen.

Geburtsvorbereitung

Die geistige Einstellung

Die Gebärende, die sich weder seelisch noch körperlich auf die Geburt vorbereitet hat, kann von den Wehen (Wellen) überwältigt und zum Spielball der Schöpfungsgewalten werden. Es ist also von immenser Bedeutung, das Schiff (den Körper) gut auf diesen Sturm vorzubereiten. Wenn die Frau alles Menschenmögliche getan hat und den Rest dem »großen Kapitän« überläßt, kann die Geburt zu einem wunderschönen Erlebnis, zu einer durchbruchartigen, beglückenden Erfahrung werden, die alles bisher Erlebte in den Schatten stellt.

Das Fest der Geburt wird immer noch von vielen falschen Vorstellungen überschattet.

Eine Geburt muß nicht schmerzhaft sein. Natürlich wird es in vielen Fällen nicht auszuschließen sein, aber es kommt neben der richtigen körperlichen Vorbereitung darauf an, *wie* die Frau mit den Schmerzen umgeht und ob sie glaubt, unbedingt leiden zu müssen. Bei Frauen, die sehr in das Gedankenmuster des Leidertragens verwickelt sind, wird die Geburt zu einer Bestätigung dieses Musters werden. Dieses Leidensmuster könnte dann – »fatalerweise« – von vornherein die Beziehung zu dem neugeborenen Kind prägen. Umgekehrt zeugt es von kindlicher Naivität, mit zu großer Euphorie in eine Geburt zu gehen. Dann gibt es die Frauen, die alles perfekt machen möchten. Sie haben alles vorausgeplant und lassen nichts Unvorhergesehenes zu. Hier besteht die Gefahr, am eigenen Ehrgeiz und Perfektionismus Schiffbruch zu erleiden. Denn eine Geburt läßt sich nicht vorausplanen. Es kommt immer anders, als man denkt! Wichtig ist, daß die Frau sich voll dem Fluß dieses Ereignisses anvertraut.

In Indien lernten wir eine Frau kennen, die ihr siebtes Kind ganz allein zur Welt gebracht hatte. Auf unsere erstaunte Frage, wie sie das gemacht hätte, antwortete sie: »Ich war nicht allein. Gott war bei mir.«

Die richtige Ernährung
Neben der seelischen trägt die körperliche Vorbereitung mit zu einer sanften Geburt bei.

Die Wichtigkeit der richtigen Ernährung vor der Geburt kann gar nicht genügend betont werden. Der körperliche Zustand der Frau während der Schwangerschaft und in der Stunde der Geburt entscheidet in hohem Maß über den gesamten Geburtsverlauf. Mit dem Wissen um die richtige Ernährung stehen der Frau große Möglichkeiten zur Verfügung, die Geburt nach ihren Vorstellungen zu steuern, vorausgesetzt sie nimmt rechtzeitig das Steuer in die Hand. Im Moment der Geburt jedenfalls, wenn der Sturm schon tobt, ist es meist zu spät.

Wenn die Frau bis zum Geburtstermin eine normale fleischhaltige Hausmannskost oder eine an Getreide und Milchprodukten reiche Vollwerternährung zu sich nimmt, die den Säurespiegel im Körper anhebt, wird die Geburt um ein Vielfaches erschwert. Wenn die Frau allgemein das Gefühl hat, sehr übersäuert zu sein, dann ist Sauerkrautsaft zu empfehlen. Erst ein paar Stunden danach darf feste Nahrung verzehrt werden.

Frauen, die sich fleischlos ernähren, haben leichtere Geburten als Nichtvegetarierinnen. Das liegt zum einen daran, daß der Kopfumfang bei Kindern von Vegetarierinnen einige Zentimeter kleiner ist, zum anderen an der geringen Belastung des Gewebes durch Toxine. Durch die Toxine werden Schmerzen wesentlich schlechter ertragen.

Die Ernährung vor der Geburt
– ab der 36. Woche leicht und wenig essen
– besser zwei als drei Mahlzeiten, viel Gemüse und Obst
– wenig Kohlenhydrate und Eiweiß
– kein Fleisch, Alkohol, Kaffee und schwarzen Tee
– keine starken Gewürze
– den Verzehr von Zwiebeln, Eiern und Süßigkeiten reduzieren

Bei der Geburt muß die Frau tatsächlich eine Hochleistung erbringen. Nur handelt es sich nicht um eine Sportdisziplin oder einen Kampf, sondern um einen Akt der Hingabe.

Die folgende Geschichte von Sri Ramakrishna gibt uns einen tiefen Einblick in die Naturgesetze. »Es war ein Ring-

kampf angesagt. Ein Ringkämpfer war ein massiver Bursche.
Er machte seine anstrengenden Körperübungen bis zum Tag
des Kampfes und aß entsprechend viel deftige Kost (Getreide,
Fleisch, Eier, Milch). Der andere war zwar kräftig gebaut,
aber nicht dick und hatte seinen Glauben fest in Gott veran-
kert. In den Tagen vor dem Kampf machte er zwar Körperübungen, aber er verbrachte viel Zeit mit der Meditation und
dem Gebet. Er aß wenig, nur Obst und Gemüse, am letzten
Tag fastete er ganz und sammelte seine Kräfte in der Stille für
den Kampf. Als sich die beiden unterschiedlichen Kämpfer im
Ring trafen, waren die Zuschauer von der äußeren Erscheinung des Muskelprotzes überwältigt. Trotz allem saß der andere Ringkämpfer ganz ruhig in sich gekehrt da und strahlte
etwas sehr Überzeugendes und Vitales aus. Der Ringkampf
dauerte nicht lange. Im Nu war der Muskelprotz besiegt.«

Geburtseinleitung durch Fasten

Alte, erfahrene Hebammen raten den Frauen, die den errechneten Geburtstermin überschritten haben, einfach zu fasten.
Durch den Nahrungsentzug stellt sich der Körper um, und alle
Ausscheidungsvorgänge werden unterstützt. Obwohl die gesunde Frau von Natur aus vor der Geburt keinen bzw. wenig
Appetit hat, werden ihr oftmals falsche Ratschläge aufge-
drängt, nämlich sich für die anstrengende Geburt viel Kraft
anzuessen. Aus der Ringkampfgeschichte haben wir gesehen,
wie so etwas endet.

Sinnvoller wäre es allerdings, schon ab dem 8. Schwangerschaftsmonat eine Generalüberholung des Körpers vorzunehmen. Wenn sich die Schwangere rundherum wohl und lei-
stungsfähig fühlt, dann kann sie unbedenklich *längere Fasten-*

zeiten durchführen. Wenn sie sich jedoch in irgendeiner Weise körperlich durch die Schwangerschaft eingeschränkt fühlt, ist das ein Anzeichen dafür, daß sie durch Toxine belastet ist, die die Geburt erschweren. In diesem Zustand ist es nicht ratsam, krasse Umstellungen und Fastenkuren durchzuführen.

Kurze Fastenperioden von 1–3 Tagen oder ein *Halbfasten*, bei dem Sie nur einmal essen und ansonsten nur trinken, sind hier zu bevorzugen. Sie sollten sich aber kräftemäßig dazu in der Lage fühlen und sich auch psychisch nicht dadurch belasten. Als Getränke kommen alle Teesorten in Frage, die Ihnen gut schmecken. Brottrunk, Reismalztrunk, Reistrunk, Hirsetrunk und ähnliches oder Himbeerblättertee sind besonders geeignet. Falls das auch nicht möglich ist, so sollten wenigstens *Obst- oder Rohkosttage* zur Entgiftung eingelegt werden. Die Toxinausscheidung wird grundsätzlich gefördert, wenn bis Mittag nur Obst verzehrt wird. Obst wirkt entgiftend, wenn es auf nüchternen Magen gegessen wird.

Einen Tag vor dem Fasten sollte die Frau ein mildes natürliches Abführmittel zu sich nehmen, wie z. B. Trockenpflaumensaft oder ein abführendes Obst, z. B. saftige Birnen oder eingeweichte Feigen. Zur Fasteneinleitung ist es günstig, einen Tag vorher nur Obst zu essen bzw. Obstsäfte zu trinken. Bei Verstopfung ist es empfehlenswert, einen Einlauf zu machen. Wenn jedoch die Ausscheidung normal funktioniert, erübrigt sich ein Einlauf.

Es wird mit einem 24stündigen Fasten begonnen. Das heißt, wenn die letzte Mahlzeit am Abend des Vortages eingenommen wurde, kann am Nachmittag des Fastentages eine leichte Mahlzeit eingenommen werden. Diese Art des Fastens kann langsam gesteigert werden – bis zu mehreren Tagen. Wenn länger gefastet wurde, sollte längere Zeit danach keine Rohkost, vor allem kein rohes Gemüse gegessen werden.

Bei längerem Fasten ist es günstig, ein Glas Wasser mit einer halben Zitrone, gesüßt mit echtem, nicht kristallisiertem Vollrohrzucker oder Honig, zu trinken.

Bevor das Fasten abgebrochen wird, sollte noch einmal abgeführt werden. Yogakenner könnten auch vorher die Kundschal-Methode durchführen (Warmwassererbrechen). Eine halbe Stunde später kann dann ein leichtes pflanzliches Abführmittel eingenommen werden. Auch an einen Einlauf mit warmem Wasser und etwas Öl ist zu denken. Die erste Nahrung nach dem Fasten könnte aus kurz gedünstetem oder kurz gebackenem Gemüse bzw. Obst oder einer leicht getoasteten Vollkornsemmel bestehen.

Die körperliche Vorbereitung
Regelmäßige Bewegung (wie Spazierengehen, Yoga oder Schwimmen) stellt eine wichtige Vorbereitung für die Geburt dar. Bis zum Ende des 8. Monats sollten Sie alle Geburtsvorbereitungskurse besucht und Anschaffungen erledigt haben, so daß Sie genügend Ruhe und Zeit haben und nicht in Hetze geraten.

Eine *Atemübung,* die Ihnen behilflich sein könnte, geht folgendermaßen: Nehmen Sie Ihr Becken und Ihren Unterleib wahr. Stellen Sie sich beim Einatmen vor, daß der Atem von allen Richtungen hineinfließt. Beim Ausatmen entspannen Sie den ganzen Unterleib und stellen sich vor, daß der Atem das Becken beim Ausatmen erweitert und dehnt. Wenn diese Übung 1–2x am Tag jeweils 5–10 Minuten durchgeführt wird, entspannt sie den Beckenbereich und erleichtert die Geburt.

Die homöopathische Vorbereitung

Zwei bis vier Wochen vor dem Entbindungstermin sollte die konstitutionelle Behandlung der Schwangeren abgeschlossen sein. Die Frau mußte sich jetzt seelisch und körperlich gut fühlen. Dies ist eine gute allgemeine Vorbereitung auf die Entbindung. Jetzt kann die Geburt angegangen werden.

Um die Entbindung zu erleichtern, gibt es einige Mittel, deren Einnahme förderlich ist. Sie sollten aber nur dann genommen werden, wenn *keine* anderen Beschwerden und Symptome vorliegen. Die folgenden fünf Mittel kommen am häufigsten vor:

Pulsatilla *(Puls.)*

Für alle Frauen, bei denen in der Schwangerschaft ein milderes Wesen durchkommt, die sich weicher und nachgiebiger fühlen.

- *Dosierung:* Pulsatilla C 30, 2x täglich, 1–2 Wochen vor dem Termin anfangen.

Caulophyllum *(Caul.)*

In den letzten Wochen der Schwangerschaft überkommen die werdende Mutter immer wieder wehenartige Schmerzen. Es wird als ein schmerzhaftes Herunterdrängen im Unterleib beschrieben. Die Häufigkeit dieser Empfindung ist sehr unterschiedlich. Dabei kann ein Gefühl vorhanden sein, als ob die Gebärmutter nicht genügend belebt sei. Ganz deutlich ist das Mittel indiziert, wenn rheumatische Schmerzen der Hand- und Fußgelenke auftreten.

- *Dosierung:* Caulophyllum C 6, 2x täglich, sobald die obengenannten Symptome auftreten; dann bis zum Geburtstermin einnehmen.

Mitchella repens *(Mitch.)*

Dieses Mittel wird bei einer Blutüberfülle der Gebärmutter und Reizblase gegeben. Am Ende der Schwangerschaft ist es normal , wenn die Frau durch den Druck, den das Kind auf die Blase ausübt, etwas häufiger Wasser lassen muß. Wenn der Reiz übermäßig häufig auftritt, auch nachts, dann sollten Sie das behandeln, obwohl sonst im allgemeinen nichts dagegen unternommen wird. Mitchella wird nicht nur auf die Blase wirken, sondern auch die Geburt erleichtern.

- *Dosierung:* Mitchella D 1, 5 Tropfen auf eine Tasse Wasser, 3x täglich jeweils $^1/_2$ Stunde vor den Mahlzeiten bis zur Geburt.

Cimicifuga *(Cimic.)*

Die Schwangere hat ganz furchtbare Vorahnungen und kein gutes Gefühl in bezug auf die Entbindung. Die Gedanken an die Wehen und Schmerzen sind von Angst geprägt. Die ganze Angelegenheit erscheint ihr unsicher.

- *Dosierung:* Cimicifuga C 200, 1x täglich vom Auftreten der Symptome bis zur Geburt.

Belladonna *(Bell.)*

Alte Erstgebärende – besonders diejenigen, die Sport getrieben haben, d. h., deren Muskulatur eher straff ist – benötigen in den letzten Wochen der Schwangerschaft Belladonna C 6 1x täglich, um die Geburt zu erleichtern. Es macht das Gewebe weich und elastisch, beugt Waden- und Beinkrämpfen während der Geburt vor oder bringt sie während der Geburt zum Verschwinden. Belladonna ist das Mittel besonders für die *Preßwehen,* wenn das Blut nach oben schießt, die Augäpfel blutunterlaufen sind und die Adern zu platzen drohen.

Vorgeburtliche Probleme homöopathisch behandeln

Ängste
– Die Schwangere, die von vornherein vage Ängste vor der bevorstehenden Entbindung im Sinne von Erwartungsspannung hat, sollte *Gelsemium* C 30–200, 1x täglich 1 Globuli nehmen, bis sich die Ängste aufgelöst haben. Tritt die Angst erst mit den ersten Anzeichen der Entbindung auf, kann man 1–2x stündlich das Mittel wiederholen.
– Tritt vor oder während der Geburt die Angst zu sterben auf, braucht die Frau *Aconit* C 200.
– Eine Frau, die über die bevorstehende Geburt grübelt und dadurch Todesängste auslöst, braucht *Platina* C 200, 1x täglich, bis die Angst weg ist.
– Die hochakute Angst, während der Geburt durch die Schmerzen zu sterben, verlangt nach *Coffea* C 200.
– Hat die Schwangere schon einige Zeit vor der Geburt Angst, die Entbindung vor Schmerzen nicht aushalten zu können, so braucht sie *Cimicifuga* C 200.
– Einer Schwangeren, die Angst hat, ein anomales Kind zu bekommen, wird *Carcinominum* verordnet.

Steiß- oder Querlage
Pulsatilla C 200 an drei aufeinanderfolgenden Tagen wiederholen. Zwei Übungen unterstützen die homöopathische Therapie:

In Rückenlage einige Kissen unter das Gesäß legen, um das Gesäß möglichst weit nach oben zu schieben. Wenden Sie dabei niemals Gewalt an, indem Sie z. B. die Kerzenübung machen und sich mit den Beinen an der Wand abstützen. Das kann zum Absterben des Fötus führen. Dabei auf der seelischen Ebene mit dem Kind reden und ihm erklären, daß es wesentlich leichter geboren werden kann, wenn es einen »Kopfstand« macht.

Die Frau kann auch versuchen, bei einer Querlage sehr vorsichtig das Köpfchen mit einem weichen Kissen in die richtige Richtung zu dirigieren. Aber ganz behutsam, je weniger Druck, desto weniger fühlt sich das Kind gegen seinen Willen zu etwas genötigt. Manchmal entscheidet sich das Kind praktisch noch in letzter Minute, mit dem Kopf zuerst zur Welt zu kommen.

Falsche Wehen

Wenn der Gebärmutterhals sich noch nicht voll gedehnt hat, hart ist und Widerstand leistet, bezeichnen wir das als falsche Wehen. Die Intervalle zwischen den Wehen sind nicht regel-

Fallbeschreibung

Der Fall einer 37jährigen Frau ist typisch für falsche Wehen. Bei ihren ersten beiden Kindern traten Vorwehen 2 Wochen vor dem errechneten Geburtstermin auf, die in der Klinik durch Wehenmittel »unterstützt« wurden, und die Kinder wurden so vorzeitig auf die Welt »getrieben«. In der 3. Schwangerschaft zeichnete sich der gleiche Verlauf ab, die Frau nahm jedoch in der Klinik eine Gabe *Caulophyllum* C 200 in der Hoffnung, die Geburt zu beschleunigen. Doch sie erreichte das Gegenteil – die Wehen verstummten, und sie konnte die Klinik wieder verlassen. Zwei Wochen später, pünktlich zum Geburtstermin, gebar sie zum ersten Mal ein Kind ohne Medikamente – schnell und problemlos.

mäßig, und auch die Länge der Wehen ist unterschiedlich.
Trotz heftiger Wehen hat sich das Kind noch gar nicht gesenkt.

Viele Frauen haben oft schon 14 Tage vor der Geburt krampfartige Kontraktionen, die sie für echte Wehen halten.

Auch falsche Wehen während der Geburt werden mit dem
richtigen homöopathischen Mittel korrigiert. Hier verfügt die
Homöopathie über eine große Auswahl von Mitteln; häufig
sind *Caulophyllum, Belladonna* und *Opium* angezeigt.

Fehlende Wehen

Einer Frau, deren erstes Kind wegen fehlender Wehen (Ato-
nie) 14 Tage nach dem Geburtstermin durch ein Wehenmittel
zur Welt kam, wurde in derselben Situation beim zweiten
Kind *Gossypium* C 200 alle 12 Stunden gegeben. Nach der
3. Gabe setzten die Wehen ein, und das Kind kam auf norma-
lem Weg zur Welt.

**Allgemeine Empfehlungen und Maßnahmen
bei der Geburt**

Die Atmosphäre im Geburtszimmer spielt eine wichtige Rolle, denn die Gebärende und das Neugeborene sollen sich wohl
fühlen. Alles, was die werdende Mutter empfindet, wirkt unmittelbar auf das Kind in ihrem Leib. Die Geburt an und für
sich ist ein großer Schock für das Kind. Daher sollten alle äußeren Eindrücke möglichst sanft sein.

– *Licht:* Genügend, aber diffus und nicht direkt auf das Bett
  strahlend.
– *Geräusche:* Totale Stille ist auch nicht ideal; verhalten Sie
  sich normal, aber leise und sanft. Schöne Musik im Hintergrund kann hilfreich sein.

- *Gerüche:* Alle starken Gerüche wie Parfüms, Räucherstäb-
  chen, Kaffee etc. reizen die empfindliche Nase und Lunge
  des Neugeborenen.
- *Umgebung, Bilder usw.:* Die Umgebung, die Gestaltung des
  Raumes, Bilder etc. sollten vertrauenerweckend sein.
- *Zimmertemperatur:* Das Zimmer muß warm sein. Vor allem
  darf das Neugeborene keinem krassen Temperaturwechsel
  ausgesetzt werden.

Die vier Phasen der Geburt

1. *Die Eröffnungsphase*
   Man kann die Eröffnungsphase mit dem Start eines Laufes
   vergleichen, von dem man nicht weiß, wie lange er dauert.
   Die Geburt hat bestimmte Parallelen zu der Disziplin eines
   Marathonlaufes. Es kommt aber hier nicht auf Schnellig-
   keit an, sondern auf Gelassenheit, Hingabe und Ausdauer.
   Die Frau soll das Ziel gesund und heil erreichen.
   Alle Maßnahmen, die die Eröffnung des Muttermundes
   unterstützen und zur Entspannung führen, sollten je nach
   Notwendigkeit und Bedarf in Anspruch genommen werden: ein warmes Bad, Einlauf, Spaziergänge an der frischen
   Luft, eine bequeme Stellung suchen, entspannende Musik,
   eine ruhige Atmosphäre schaffen und störende Personen
   fernhalten.
2. *Die Übergangsphase*
   In dieser kurzen Phase sammelt die Frau ihre Kräfte für
   den Endspurt. Der Muttermund öffnet sich vollständig.
   Diese Phase kündigt sich durch einen veränderten Wehen-

rhythmus an, den die Frau deutlich spürt. Sie soll sich jetzt von nichts ablenken lassen, sich noch einmal ganz in sich versenken und warten. Der Kopf des Kindes drückt kräftig gegen den Beckenboden und kann als Stuhldrang empfunden werden. Es ist das sichere Zeichen für den Beginn der nächsten Phase.

3. *Die Austreibungsphase*

Die Austreibungsphase kann nach zwei Wehen beendet sein oder mehrere Stunden dauern. Die Kraft, die die Natur jetzt einsetzt, um das Kind herauszutreiben, ist so gewaltig, daß oft ein zusätzliches Pressen, wie es empfohlen wird, verkrampfend wirkt. Es ist sogar gefährlich! Wenn das Kind zu schnell herausgeschleudert wird, kann es zu Verletzungen von Mutter und Kind kommen. Das Kind kann Verstauchungen, Verzerrungen und Traumen erleiden.

Ein guter Dammschutz ist nicht mehr durchführbar. Risse im Geburtstrakt sind vielleicht nicht mehr zu vermeiden.

Die Austreibungsphase ist wie ein Ritt auf dem Kamm einer riesigen Welle, kurz bevor sie umschlägt, oder zu vergleichen mit einem starken Stuhldrang, bei dem man auch nicht preßt, sondern einfach mit der nach unten drängenden Kraft mitgeht. Es ist ein kraftvolles, weitendes, beglückendes Gefühl.

Um ein Gefühl für die Austreibungsphase zu bekommen, kann die Frau während der Schwangerschaft üben, beim Stuhlgang nicht mehr zu pressen, sondern zu warten und den natürlichen Druck immer stärker werden zu lassen, bis der Stuhl von alleine herausgedrückt wird.

Wenn es durch unglückliche Umstände doch einmal zu einem Dammriß gekommen ist, braucht dieser nicht unbedingt genäht zu werden, da das Nähen sehr schmerzhaft ist und die Naht sowie später die Narbe große Beschwerden für längere Zeit verursachen können.

Wenn die Frau die Natur ein kleines bißchen unterstützt, heilt der Riß wunderbar von selbst. Die Frau muß aber bei jedem Aufstehen und Hinsetzen die Oberschenkel ganz eng zusammenpressen (sonst könnte die Wunde wieder aufreißen). Mit *Calendula*-Tinktur spülen und *Calendula*-Salbe auftragen.

4. *Die nachgeburtliche Versorgung*
Die Placenta-Ablösung kann durch das Anlegen des Neugeborenen an die Brust angeregt werden. Auch eine sanfte Bauchmassage ist unter Umständen hilfreich.

DIE ERÖFFNUNGSPHASE

In der Eröffnungsphase kann der Muttermund oft sehr inflexibel und hart sein. Die Geburt geht nur sehr langsam voran, und noch nach Stunden ist kaum ein Fortschritt zu sehen. Das richtige homöopathische Mittel beschleunigt den Vorgang und erspart der Gebärenden viele unnötige Schmerzen und Leiden. Die Mittel sind nach der Häufigkeit ihres Auftretens geordnet.

Caulophyllum (Caul.)
geschlossener Muttermund und starke Wehen
Die Gebärende wird von heftigen Wehen gequält, die aber völlig erfolglos bleiben, da der Muttermund äußerst rigid ist. Oft hat sie im Gebärmutterhals Schmerzen wie von Nadelstichen. Irgendwann hören die schmerzhaften Wehen vor Erschöpfung auf.

Chamomilla *(Cham.)*
große Reizbarkeit durch äußerst schmerzhafte Wehen
Die Frau ist völlig außer sich vor Schmerzen. Niemand kann ihr
etwas recht machen. Ihre Laune ist denkbar schlecht. Sie reagiert verärgert, unlogisch, äußerst gereizt und tobt. Von den
Mühen und Anstrengungen der Geburtshelfer hält sie nichts
und sagt ihnen deutlich ihre Meinung. Schmerzen kann sie
überhaupt nicht ertragen und am liebsten würde sie davonlau-
fen. Der Gedanke, daß es noch so lange dauert, bis das Baby
auf die Welt kommt, macht sie wahnsinnig. Bei jeder Wehe
schreit sie furchtbar vor Schmerzen, dann stöhnt sie, beklagt
sich und ruft alle zu sich. Sie fühlt sich ohnmächtig und kann
sogar vor Schmerzen ohnmächtig werden. Die Wehen drücken
das Kind nach oben, und die Geburt kommt nicht voran.

Chamomilla kann schon am Anfang aufgrund ihres Verhal-
tens erkannt werden, bevor sie vor Schmerzen außer sich ist.
Sie reagiert bissig, läßt niemanden an sich heran, auch nicht
den Arzt oder die Hebamme. Sie schickt sie sogar weg, um
aber bald wieder nach ihnen zu rufen.

Cimicifuga *(Cimic.)*
verkrampfter Muttermund, öffnet und schließt sich, Hysterie
Die Wehen haben gegen den verkrampften, unelastischen
Muttermund keine Chance. Die reißenden Schmerzen halten
lange an, wobei die Gebärmutter nach oben geschoben zu
werden scheint. Die Schmerzen schießen im Bauch von einer
Seite zur anderen und zwingen die Gebärende, sich zusam-
menzukrümmen und aufzuschreien. Der Muttermund kann
sich zum Teil öffnen und dann wieder krampfhaft verschließen. Sie kann alles nicht mehr aushalten und sagt, sie würde

verrückt werden, redet wirr und verhält sich entsprechend, so daß es dem Geburtshelfer wirklich angst werden kann. Bei den Wehen kann es zu Krämpfen in den Hüften kommen, die sie vor Schmerzen aufschreien lassen.

Nux vomica (Nux-v.)
Empfindlichkeit auf alle Reize, Wehen mit Stuhldrang
Sie reagiert empfindlich auf alle äußeren Einflüsse wie Geräusche, das Reden anderer, Gerüche, Licht und fühlt sich davon so gestört, daß sie sich nicht konzentrieren kann. Das macht sie wütend. Sie bräuchte eine völlig ruhige, ausgeglichene Atmosphäre. Die geringste Kälte läßt sie frösteln.

Die Bauchwände und Gedärme fühlen sich wund an. Jede Wehe verursacht einen starken Druck nach unten. Sie möchte auf die Toilette, entweder um Stuhl zu entleeren oder um Wasser zu lassen. In einem späteren Stadium, wenn der Darm schon entleert ist, bleibt immer noch ein krampfhaftes Ziehen im Mastdarm oder in der Blase.

Bei den Wehen können plötzliche scharfe Krämpfe in den Waden auftreten.

Gelsemium sempervirens (Gels.)
Muskelschwäche, Wehenstillstand
Hier steht Muskelschwäche im Vordergrund. Die Gebärende kann nicht genügend Kraft aufbringen, die Muskeln fühlen sich schwer und wie gelähmt an. Sie hat ein rotes Gesicht und wirkt benommen, apathisch und langsam. Der Muttermund ist rund, hart, dick und unelastisch. Die Wehen neigen dazu, nach oben zu schießen. Erst kommen sie richtig und drücken nach unten, dann fehlt ihr die Kraft, sie auszuhalten, und die Wehe

läuft in den Rücken hinauf. Oder sie geht direkt vor der Gebärmutter hoch in den Rücken. Die Frau ist äußerst nervös
und redet am Anfang sehr aufgeregt vor sich hin. Die Wehen
können durch die Untersuchung vor Nervosität aufhören.

Dosierung
Eine Gabe C 200, sobald die Wehe schwächer wird.

Belladonna (Bell.)
sportliche Erstgebärende, Wadenkrämpfe
Belladonna ist häufig bei Erstgebärenden angezeigt, speziell
bei sportlichen und nicht mehr ganz jungen Frauen. Der Muttermund ist krampfhaft zusammengezogen, heiß, berührungs-
empfindlich, rot und meist feucht. Dadurch verläuft die Geburt zäh und langwierig. Die schmerzhaften Wehen kommen
plötzlich, sind heftig und hören auch plötzlich auf. Das Gesicht
ist heiß, klopfende Kopfschmerzen können auch vorhanden
sein. Bei jeder Wehe schießt das Blut zum Kopf, und das Gesicht wird sehr rot, besonders die Augen sind durch die Preßwehen blutunterlaufen. Sie neigt zu Krämpfen in den Beinen,
die sie aufschreien lassen.

Aconitum napellus (Acon.)
fehlende Wehenpausen, Stöhnen, Unruhe, Todesangst
Die Frau wird von großer Angst gepackt, daß sie nicht gebären kann, daß irgend etwas schiefläuft; diese Panik kann sich
bis zur Todesangst steigern. Die Wehen überrollen sie sehr
häufig und häufig mit unerträglichen Schmerzen, sie kann
kaum Luft holen. Vulva, Scheide und Muttermund sind trok-

ken, schmerzhaft und inflexibel. Sie fühlt sich sehr elend, stöhnt viel und wirft sich bei oder nach jeder Wehe hin und her.

Fehlende Wehenpausen
Secale cornutum *(Sec.)*
Dauerkontraktion mit starkem Preßdrang
Wird die Gebärende von dem schnellen Tempo des Geburtsverlaufes förmlich überwältigt und kann sich nicht zurückhalten, kräftig nach unten zu drücken, dann ist Secale cornutum am ehesten angezeigt. Manchmal erscheinen die pausenlosen Wehen wie eine Dauerkontraktion der Gebärmutter. Der Gebärenden ist es sehr heiß, als ob Feuerfunken auf sie prasseln, obwohl ihr Körper kalt sein kann. Sie hat Verlangen nach frischer Luft.

Chloroform *(Chlf.)*
starrer Muttermund
Dies ist dann besonders wichtig, wenn der Muttermund trotz der starken, ununterbrochenen Wehen sehr starr ist. Die Gebärende ist sehr unruhig und kann keine Lage lange aushalten. Sie kann es sich einfach nicht bequem machen.

Weitere wichtige Mittel sind *Aconit* und *Belladonna*.

Extrem schmerzhafte Geburt
– Bei *Chamomilla* sind die Wehen extrem schmerzhaft. Sie wünscht, sie könnte vor sich und den Schmerzen fliehen.
– Anhaltender Druck auf Harnblase und Rektum mit ständigem Harn- oder Stuhldrang – *Lilium tigrinum*.

- Überreizung der Harnblase oder des Rectums – *Erigeron.*
- Stuhldrang durch die Wehen – *Platina, Nux vomica.*
- Muß ständig in Bewegung bleiben – *Lycopodium.*
- Abneigung gegen Bewegung oder Verschlimmerung durch Bewegung – *Bryonia.*

Zittern, Frösteln und Nervosität
Gelsemium *(Gels.)*
Wenn im Anfangsstadium der Geburt ein nervöses Frösteln vorhanden ist, kommt Gelsemium in Frage. Dabei kann die Gebärende meist nicht aufhören zu schwatzen. Für Gelsemium ist ein nervöses Zittern gleich nach oder während der Geburt typisch.

Cimicifuga *(Cimic.)*
hat ein auffallendes, nervöses Frieren und Schaudern am Anfang der Geburt. Es kann sich aber auch auf eine nervöse Erregung beschränken. Wichtig, wenn eine rheumatische Veranlagung vorhanden ist.

Chamomilla *(Cham.)*
ist sehr erregt, findet die Geburt extrem schmerzhaft, jammert, schreit um Hilfe, aber nichts kann ihr recht gemacht werden.

Nux vomica *(Nux-v.)*
friert während der Geburt furchtbar, besonders an den Beinen und reagiert überempfindlich auf den geringsten Hauch von kalter Luft. Sie kann immer wieder einen Zitteranfall bekommen.

Ferrum metallicum *(Ferr.)*

hat häufige Anfälle von Zittern und fühlt sich entweder durchgehend schwach oder bekommt immer wieder große Schwächeanfälle wie von totaler Erschöpfung. Die Frau möchte am liebsten liegen und nicht umhergehen.

Morphium *(Morph.)*

Die nervöse Erregung ist so überwältigend, daß die Gebärende außer Kontrolle gerät. Es besteht eine äußerste Schmerzempfindlichkeit, so heftig, daß Zuckungen und Rucken der Glieder hervorgerufen werden, sogar Konvulsionen drohen. Sie braucht Morphium.

Erschöpfung

Arsenicum album *(Ars.)*

ist so schwach und erschöpft, daß die geringste Anstrengung Ohnmacht verursachen kann. Es ist ihr auch sehr kalt, und sie möchte warm eingehüllt sein, am liebsten mit Wärmflaschen. Sie hat großen Durst auf kleine Mengen warmer oder kalter Getränke.

Caulophyllum *(Caul.)*

verausgabt ihre Kräfte durch die langwierige Geburt und kann die Wehen vor Schwäche nicht entwickeln.

Jodum *(Jod.)*

ist so erschöpft, daß es bei der geringsten Anstrengung zu einem Schweißausbruch kommt. Das Blut pulsiert spürbar in allen Arterien.

Lycopodium (Lyc.)

ist dann bei Erschöpfung einzusetzen, wenn diese plötzlich eintritt. Die Frau weint oft und beklagt sich. Sie hat das Bedürfnis, die Füße gegen das Bettende zu stellen und sich dagegen zu stemmen. Sie möchte die ganze Muskulatur immer wieder stark anspannen, um dann in die Entspannung zu fallen.

Aber wenn zu dem Schwächezustand Hitzewallungen und das Verlangen nach frischer Luft hinzutreten, dann ist *Sulfur* das Mittel.

Veratrum album (Verat.)

Hier sind es die Wehen, die erschöpfen oder an den Kräften zehren. Sie fühlt sich so schwach, daß jede Bewegung als große Anstrengung empfunden wird. Allein das Heben der Hand kann ein Ohnmachtsgefühl auslösen. Sie hat Durst auf Kaltes.

DIE ÜBERGANGSPHASE

Erbrechen

Bei Erbrechen in der Übergangsphase mit Stuhl- oder Harndrang eine Gabe *Nux vomica* C 200 geben.

Stirnlage

Eine Stirnlage des Kopfes wird meist mit *Aconit* C 200, nach jeder Wehe 1 Gabe, normalisiert oder soweit entspannt, daß der Kopf manuell in den Geburtskanal eingestellt werden kann.

Fruchtwasserabgang

Der Muttermund kontrahiert spasmodisch, das Gesicht ist heiß und trocken, die Wehen können heftig sein oder aussetzen. Auch dieser Zustand verlangt nach *Belladonna*.

DIE AUSTREIBUNGSPHASE

Wenn die Eröffnungsphase gut eingeleitet ist, verläuft die Austreibungsphase meist ohne Komplikationen.

Fehlende Preßwehen

Es kann der Gebärenden manchmal alles zu anstrengend gewesen sein, besonders das Warten, bis der Muttermund ganz geöffnet ist, so daß die *Preßwehen nicht mehr kommen* (sie hat keine Lust mehr). Geben Sie eine Gabe *Caulophyllum* C 200.

Dammschutz

Die Gewebe der Vulva und des Dammes müssen entsprechend nachgeben, damit der Kopf geboren werden kann. Wenn die Muskulatur aber zu fest und unelastisch ist, kann der Kopf nicht nach vorne rücken.

Sollten sich die Preßwehen, besonders bei älteren Erstgebärenden, lange hinziehen und Wadenkrämpfe auftreten, so ist *Belladonna* C 200 zu geben.

Werden die Preßwehen immer stärker, kommt es zu einem *Dammriß*. In der Regel läßt man es aber nicht dazu kommen, sondern macht vorher einen *Dammschnitt,* da er einfacher zu nähen ist als ein Riß. Durch die Anwendung von Kaffee kann der Riß vermieden werden. Kochen Sie gleich zu Beginn der Geburt einen *starken Kaffee.* Lassen Sie ihn etwas abkühlen und halten Sie ihn in einer Thermoskanne bereit. Tupfen Sie mit einem Tuch ein paar Mal den Kaffee auf den Damm, die äußeren Geschlechtsorgane und den After. Es kommt schnell zur Entspannung, und der sanften Geburt steht nichts mehr im Wege. Sie können der Gebärenden auch eine Gabe *Coffea* C 200 geben oder, wenn sie mag, etwas Kaffee.

DIE NACHGEBURTLICHE VERSORGUNG
Blutungen

Keine Komplikation der Entbindung wird mehr gefürchtet als Blutungen, da sie sehr schnell tödlich verlaufen können. Durch die Homöopathie kann die lebensbedrohliche Situation rasch abgewendet werden.

Blutungen vor und während der Geburt resultieren fast immer aus der vorzeitigen Ablösung des Mutterkuchens. Die auslösenden Faktoren für das Ablösen der Plazenta können mannigfaltig sein: Traumen, Erschöpfung, Überanstrengung, Erschütterung, aber auch Gemütsbewegungen. Bei manchen Frauen läßt sich keine Ursache finden, andere neigen von vornherein zu Blutungen.

Die Blutung muß nicht unbedingt äußerlich sichtbar sein, aber die Diagnose ist nicht schwierig, da sie Symptome in jedem Fall sehr deutlich sind: heftigste Schmerzen, Kollaps, starke Schwellung des Uterusgrundes; zusätzlich können Schüttelfrost, Spannung, Schwere- und Völlegefühl im Bauch bis zur Ohnmacht auftreten. Der Puls ist schnell und schwach, und, wenn der Blutverlust erheblich ist, treten Blässe, große Aufregung, teilweise oder totale Blindheit, Ohrensausen bis zur Taubheit auf. Die Wehentätigkeit hört auf und wird sehr schwach. Erst viel später wird das Blut sichtbar – als Sickerblutung, oder es spritzt heraus.

Bei *Placenta praevia* sind die Blutungen unvermeidbar ab dem 6. Monat. Aber auch hier hat die Homöopathie ihre Heilmittel. Die wichtigsten sind *Erigeron* und *Sepia*.

Die Blutungen können auch vor oder nach der Geburt auftreten. Im Normalfall bleibt die Placenta bis zu den ersten Nachwehen fest an der Gebärmutter. Nach dem Ablösen der

Nachgeburt sind leichte Blutungen normal. Für die Verordnung des richtigen homöopathischen Mittels ist die Kenntnis der Ursache von Vorteil.

Durch das genau passende Mittel hören die Blutungen schnellstens auf. Wenn das richtige Mittel nicht aufgeführt ist, ziehen Sie unverzüglich einen Arzt zu Rate oder ergreifen Sie andere Maßnahmen.

Dosierung
Viertelstündlich eine Gabe der C 200.

Aconitum napellus (Acon.)
große Angst, Blut hellrot

Die Todesangst ist ausschlaggebend für Aconit. Die Frau traut sich kaum, sich zu bewegen. Beim Aufsitzen im Bett wird sie ganz blaß und schwindelig und kann ohnmächtig zurückfallen. Es herrscht sehr viel Aufregung im Geburtszimmer oder Kreißsaal. Die Blutung ist aktiv mit hellrotem Blut.

Arnica (Arn.)
Wundheitsgefühl, nach schwieriger Geburt

Die Frau empfindet ihren Körper wie wund, und beim Sitzen oder Liegen tun ihr die Stellen weh, die aufliegen. Die Blutung ist aktiv, es kommt hellrotes Blut mit größeren Klumpen. Von der Magengrube her fühlt sie sich elend. Ihr Kopf ist heiß, aber der übrige Körper kühl bis kalt, speziell die Füße. Arnica ist besonders wichtig, wenn die Entbindung langwierig und erschöpfend war oder wenn das Kind mit der Saugglocke oder der Zange herausgeholt wurde.

Belladonna *(Bell.)*

Plazenta löst sich nicht

Die Frau hat das Gefühl, als ob die Gebärmutter nach außen herausgedrängt würde. Das Kreuz schmerzt, als ob es durchbrechen wollte. Heiß-rotes Gesicht mit blutunterlaufenen Augen. Belladonna ist wichtig bei Blutungen aufgrund der zurückgebliebenen Plazenta (Mutterkuchen). Die Blutung kommt immer nach den Nachwehen, sie ist reichlich, hellrot und heiß.

Hamamelis *(Ham.)*

empfindungslos, dunkles Blut

Die Frau fühlt sich erschöpft, hat wenig Empfindungen im Unterleib und zeigt keine Aufregung über die Blutung, die langsam, aber stetig ist. Das Blut ist in der Regel dunkel, manchmal kann zwischendurch rotes Blut herausspritzen.

Ipecacuanha *(Ip.)*

Übelkeit, Schwäche, Kälte

Meist ist der Frau die ganze Zeit übel, sie fühlt sich schlapp und muß nach Luft schnappen. Sie sieht blaß aus, und der Körper ist kalt. Manchmal hat sie schneidende Schmerzen um den Nabel herum. Es kann ihr so übel sein, daß sie erbrechen muß; dann schießt das Blut heraus, während sie sonst langsam hellrotes Blut verliert.

Millefolium *(Mill.)*

Müdigkeit, schmerzlose, starke Blutung

Die Geburt hat die Frau angestrengt, und plötzlich setzt eine reichliche, hellrote Blutung ein. Sie spürt keine Schmerzen und sorgt sich auch nicht sehr um die Blutung. Sie muß immer wieder gähnen und macht einen müden Eindruck. Wenn Sie kein potenziertes Millefolium zur Hand haben, können Sie auch *Schafgarbentee* kochen und zu trinken geben.

Zurückgebliebene Plazenta
Normalerweise löst sich die Plazenta 10–15 Minuten nach der Geburt des Kindes. Auch hier werden wir nach einer homöopathischen Behandlung selten erleben, daß sich die Nachgeburt verzögert. Die Homöopathie empfiehlt im Fall der verzögerten Abstoßung des Mutterkuchens abzuwarten, um ein klares Bild zu erhalten. Auf das richtige Mittel hin löst sich der Mutterkuchen innerhalb kürzester Zeit.

Wichtig in diesem Zusammenhang ist auch, daß die Frau ihr Baby gleich nach der Geburt an die Brust nimmt und saugen läßt. Dadurch werden Hormone ausgeschüttet, die eine Rückbildung des Uterus bewirken und helfen, die Nachgeburt leichter auszutreiben.

> **Dosierung**
> Eine Gabe in der C 200 genügt.

Nux vomica *(Nux-v.)*
Äußerst zusammenziehende Schmerzen. Der sogenannte »Sanduhrkrampf« (siehe Glossar im Anhang des Buches) kann entstehen.

Pulsatilla *(Puls.)*
Die Frau ist traurig, daß der Geburtsvorgang immer noch nicht beendet ist. Der Unterleib ist heiß, rot, wund und berüh-

rungsempfindlich. Frische Luft tut ihr gut. Dunkles, klumpiges Blut kommt stoßweise. Häufig liegen Verwachsungen des Uterus zugrunde (auch bei *Caulophyllum* und *Secale*).

Sepia *(Sep.)*

»Sanduhrkrämpfe« mit kurzen, schießenden Schmerzen im Gebärmutterhals. Kalte Hände und Füße mit Hitzeschüben.

Die Blutungen, die der Nachgeburt folgen, sind meistens lebensbedrohlich, besonders wenn die Placenta an der Nabelschnur »herausgerissen« wurde. So etwas passiert, jedoch nicht bei einer homöopathischen Geburt, vor allem nicht zu Hause. Das passende homöopathische Mittel stoppt die Blutung in kürzester Zeit, aber dafür ist eine umfassende Mittelkenntnis notwendig, und deshalb sollte man unbedingt mit allen anderen Maßnahmen der Blutstillung vertraut sein: heiße oder kalte Wasseranwendungen, Eiswürfel in die Scheide und auf den Uterus.

3. Kapitel
Die Wöchnerin

Urlaubsfreuden im Wochenbett

Es kann gar nicht genug hervorgehoben werden, wie wichtig
die Zeit im Wochenbett für die junge Mutter ist. Nach der
anstrengenden Geburt hat sie nun die Gelegenheit, sich nach
Herzenslust verwöhnen zu lassen. Sie sollte sich Ruhe gönnen
und einmal richtig Ferien zu Hause machen. Das Wochenbett
bietet eine gute Gelegenheit für die junge Mutter zu lernen,
vor allem an sich zu denken. Je mehr sie diese Zeit genießt,
desto eher kann sie danach wieder mit Freude für ihre Familie
sorgen.

Tip: Wenn Sie nach der Geburt vier Wochen lang möglichst
oft einen Morgenmantel tragen, ist die Versuchung nicht so
groß, in Alltagshektik zu fallen.

Hier stellt sich die Frage, wie lange diese Wochenbettferien
dauern sollen. Während in den westlichen Ländern den jungen Müttern nur eine Woche Erholung empfohlen wird,
nimmt das Wochenbett in den östlichen Ländern eine viel
wichtigere Rolle und damit längere Zeitspanne ein. Die ei-
gentliche Wochenbettzeit beginnt in Indien zum Beispiel erst
am dritten Tag nach der Geburt, da die ersten zwei Tage noch
zur Geburt und nachgeburtlichen Zeit gerechnet werden. Ab

dem dritten Tag gebühren der Frau vierzig Tage zur Erholung vom Kindergebären. In diesen sechs Wochen wird sie von der ganzen Familie und ihrer Hebamme verwöhnt und getragen; sie führt keinen Haushalt und braucht sich auch sonst um keine anderen Arbeiten und Pflichten zu sorgen. Ihre ganze Aufmerksamkeit gilt jetzt ihrer eigenen Person und der Pflege und Ernährung des Neugeborenen.

Das Wochenbett ist die Zeit, in der der Grundstein für die zukünftige geistige, seelische und körperliche Gesundheit der Frau gelegt wird und natürlich auch der des Kindes, das ja anfangs voll und ganz vom Befinden seiner Mutter abhängig ist. Es ist die Zeit der Gelegenheiten für die Frau, in sich hineinzuhorchen und ihre Bedürfnisse und Wünsche zu spüren, um sie dann nach außen zu tragen. Die Umgebung kann ihr dabei helfen, indem sie sie voll und ganz verwöhnt.

Besonders die westlichen Frauen haben eine Chance zu lernen, sich nicht von Dingen und Verpflichtungen drängen zu lassen, die sie glauben erledigen zu müssen. Durch die Bemühungen und den Beistand der Familie oder guter Freunde wird es für sie selbstverständlicher, diese erworbenen Eigenschaften des Für-sich-selbst-Sorgens anzunehmen. Sie lernen dadurch auch, das richtige Maß in der Erfüllung ihrer täglichen Pflichten zu finden.

In dem Maße, wie eine Frau es zuläßt, daß es ihr gutgeht, kann sich auch später andere reich beschenken und zum tragenden Pol der Familie werden.

Nun haben wir im Westen keine Großfamilien mehr, wie sie im Osten üblich sind, und sechs Wochen vollständiger Entlastung sind bei uns deshalb vielleicht nicht so leicht durchführbar. Doch junge Väter werden sicher ohne große Schwierigkeiten für diese Zeit einen längeren Vaterschaftsurlaub nehmen können. Sorgen Sie als werdende Mutter rechtzeitig dafür, daß Ihnen neben der Hebamme eine erfahrene Frau zur Seite steht. Ideal wäre natürlich die eigene Mutter oder eine erfahrene gute Freundin.

Ab wann kann die Wöchnerin anfangen, etwas mehr zu unternehmen? Läßt sich hierfür eine Regel aufstellen? Da die Konstitutionen sehr unterschiedlich sind, sollten Sie selber ein Gefühl dafür entwickeln, was sie verkraften können und was Sie belasten könnte, was Sie brauchen und was unnötig ist.

Für eine Frau mit einer schwächeren Konstitution könnte zum Beispiel in den ersten drei Wochen schon vermehrtes Treppensteigen zu einer Belastung werden.

Die Ernährung der ersten Tage spielt eine wichtige Rolle. Wird gewohnheitsmäßig wie sonst auch gegessen, werden die vorhandenen konstitutionellen Schwächen gestärkt und aktiviert, wodurch die Wöchnerin belastet wird. Die Nahrung sollte daher nahrhaft, aber leicht sein.

Die erste Regel für eine leichte Nahrung ist »Einfachheit«: nicht zu viele verschiedene Speisen auf einmal, kein Durcheinander. Alles Weitere richtet sich nach den Bedürfnissen der Wöchnerin. Am Anfang sollten weder Fleisch noch Eier gegessen werden, aber wenn ein unwiderstehliches Verlangen danach besteht, können diese Nahrungsmittel in kleinen Mengen genossen werden. Manche Stimmen sprechen für Milch und andere dagegen. Die grundsätzlich individuelle Verträglichkeit von Milch bei Mutter und Kind entscheidet hierbei. Verschiedene Sorten von Milchprodukten sollten nicht gemischt werden, besonders nicht Sauermilchprodukte und

Milch. Ebenso zu beachten: bei Regenwetter Sauermilchprodukte (Joghurt, Quark etc.), die sonst verträglicher sind, vermeiden und Milch einschränken.

*Stimulanzien, Kaffee, Gewürze, stark riechende und aroma-
tische Nahrungsmittel* strikt meiden, vor allem Knoblauch,
Lauch, Zwiebeln und Schnittlauch. Hier finden wir selten ein
echtes Verlangen, sondern eher eine Sucht bzw. Abhängigkeit.

Bedenken Sie, daß jedes Getränk und jede Speise, die Sie zu
sich nehmen, direkt in Ihre Milch übergeht, und Ihr Baby wird
sicher noch keinen Cappuccino trinken wollen.

Aufdringlich duftende Blumen, Parfüms und Duftstoffe im
Raum der Wöchnerin können unter Umständen Sinnesorgane
und Nerven von Mutter und Kind überreizen.

Vorbeugung von Komplikationen im Wochenbett

In den ersten zehn Tagen nach der Geburt kann es am leich-
testen zu Komplikationen kommen. Früher war das übertrag-
bare Kindbettfieber gefürchtet, heutzutage ist es glücklicherweise sehr selten geworden.

*Wegen der großen Ansteckungsgefahr ist schon der Verdacht
meldepflichtig, und die Behandlung ist nach dem Gesetz zur
Bekämpfung der Geschlechtskrankheiten nur einem appro-
bierten Arzt gestattet!*

Das Kindbettfieber kündigt sich am dritten oder vierten Tag
nach der Geburt durch Schüttelfrost und eine Temperaturer-
höhung über 38,5 °C an, die tagelang nicht sinken will, hat aber
nichts mit einer Brustentzündung oder Milchfieber zu tun, die
sich ähnlich zeigen können. Ein übler Geruch weist auf eine
Infektion des Wochenbettflusses hin, die von Fieber über

38 °C, Kopfschmerzen und allgemeinem Krankheitsgefühl begleitet wird. Es entsteht aber nicht von innen heraus, sondern durch Streptokokken, die von außen in die Geburtswege gelangen. Durch peinlichste Sauberkeit kann es mit Sicherheit verhindert werden.

Das beste Mittel, um all den Komplikationen als Folge einer mangelhaften Wundheilung entgegenzuwirken, ist Arnica. Deshalb bekommt jede Frau gleich nach der Geburt vorsorglich die erste Gabe *Arnica* C 200. Außerdem beugt es den gar nicht so selten auftretenden Venenentzündungen vor und verhindert die Gefahr von Thrombosen und Embolien. Achten Sie darauf, daß der Wochenfluß nicht ins Stocken gerät! Durch die *Bauchmassage* der Wöchnerin wird die Blutzirkulation im gesamten Bauchraum angeregt, wodurch möglichen Komplikationen vorgebeugt werden kann.

Geburtswunden

1. Nach einer normalen Geburt

Arnica heißt also das Mittel der Wahl nach der Geburt für Mutter und Kind. Es heilt die Geburtswunden und beugt Komplikationen vor. Nach einer schweren Geburt sollte es noch einige Tage länger gegeben werden. Die Gebärmutter bildet sich damit meist in der Hälfte der üblichen Zeit zurück.

> **Dosierung**
> Wenn keine Komplikationen auftreten, Arnica C 200, 3x täglich, zwei Tage geben.

Wenn ein *allgemeines Wundheits- und Zerschlagenheitsgefühl* auftritt, ist Arnica besonders hilfreich. Je nach Intensität der Symptome soll Arnica C 200, 2–6stündlich gegeben werden, bis die Beschwerden aufhören. Bei sehr großem Wundheitsgefühl ist auch die äußere Anwendung von *Arnica-Tinktur* wohltuend (ca. 10–20 Tropfen in eine Tasse Wasser für Spülungen des Genitalbereichs).

Wenn das Wundheitsgefühl im Unterleib trotz Arnica bleibt, dann sollte die Frau täglich ein Globulus *Hamamelis* C 200 einnehmen und mit der Urtinktur, zehn Tropfen auf einen Viertelliter Wasser, Spülungen der äußeren Geburtswunden machen.

Wenn offene Wunden, wie z. B. ein Dammschnitt vorhanden sind, sollte Arnica-Tinktur nicht angewendet werden, da dies zu Entzündungen führen kann. In diesem Fall nehmen Sie für Spülungen einige Tropfen potenziertes Arnica, z. B. in der C 200.

Bei Wunden an den Genitalien empfehlen wir auch Spülungen mit verdünnter *Calendula-Tinktur* (10–20 Tropfen auf eine Tasse Wasser).

2. Nach einem Kaiserschnitt

Ein Kaiserschnitt wird meist gemacht, wenn sich der Muttermund nicht öffnet, die Wehen zu schwach, das Becken zu eng ist oder das Kind und die Mutter in Lebensgefahr sind, das Kind sich nicht senkt, bei Placenta praevia, Herpes genitalis, Eklampsie oder Blutungsgefahr u. a.

Einige Zustände, die einen Kaiserschnitt indizieren, können durch die richtige Ernährung oder Fasten vor der Geburt sehr günstig beeinflußt werden und ihn damit abwenden. Restliche

Komplikationen können in vielen Fällen durch die Homöopathie aufgelöst werden. Wenn der errechnete Geburtstermin überschritten wird und die Frau unter Termindruck gesetzt wird, verkrampft sie sich manchmal so, daß sich das Kind nicht mehr senken kann. In diesem Fall ist es ratsam, den Geburtstermin noch einmal zu errechnen: Häufig werden solche »Rechenfehler« erst in letzter Minute erkannt, und die Lage entspannt sich.

Es ist auch von Geburtsbetreuer zu Geburtsbetreuer sehr unterschiedlich, wieviel Zeit der Schwangeren nach Überschreiten des Termins noch zugestanden wird. Eine Überschreitung von drei Wochen liegt durchaus noch im Rahmen des Zumutbaren.

Sogar bei einem *engen Becken* hat man in Grenzfällen beobachtet, daß durch den entspannenden Einfluß der homöopathischen Mittel eine normale Geburt ermöglicht wurde.

Falls es doch zu einem Kaiserschnitt kommt, kann man diesen Eingriff gut homöopathisch unterstützen. Vor und nach dem Kaiserschnitt wird jeweils eine Gabe *Arnica* C 200 gegeben. Nach dem Kaiserschnitt erhält die Wöchnerin folgende Mittel je nach Situation.

Staphisagria C 200 zur besseren Verheilung der Schnittwunde.
- *Dosierung:* am 1. Tag 3x täglich, am 2. Tag 2x täglich und vom 3.–7. Tag 1x täglich eine Gabe.

Nux vomica C 200 gegen die Narkosefolgen, wie z. B. Übelkeit, ohne brechen zu können. Meist genügen 2 Globuli, d. h. eine Gabe.

Hypericum C 200, nur wenn Taubheit infolge einer Nerven-
verletzung im Bereich der Operationsnarbe zurückbleibt.
• *Dosierung:* je nach Schwere der Taubheit 1–2x täglich eine
  Gabe.

Lycopodium C 200, wenn die Frau keine mütterlichen Gefühle für ihr Baby empfinden kann, da die wichtigste Zeit des
ersten Kontakts (Prägung) in der Narkose verschlafen wurde.
Die Mutter hat den Impuls, ihr Kind zu verlassen und lieber
ihre eigenen Wege zu gehen.
• *Dosierung:* 1x täglich eine Gabe.

Nachwehen

Nachwehen können die Frau sehr belasten, vor allem Mehrge-
bärende. Manche Frauen kennen sie dagegen gar nicht oder
erfahren sie erst nach einigen Geburten. Die Erstgebärende
bleibt meist davon verschont. Eine Veranlagung zu einem nervösen Temperament, gekoppelt mit einer ungünstigen Lebensweise, veranlaßt jedoch sogar bei Erstgebärenden manchmal sehr heftige Nachwehen.

Dosierung
Bei starken Schmerzen anfangs stündlich das Mittel wiederholen, sogar nach jeder Wehe, später alle 3–4 Stunden eine
Gabe. Das richtige Mittel hilft sehr schnell, meist fühlt sich
die Frau schon kurze Zeit nach der Einnahme besser.

Coffea cruda *(Coff.)*
Schlaflosigkeit durch Nachwehen und Aufregung

Wenn die entbundene Frau aufgrund von Nachwehen nicht in den Erholungsschlaf fällt, bringen meistens 2 Globuli Coffea cruda C 200 den gewünschten Schlaf. Bewirken maximal zwei Gaben nichts, wie das bei starken Kaffeetrinkerinnen vorkommen kann, dann hilft *Aconit,* besonders wenn sich die Frau fiebrig fühlt. Manchmal sind die Schmerzen bei nervöser Aufregung so extrem, daß die Coffea-Frau glaubt, es wirklich nicht mehr aushalten zu können, es gehe zu Ende mit ihr. Sie weint in untröstlicher Verzweiflung. Dieses Verhalten kann wie Aconit aussehen, die Todesstunde wird vorausgesagt. Schlafen ist natürlich unmöglich, auch wenn große Müdigkeit herrscht.

Arnica *(Arn.)*
nach anstrengender Geburt

Nach einer anstrengenden Geburt, wenn schon Arnica eingesetzt wurde, treten meist keine Nachschmerzen auf. Bei Arnica finden wir einen wunden Schmerz; die Schmerzen sind nicht so heftig, aber die Frau findet keine angenehme Lage im Bett, da das Bett als unangenehm hart empfunden wird. Die Frau spürt zusätzlich einen Druck auf die Blase mit Harnverhaltung.

Chamomilla *(Cham.)*
bei leicht aufbrausendem Temperament

Chamomilla empfindet die Schmerzen als äußerst heftig und ist sehr erregt, nervös und ungehalten, so daß sie völlig außer sich gerät und äußerst unhöflich und boshaft wird. Nahestehende glauben, sie nicht wiederzuerkennen. Weder sie noch die anderen haben eine ruhige Minute.

Nux vomica *(Nux-v.)*
aufbrausend und deprimiert

ist zwar ein cholerischer Typ, aber bei starken Schmerzen neigt die Frau eher dazu, deprimiert zu sein, sie ist nicht so zornig wie *Chamomilla.* Die Schmerzen sind eher krampfartig oder drückend und lösen, wie auch bei der Entbindung, Stuhldrang aus. Nux folgt Chamomilla manchmal, wenn Chamomilla zwar lindert, aber nicht ausheilt, besonders wenn die Frau sich gar nicht bewegen will (siehe auch *Bryonia*).

Pulsatilla *(Puls.)*
die sanftmütige, milde Frau

Pulsatilla erkennt man schon beim Anblick: Man möchte sie trösten, weil sie so mitleiderweckend aussieht. Die Schmerzen sind unregelmäßig, ziehen sich aber oft in die Länge.

Bryonia *(Bry.)*
Verschlechterung durch Bewegung

Bryonia hat eine Abneigung gegen Bewegung, bzw. das Verlangen, in Ruhe zu liegen. Die geringste Bewegung löst Nachwehen aus; selbst ein tiefer Atemzug hat diese Auswirkung. Trockener Mund und rissige Lippen, verbunden mit großem Durst auf Kaltes, gehören zum Bild.

Belladonna *(Bell.)*
plötzlich rotes Gesicht

Belladonna zeichnet sich durch Plötzlichkeit und Heftigkeit aus. Starkes Abwärtsdrängen im Unterleib. Der Unterleib ist empfindlich und gespannt (als ob zu voll); Blutandrang zum Kopf; die Frau ist schläfrig.

Secale *(Sec.)*
die magere mehrfache Mutter
Secale paßt besonders für Frauen, die viele Kinder zur Welt
gebracht haben und dadurch immer magerer und hagerer geworden sind. Die Schmerzen lassen die erschöpfte Wöchnerin
nicht los; sie halten lange an, drücken und drängen die Gebärmutter nach unten. Meist besteht ein brennendes Gefühl im
Unterleib oder im ganzen Körper mit Wärmeunverträglich-
keit.

Mittel, die weniger häufig angezeigt sind
Viscum album *(Visc.)*
Bei Mehrgebärenden ist an Viscum zu denken, wenn keine
speziellen Leitsymptome vorhanden sind; besonders bei älte-
ren Frauen mit lymphatischer Konstitution und reißenden
Schmerzen.

Lycopodium *(Lyc.)*
Bei Harnverhalten mit gleichzeitigem Harndrang.

Hypericum *(Hyper.)*
Auch bei Harnverhalten angezeigt, besonders wenn eine in-
strumentelle Entbindung vorausging. Heftige Schmerzen in
Becken, Kreuz und Hüften.

Xanthoxylum *(Xan.)*
Magere, hagere, nervöse Frauen mit zartem Körperbau und
sandfarbenem Haar. Die Schmerzen quälen die Frau fürchter-
lich, sind sehr heftig und anhaltend. Sie erstrecken sich entlang
der genitokruralen Nerven nach unten.

Verstopfung (Obstipation)

Obstipation ist im Gegensatz zu Durchfall ein natürlicher Zustand nach der Entbindung, besonders dann, wenn während der Entbindung Durchfall auftrat. Körper und Geist brauchen Erholung nach der Geburt, so daß der gesamte Organismus wieder zu Kräften kommt. Abführmittel sind darüber hinaus unnatürlich und bedeuten eine weitere Belastung für den Organismus. Oft hinterlassen sie mehr oder weniger große Schäden an der Darmflora. Die Wöchnerin sollte lediglich viel trinken, genügend Ballaststoffe und ölhaltige Speisen zu sich nehmen. Milchsaures Gemüse, eingeweichte Pflaumen oder Feigen sorgen bei manchen Menschen für eine gute Stuhlpassage, genauso wie das schluckweise Trinken von lauwarmem Wasser morgens auf nüchternen Magen.

Eine akute Verstopfung vergeht meist von allein. Erst wenn die Frau anfängt, darunter zu leiden und sich nach 5–6 Tagen keine Besserung zeigt, sollte ein homöopathisches Mittel in Betracht gezogen werden, denn eine langanhaltende Verstopfung der Mutter führt zu einer Rückvergiftung und wirkt sich über die Milch sehr ungünstig auf den Säugling aus. In den meisten Fällen reichen *Nux vomica, Bryonia* oder *China* (Beschreibung siehe Stichwortverzeichnis) aus. Wenn aus irgendwelchen Gründen das homöopathische Mittel nicht klar ist, kann auch ein Einlauf (Klistier) mit lauwarmem Wasser und einem Eßlöffel Öl zur Linderung beitragen.

Hämorrhoiden

Bei einer anstrengenden Geburt, besonders während der Austreibungsphase, kann es durch den extremen Druck auf den Beckenboden zu einer Erweiterung der Venen in und um den After kommen. Je weniger die Frau in der Austreibungsphase preßt, desto sanfter kann das Kind geboren werden, denn es wird allein durch die Wehen ausgetrieben.

Zu starkes Pressen der Gebärenden kann zum Reißen des Dammes, zu Hämorrhoiden und Thrombosen um den After führen. Letztere zeigen sich durch sehr schmerzhafte, knotige Gebilde, die durch geplatzte Blutgefäße entstehen.

Hämorrhoiden sind weiche, verschiebliche Aussackungen der Venen, die sich durch hellrote Blutungen, Juckreiz und Schmerzen, vor allem beim Stuhlgang, bemerkbar machen. In manchen Fällen können sie nach einer Geburt das Sitzen unmöglich machen oder wegen der Schmerzen den Stuhlgang sehr erschweren.

Sulfur *(Sulf.)*
hilft bei heftigem Juckreiz, der vor allem durch die Bettwärme ausgelöst wird. Die Frau kann die Bettwärme nicht ertragen, sie deckt sich ab oder streckt die Füße hinaus. Ihr ist es auch tagsüber zu warm, sie mag aber gerne warme Getränke.

Lycopodium *(Lyc.)*
wird bei drückenden Hämorrhoiden gegeben, besonders wenn es nach der Geburt zu einem leichten Darmvorfall gekommen ist. Die Frau hat das Gefühl eines unangenehmen Fremdkörpers am After.

Wochenbettdepression

Eine leichte Form der Wochenbettdepression ist heutzutage
gar nicht so selten. Jedoch bleiben unserer Erfahrung nach die
Frauen, die eine homöopathische Begleitung in der Schwangerschaft hatten oder schon länger homöopathisch behandelt
wurden, davon eher verschont. Sehr ungünstige äußere Umstände können jedoch vorübergehend Depressionen auslösen.

Kurze Phasen von Traurigkeit treten dagegen bei fast allen
Frauen sehr häufig am dritten Tag oder eine Woche bis zehn
Tage nach der Geburt auf. Diese sind durch Trost und Mitge-
fühl schnell zu beheben: Es gilt, die echten Bedürfnisse der
jungen Mutter herauszufinden und zu befriedigen. Das passende homöopathische Mittel ist häufig *Pulsatilla*.

Es sind eher die chronischen Depressionen, die monatelang
anhalten können oder phasenweise immer wieder auftreten,
die einer gründlichen Behandlung bedürfen. Diese Behandlung besteht sowohl aus der Heilung der inneren Struktur der
erkrankten Frau als auch dem Erkennen der äußeren ungünstigen Umstände und deren Bereinigung. Hilfreich sind Gespräche und ein Austausch mit Freundinnen und älteren erfahrenen Müttern, denen die in Not geratene Wöchnerin ihre
»überwältigenden« Probleme unbeschwert erzählen kann.
Auch Frauen-, Still- und Müttergruppen können wesentlich
dazu beitragen, die Dinge von anderen Aspekten zu betrachten und einfachere Lösungen für »gewaltige« Probleme zu finden. Aus dieser Notsituation kann eine wunderbare Gelegenheit zum Wachsen werden. Als Mutter müssen Sie lernen, Ihre
eigenen Bedürfnisse und Interessen nicht zu vernachlässigen.

Mutterschaft ist zwar die Zeit, in der Sie sich ganz Ihrem Baby widmen, jedoch sollten Sie auch weiterhin Ihren wirklichen Wünschen und Talenten nachgehen. Vieles kann man mit dem Kind zusammen machen, wie z. B. spazierengehen, baden, schöne entspannende Musik hören, singen, Besuche machen etc.

Sobald Sie Ihre Kräfte wiedergewonnen haben und anstrengende Unternehmungen wagen, nehmen Sie sich unter allen Umständen Zeit für sich außerhalb des Hauses, in der Sie nicht unbedingt mit dem Kind zusammensein müssen. Sport ist eine solche Möglichkeit, aber es gibt auch viele andere, wie z. B. Theaterbesuche. Wenn Sie sich zu einer therapeutischen Behandlung entschließen, dann suchen Sie einen Therapeuten auf, der Ihnen hilft, handfeste Lösungen für Ihre inneren und äußeren Probleme zu finden. Oft sind auch ältere, erfahrene Mütter, die Ähnliches durchgemacht haben, sehr gute Ratgeber.

Ein Außenstehender kann niemals wissen, was ein Mensch durchgemacht hat. Wenn Sie eine Mutter kennen, die selbstsicher, fröhlich und gut mit ihren Kindern zurechtkommt, dann können Sie diese sicher um Rat fragen, und Ihre ausweglos scheinende Lage kann sich in freudige Abenteuerlust verwandeln.

Behandlung

Dosierung
Das passende Mittel wird 1x täglich in der C 200 oder LM 30 gegeben.

Aurum *(Aur.)*

denkt insgeheim an Selbstmord

Die Frau, die Aurum braucht, ist sehr unglücklich und denkt
ständig an Selbstmord. Sie ist leicht verletzlich, läßt es sich
aber nicht anmerken und versucht ausgleichend zu wirken.
Gedächtnis und Verstand sind schwach. Sie ist schlaflos bei
Tag und Nacht. Sie betet die ganze Zeit und sagt, sie sei es
nicht wert, in dieser Welt zu leben, und brütet über Selbstmord. Aurum-Menschen haben die starke Tendenz, sich zu-
rückzuziehen, wenn es ihnen schlechtgeht, weil sie glauben,
anderen mit ihren Problemen zur Last zu fallen. Sie tun alles,
um ihren wahren, unglücklichen Zustand vor anderen zu verbergen. Hier braucht es viel Einfühlungsvermögen, um überhaupt die Depression wahrzunehmen. Diplomatisch Hilfe an-
zubieten, ja fast aufzudrängen ist hier wichtig.

Cimicifuga *(Cimic.)*

wie unter einer dunklen Wolke

Die junge Mutter erklärt, sie würde verrückt werden, da sie von
furchtbaren Depressionen bedrückt wird, als würde eine dicke,
dunkle Wolke auf ihr lasten. Sie ist mißtrauisch, gleichgültig,
reizbar; der geringste Anlaß macht sie ärgerlich und zerstöre-
risch. Phasen von Geschwätzigkeit können auch vorkommen.

China *(Chin.)*

Todessehnsucht infolge von Blutverlust

Das wichtigste Mittel für die Folgen von Säfteverlust (Blutungen, zu starker Wochenfluß, übermäßiges Stillen), die sich in
Anämie und nervöser Reizbarkeit zeigen. Im Extremfall können sich Delirien mit Wahnvorstellungen und Halluzinatio-

nen entwickeln. Die Frau ist ängstlich und sehnt sich nach dem Tod oder ist gleichgültig bis apathisch. Im übertragenen Sinn ist die Frau, die China braucht, ein Mensch, dem der Lebenssaft von anderen Menschen abgezogen wird. Und die Frau läßt dies auch zu, sie ist sozusagen »ein armer Schlucker«. Die anderen bekommen die Sahne, und China bekommt die Molke! Allerdings kann China all diese guten Sachen auch nicht vertragen; von Obst, Cremespeisen und Sahne bekommt sie vielfältige Beschwerden und wird aufgebläht.

Ignatia (Ign.)
»Keiner versteht mich«
kommt in Frage, wenn das Kind tot geboren wurde oder kurz nach der Geburt stirbt. Sie ist voll stillen Kummers oder weint ununterbrochen und möchte allein sein. Die Ignatia-Frau muß man mit sehr viel Feingefühl behandeln, da sie einerseits keinen Trost will und verträgt (ganz im Gegensatz zu *Pulsatilla*), andererseits möchte sie doch, daß der andere auf sie eingeht. Sie erwartet immer das Schlechte von anderen, da sie glaubt, die Umwelt würde sie sowieso nicht verstehen, und der kleinste Fehler von anderen ist eine Bestätigung dafür.

Kalium carbonicum (Kali-c.)
Todesangst und schwaches Rückgrat
Die Frau ist sehr traurig, weint viel und hat Angst, sie könnte sterben. Sie ist mit ihren Gedanken ganz woanders und weiß nicht, wie sie etwas anfangen soll, was sie tun oder sagen will. Sie macht verschiedene Ansätze, aber schließlich ist sie gezwungen aufzugeben. Dies rührt sowohl vom Psychischen als auch vom Körperlichen her.

Im Grunde fehlt es ihr am nötigen Selbstvertrauen. Gleichzeitig tauchen immer wieder Gedanken auf mit dem sicheren Gefühl, es doch zu schaffen. Letztendlich spürt sie jedoch ihr Unvermögen und verfällt wieder in einen hoffnungslosen, depressiven Zustand, der manchmal sehr lange anhalten kann.

Auf der körperlichen Ebene finden wir einen ähnlichen Zustand. Sie spürt die Kraft, der Wille ist da. Doch bald merkt sie, daß ihre Muskelkraft nachläßt, und sie wird schwach und zittrig, insbesondere in der Mitte des Rückens.

Lachesis *(Lach.)*
die manisch-depressive Frau

Die Frau kann richtig manisch werden mit großer Geschwätzigkeit, aber häufiger ist sie melancholisch mit der Wahnvorstellung, sie sei tot oder würde sterben. In beiden Zuständen versucht sie, die Aufmerksamkeit des anderen zu erregen und ihn an sich zu fesseln. Hinter der Geschwätzigkeit steckt so eine Wucht und Kraft, daß der andere zwangsläufig aufgeben muß. In dem stillen depressiven Zustand ist meistens auch etwas Theatralik dabei, so daß der andere, im Gegensatz zu *Aurum,* merken muß, wie schlecht es ihr geht.

Lilium tigrinum *(Lil-t.)*
religiöser Wahn mit Geschwätzigkeit

Sie ist um ihr Seelenheil besorgt. Typisch sind religiöse Manie mit schnellem Sprechen und schnellen Handlungen, starke Reizbarkeit und Ungeduld, Melancholie mit großen Befürchtungen, linksseitige Beschwerden, besonders der Ovarien, aktiver Blutandrang zum Unterleib mit Herzklopfen.

Die Lilium-Frau ist auch sehr geschwätzig und muß deswegen von *Lachesis* unterschieden werden. Bei Lilium ist es mehr ihre magnetische Anziehungskraft, die andere Menschen zu ihr hinzieht. Wenn sich der andere losreißen möchte, reagiert sie mit Reizbarkeit und Vorwürfen. *Lachesis* dagegen überfällt andere Menschen mit ihren Stimmungen.

Pulsatilla *(Puls.)*
hat nah am Wasser gebaut

Dieses Mittel ist besonders häufig angezeigt in dem Stimmungstief, das viele Frauen in der ersten Woche nach der Geburt überfällt. Nach der Euphorie über das neugeborene Baby neigt sie zu plötzlichen Weinanfällen, die sie nicht erklären kann. Besonders beim und nach dem Stillen gerät sie in eine depressive Stimmung und muß weinen, aber sie läßt sich leicht umstimmen, wenn man sie tröstet.

Sie neigt zu Halluzinationen. Wenn sie ihre Augen schließt, sieht sie Bilder oder seltsame Dinge oder hört Opernarien.

Die Pulsatilla-Frau braucht viel Aufmerksamkeit, und die kleinste nicht liebevolle Handlung des anderen ist für sie der Auslöser ihres Leids. Sie glaubt, wenn der andere richtig mit ihr umgeht, sei sie in der Lage, ihre Pflicht besser zu erfüllen, und das ist schon ein Grund zum Weinen. Sobald z. B. der Partner auf sie eingeht, scheint die Sonne sofort wieder.

Ansonsten beachten Sie die konstitutionellen Symptome – wie z. B. das Verlangen nach frischer Luft und fehlender Durst.

Sulfur *(Sulf.)*
die ichbezogene Wahrheitssucherin

Bei der Sulfur-Frau finden wir religiöse Manie, Verzweiflung an ihrem Seelenheil und Gleichgültigkeit über das Schicksal

ihrer Mitmenschen. Sie vergißt Namen und Worte, die sie be-
nutzen möchte, ist stur, möchte niemanden in ihrer Nähe haben, hat Hitzewallungen, Schwächezustände und kalte Füße.
Sie kleidet und frisiert sich in einer höchst phantastischen Weise und hat Spaß an grotesken Auftreten. Der Sulfur-Mensch
möchte alles seiner Vorstellung nach gestalten bzw. umstellen.

Zincum metallicum (Zinc.)
die besorgte, unruhige Frau
Folgende Charakteristika kennzeichnen dieses Mittel: Melancholie, Furcht vor Dieben, Dämonen und anderen furchterre-
genden Gestalten; Gedächtnisschwäche; wiederholt alle Fragen, bevor sie antwortet; kann ihre Füße nicht ruhig halten, sie
zappelt ständig. Die Zinkum-Frau geht allen Menschen mit ihren Klagen auf die Nerven. Sie muß jedem immer alles erzählen. Ärgert sich, wenn der Gesprächspartner damit nichts zu
tun haben will, worauf es ihr dann noch schlechter geht.

Wochenbettpsychose – verstärkte Depressionen

Der Ausbruch einer Geistesverwirrung im Wochenbett gehört
zu den gefürchtetsten Komplikationen nach der Geburt. Die
Psychose (frühere Bezeichnung: Wochenbettmanie) kann völlig normale Frauen überfallen, von denen man es nie erwartet
hätte, und damit kann eine Tragödie für Mutter und Kind, ja
die ganze Familie beginnen. Denn üblicherweise werden Gei-
steskranke in Nervenklinken abgeschoben, und dort gelten
Psychosen als unheilbar. Mit starken Medikamenten wird versucht, die Erregungszustände zu betäuben. Diese Methode

Fallbeschreibung

Eine junge Frau gerät zwei Tage nach der Geburt des ersten Kindes in eine Geistesverwirrung. Sie kommt in einen Schockzustand und kann es einfach nicht fassen, daß sie nun Mutter ist. Ihre Augen sind nicht klar, wie verschleiert, als ob sie etwas getrunken hätte. Ihr ganzer Zustand weist auf *Lycopodium:* Sie vergißt, was sie gemacht hat, was sie tun soll und glaubt, man spricht schlecht über sie. Der Lycopodium-Typ hat den Anspruch, alles gut machen zu wollen; wenn er aber mit einer neuen Realität konfrontiert wird, kann er in Lethargie und Lustlosigkeit fallen. In unserem Fall weiß die junge Mutter nicht, wie sie mit der neuen Situation umgehen kann. Sie steht hilflos da und hofft, daß die anderen für sie alles erledigen. Sie bekommt täglich eine Gabe Lycopodium LM 120. Tagsüber geht es ihr daraufhin besser, doch am Abend (18–20 Uhr Verschlechterungszeit von Lyc.) fühlt sie sich wieder etwas schlechter. Nach 7 Tagen ist von der Wochenbettpsychose keine Spur mehr zu bemerken. Danach ließ sie sich nicht weiterbehandeln.

Nach etwa vier Jahren bekam sie ihr zweites Kind und geriet wieder in eine Wochenbettpsychose. Diesmal half ihr Lycopodium nicht, *Tuberculinum* war das richtige Mittel. Schon nach wenigen Tagen ging es ihr besser.

birgt die Gefahr der Medikamentenabhängigkeit und – nachdem die Krankheit nach Wochen oder Monaten unter Kontrolle gebracht wurde – ihres Wiederaufbrechens in Schüben noch nach Jahren in sich. Auch die lange Trennungszeit von Mutter und Kind durch den stationären Aufenthalt wirkt sich auf die Entwicklung einer vertrauensvollen Beziehung ungünstig aus.

In Entwicklungsländern wird das Problem der Wochenbettpsychose in vielen Fällen nach alter Tradition in der Familie
gelöst. Die Mutter bleibt in der Familie, ihre Mutter- und
Haushaltspflichten werden von anderen weiblichen Familien-
mitgliedern übernommen. Allein durch das liebevolle Getra-
genwerden im Kreis der Familie verschwindet die Psychose
manchmal so schnell, wie sie aufgetreten ist. In anderen Fällen
wendet man sich an Naturheilkundige oder Homöopathen,
die oft schon innerhalb weniger Tage helfen können.

Behandlung

Die Wochenbettpsychose ist eine Verstärkung der Depression. Eine gewisse Verrücktheit kommt dazu, so daß die
Wöchnerin anormal reagiert. Die Mittel, die bei Depressionen
besprochen worden sind, kommen auch hier in Frage. Die folgenden drei Mittel sind außerdem wichtig:

Lycopodium (Lyc.)

Die Wöchnerin steht hilflos vor den einfachsten Aufgaben. Fällt
in Lethargie und hofft, daß die anderen alles für das Baby tun.

Tuberculinum (Tub.)

Eine gewisse Sturheit tritt hier auf. Sie wollte das Kind nicht,
mindestens jetzt nicht oder in dieser Weise nicht.

Carcinosinum (Carc.)

Sie kann überhaupt keine Liebesgefühle für das Kind entwickeln. Aber dies können nur Erfahrene durchschauen, da
sie ihre Aufgaben vorbildlich erfüllt.

4. Kapitel

Das Neugeborene

Ein freudiger Empfang

Die Ruhe und Gelassenheit, mit der die Tiere ihre Kinder zur Welt bringen und mit der sie hinterher für sie sorgen, sollte uns inspirieren, auch unsere Kinder mit noch mehr Liebe zu empfangen. Jede Unruhe, jeder Zwang, jeder Streß, den wir verursachen, hindert uns, auf das Neugeborene mit all unserer Liebe einzugehen.

Leboyer (»Die sanfte Geburt«) und andere Autoren geben uns wertvolle Hinweise für den einzigartigen Akt der Geburt und für die Vorbereitungen auf den Empfang des Neugeborenen, z. B. wie man sich durch Meditation und Gebet auf das freudige Ereignis vorbereiten kann.

Als Homöopathen halten wir für die kleinen Wesen zusätzliche, heilsame »Gaben« bereit, die ihnen den Eintritt ins Erdendasein erleichtern helfen. Jedes Neugeborene erhält gleich nach der Geburt ein Globulus *Aconit* C 200 auf die Zunge, um ihm über den Geburtsschock hinwegzuhelfen. Gleichzeitig wirkt Aconit auch als Prophylaxe gegen die physiologische Gelbsucht.

Etwas später bekommt es dann ein Kügelchen *Arnica* C 200 auf die Zunge; insgesamt werden, nach einer normal verlaufenden Geburt, drei Gaben innerhalb der nächsten 24 Stunden verabreicht.

Über die Mittelverabreichung bei Säuglingen
Es ist besser, dem Säugling ein süßes Kügelchen zu geben, anstatt Tropfen aus Alkohol. Die Globuli legt man auf die Zunge, ein kurzes Anfassen mit der Hand beeinträchtigt die Wirkung nicht. Die beste Wirkung des Mittels entfaltet sich über die Zunge, da sich dort die meisten Nervenrezeptoren befinden. Homöopathische Mittel werden nicht einem schlafenden Menschen gegeben, da der Schlaf an sich schon heilsam ist und eine Mittelverabreichung diesen Heilungsprozeß stören würde.

Baden

Das Neugeborene wird gleich nach der Geburt zum ersten Mal gebadet und dann erst wieder, wenn der Nabel abgefallen ist. Achten Sie darauf, die Käseschmiere nicht zu entfernen, denn sie stellt einen natürlichen Schutzmantel dar und ist reich an Nährstoffen und Fett. Nach wenigen Stunden ist sie völlig eingezogen. Tägliches Waschen kann, muß aber nicht sein. Nur in warmen Ländern und im Sommer kann schon gleich nach der Geburt täglich gebadet werden.

Geburtsbedingte Verletzungen

Schwellung und Verlängerung des Kopfes

Nicht selten kommt es vor, daß der Kopf bei der Geburt etwas verformt wird, besonders wenn die Entbindung schwer und lang war. Er kann geschwollen oder verlängert sein, manchmal erscheint ein Bluterguß (»Hämatom«) am Hinterkopf oder Scheitel. Normalerweise vergeht er von allein, aber *Arnica* innerlich und äußerlich verabreicht, beschleunigt den Auflösungsprozeß.

»Wenn sich die Schädelknochen übereinanderschieben, wie das manchmal nach einer instrumentellen Geburt der Fall ist, das Kind alt aussieht, abmagert und schlaffe Muskeln hat, wird *Opium* manchmal diese Symptome lindern.« (G. H. G. Jahr)

• *Dosierung:* Arnica C 200, 3x täglich 1 Globulus. Äußerlich wird der Bluterguß mit dem Mittel betupft.

Kopfblutgeschwulst
Sie zeigt sich bis zu 24 Stunden nach der Geburt. Es bildet sich ein tauben- bis hühnereigroßer Bluterguß zwischen Knochenhaut und Knochen. Wenn *Arnica* C 200 gleich nach der Geburt verabreicht wird, wird dieses Phänomen gar nicht erst auftreten. Später wird Arnica innerlich gegeben, und es werden außerdem äußerlich Kompressen mit Arnica auf die Geschwulst gelegt.

Wenn die Geschwulst weicher wird, hilft *Silicea,* die Flüssigkeit zu resorbieren. Verkleinert sie sich aber nicht innerhalb von drei Tagen, sondern wird immer weicher und verfärbt sich zusehends, muß punktiert werden. Silicea kann begleitend noch einige Tage gegeben werden.

Leidet das Kind zusätzlich an Appetitlosigkeit, Durchfall und Kräfteverfall, so ist *China* C 200, 1x täglich eine Gabe, angezeigt.

Lähmungen (Paralysen)
Das Neugeborene kann durch einen Fehler bei der Geburt oder durch das Herausholen mit der Zange so stark verletzt

werden, daß Lähmungen entstehen können. Wird die Zange im falschen Winkel angesetzt, so kann das zeitweise oder gelegentlich dauerhafte Lähmungen zur Folge haben, letzeres meist durch eine Verletzung der Armnerven (Plexus brachialis).

Arnica *(Arn.)*
Bei Gehirnverletzung, vor allem Gehirnblutungen sowie Verletzung der Wirbelsäule, kommt dieses Mittel in Frage. Solche Verletzungen können durch die Zange passieren oder bei einer schweren Geburt und zu engem Geburtskanal.

Hypericum *(Hyper.)*
Dieses Mittel kommt in Frage bei Krämpfen und Zuckungen, die durch Kopfverletzungen bedingt sind. Wichtig auch bei Folgen von Nervenverletzung wie Lähmung des Atemzentrums.

Rhus toxicodendron *(Rhus-t.)*
Dieses Mittel folgt bzw. begleitet Arnica oder Hypericum bei Zerrungen, Verstauchungen und Ausrenkungen.

Dosierung
Eine Gabe C 200 3x täglich.

Die Darmentleerung

Der Stuhlgang eines gestillten Kindes duftet angenehm, fast wie Honig, und hat eine goldgelbe Farbe. Beim künstlich ernährten Säugling ist der Stuhl meist fester, braungelb gefärbt und riecht weniger angenehm aromatisch.

In der ersten Lebenswoche sind mehrere Stuhlgänge am Tag völlig normal, danach pendelt sich die Häufigkeit der Entleerungen auf ein- bis zweimal täglich ein. Aber auch wenn ein Brustkind mehrere Tage keinen Stuhlgang hat, so braucht das nicht gleich behandelt zu werden, vorausgesetzt, das Kind hat keine Bauchschmerzen. Es kann daran liegen, daß das Kind in den letzten Tagen weniger getrunken hat oder die Mutter sehr flüssigkeitsreiche Nahrung zu sich genommen hat. Manche Kinder sind einfach sehr gute »Futterverwerter«. Sie nutzen die Muttermilch so gut aus, daß sie nur alle 7–14 Tage Stuhlgang haben, eine Zeitspanne, die bei Erwachsenen Anlaß zur Besorgnis geben würde. Bei Säuglingen ist der Darm jedoch noch nicht mit Gärungs- und Fäulnisprodukten belastet, und sie können lange keinen Stuhlgang haben, ohne darunter zu leiden (siehe Abschnitt »Verstopfung«).

Anders ist es, wenn die kindliche Darmflora durch Antibiotikagaben zerstört wurde. In diesem Fall braucht das Kind in der Regel *Sulfur* (siehe auch den Abschnitt »Windelausschlag«).

Auch die *Impfungen* haben einen negativen Einfluß auf die Darmflora und können erhebliche Verdauungsstörungen herbeirufen. Die Polioimpfung scheint den lähmungsartigen Charakter der Krankheit, vor der sie schützen soll, neben anderen Organen (Gehirn) auch auf die Verdauungsorgane zu übertragen. Wir konnten beobachten, daß die *Polionosode* sowohl bei sehr weichem, durchfallartigem als auch bei sehr hartem, dunklen Stuhl eine heilende Wirkung ausübt.

Fallbeschreibung

Eine Mutter und Kursteilnehmerin erzählte uns, daß ihr geimpftes Kind schon während der Stillzeit nur einmal wöchentlich Stuhlgang hatte. Diese Verstopfung wurde nach dem Abstillen noch schlimmer. Das Kind schrie vor jedem Stuhlgang vor Bauchschmerzen. Nachdem sie dem Kind die *Polionosode* C 200 verabreicht hatte, besserten sich die Darmprobleme, und nach insgesamt drei Gaben, die in 4tägigem Abstand gegeben wurden, hatte sich der Darm vollständig regeneriert. Das Kind hat seitdem eine normale Verdauung.

Das Kindspech (Mekonium)

Das Mekonium, der erste Stuhlgang von pechartiger Konsistenz, wird durch die Vormilch schon nach einigen Stunden angeregt, manchmal auch erst nach 2–4 Tagen, und portionsweise entleert. Wenn das nicht der Fall ist und das Kind unruhig wird, kommen *Nux vomica, Bryonia* und *Sulfur* in Frage (siehe auch bei »Verstopfung«).

Die grünliche Verfärbung des Fruchtwassers ist ein Hinweis, daß das Mekonium teilweise schon im Mutterleib ausgeschieden wurde.

Abführmittel sollten nicht gegeben werden. Sie sind äußerst schädlich und lassen eine tiefsitzende Schwäche zurück, welche die Basis für spätere chronische Krankheiten bildet!

Verdauungsbeschwerden – Blähungen

Viele Säuglinge haben Schwierigkeiten, sich auf die Nahrungsaufnahme und -verwertung einzustellen. Gestillte Kinder kennen im Verhältnis zu den nicht gestillten weniger Probleme. Die Ursachen der Probleme liegen sehr weit zurück. Die Lebens- und Eßgewohnheiten der Eltern spielen dabei die wichtigste Rolle. Auch wenn die Mutter ihre Eßgewohnheiten viele Monate, manchmal auch Jahre vorher umgestellt hat, können trotzdem Nachwirkungen von den alten Gewohnheiten vorhanden sein.

Jedoch müssen wir wissen, welche Nahrungsmittel zu welcher Zeit und in welcher Kombination Körper, Geist und Seele natürlich ernähren. Die menschliche Neigung, alles schematisch handhaben zu wollen, kann ein großes Hindernis darstellen, die eigene natürliche Ernährung herauszufinden.

Es gehören also zwei Faktoren zu einer gesunden Ernährung: erstens gewisse Grundkenntnisse und zweitens die individuelle Zusammenstellung. Aus diesen Gründen kann der Weg zur Behebung von Blähungen bei Säuglingen manchmal lang und strapaziös sein. In manchen Fällen muß die Umstellung der Nahrung und Lebensweise sehr rigoros sein, um eine vollständige Heilung zu erzielen.

Die Bauchmassage unterstützt diesen Vorgang der Umstellung bei Ihnen. Sie werden wie von selbst zu einer für Sie gesunden Nahrungsweise finden, wenn Sie die Massage regelmäßig durchführen. Hartnäckige Blähungen können ihre Ursache auch in den Impfstoffen haben, die eine pathologische Bakterienflora im Darm produzieren. Die *Polio-* und *BCG-Impfungen* können monate-, manchmal jahrelang Durchfälle und hartnäckige Blähungen auslösen.

Manche Blähungen sind schlagartig nach dem dritten Monat vorbei, als ob alles nur ein schlechter Traum gewesen sei. Man spricht hier direkt von den »Dreimonatskoliken«. Für die Mütter ist es ein Trost, von Anfang an zu wissen, daß das stundenlange Herumtragen, Bauchreiben und bäuchlings über der Schulter Tragen bald ein Ende hat.

Chamomilla (Cham.)
trag mich oder ich schreie!

Die Kamille ist wohl das häufigste Säuglingsmittel. Diese Pflanze verkörpert das Entsetzen einer Menschenseele, nicht voll und ganz aufgenommen zu werden. In den Worten einer Kinderseele ausgedrückt: »Du hast dich entschieden, mich in diese Welt zu tragen, jetzt sollst du auch diese Verantwortung auf dich nehmen.«

Der Chamomilla-Mensch ist gnadenlos in seiner Aufforderung, ihn wirklich zu tragen. Er klammert sich direkt an Sie, und Sie müssen sehr darauf achten, in Ihrer Mitte zu bleiben, denn der Säugling merkt die geringste Unruhe und spürt mögliche Ausweichversuche sofort. Er schreit dann schrill und laut, so daß eine augenblickliche Kapitulation für Sie die einzige Lösung ist. Im anderen Fall kann der Säugling Sie wütend machen, und wenn Sie nicht aufpassen, könnten Sie das Kind mißhandeln. Wenn Sie versuchen, Ihre Wut zum Lösen des Konfliktes einzusetzen, beginnt ein regelrechter Teufelskreis.

Da Chamomilla-Kind reagiert auf Wut und Bestrafung mit den heftigsten Beschwerden wie Durchfall, noch schmerzhafteren Koliken, sogar Krampfanfällen, die sich bis zur Bewußtlosigkeit steigern können. Die Durchfälle haben oft die typische Konsistenz von gekochtem Spinat.

Stellvertretend für das Mittelbild von Chamomilla wird oft das Symptom »eine Backe rot, die andere Backe blaß« aufgeführt, aber wir sollten uns nicht zu sehr davon beeinflussen lassen, da dieses auffällige Symptom auch ein Hinweis für manche anderen Mittel sein kann.

Cina *(Cina)*
Wiegen löst das Leiden auf

Der Cina-Säugling befindet sich in einem jämmerlichen Zustand. Auch hier ist eine rote Backe zu finden, jedoch sehr umschrieben, leuchtend rot und nicht so fleckig wie bei Chamomilla. Das Cina-Kind ist ein leidendes Persönchen. Es trägt das ganze Leid der Welt in sich. Jedes Stillen verschlimmert den Gesamtzustand, jedoch bleibt das Bedürfnis bzw. der Hunger nach unverfälschter Nahrung bestehen. Die Nahrung, die es bekommt, ist aber mit dem ganzen Leid der Mutter durchtränkt. Jetzt sucht das Cina-Kind vergeblich nach Hilfe, um dieses Leid loszuwerden. Trost, Liebkosen und Streicheln sind nicht die Lösung, weil dadurch noch mehr des gleichen Leides von derselben Person übertragen wird. Es befriedigt nicht, sondern verschlimmert eher.

Das Leid (das Kreuz) muß weggeworfen werden, muß hinaus – aber wie? In seiner Verzweiflung will dieser kleine Mensch davor weglaufen. Das ist erst mal eine Erleichterung, da man sich von der konzentrierten negativen Energie entfernt. Wenn man das Kind ganz ruhig trägt, weint es weiterhin jämmerlich, kann auch manchmal ärgerlich werden. Bewegt man sich dabei, dann wird das Kind ruhig. Mit rhythmischen Bewegungen kann man es zur Ruhe wiegen. In die Arme seiner Seele hineingewiegt, fühlt sich das Kind wieder frei vom Leid der Welt.

Colocynthis *(Coloc.)*
der Schmerzensschrei des Opfers

Die Colocynthis-Kinder können einem wirklich leid tun. Sie sind sehr sensibel und empfindsam, und es scheint fast, als ob sie sich vorgenommen hätten zu leiden. Hier sind vor allem die milden, blonden Typen betroffen, die meist ruhig und friedlich wirken. Tief in sich tragen sie aber den Groll des Opfers. Bei der Mutter sind häufig Emotionen, wie Empörung, verbunden mit Demütigung, Ärger und Kummer, vorausgegangen. Dies kann schon in der Schwangerschaft geschehen sein oder erst nach der Geburt.

Die Blähungen und Krämpfe sind bei Colocynthis stark von der Nahrung abhängig, denn sie treten bald nach dem Stillen auf. Das Kind schreit plötzlich auf, es krümmt sich und versucht, seinen Bauch gegen die Mutter zu pressen, um Erleichterung zu erfahren. Eine Bauchmassage lindert die kolikartigen Schmerzen sehr. Auch eine Wärmflasche auf dem Bauch oder der Druck der warmen Hand tut ihm gut. Richtig befreit fühlt es sich jedoch erst nach dem Stuhlgang und wenn Blähungen abgehen.

Obwohl sich der Genuß von Kaffee normalerweise weder auf die Mutter noch auf das Baby positiv auswirkt, gibt es beim Colocynthis-Kind eine merkwürdige Beobachtung. Wenn die Mutter Kaffee trinkt, fördert dies die Verdauung des Kindes, und es leidet nicht so unter Blähungen. Wenn die Mutter jedoch zuviel Obst ißt, kann sich das sehr ungünstig auf die Verdauung des Stillkindes auswirken. Ab 16 Uhr ist die Verschlimmerungszeit. Oft gibt es schlaflose Nächte, besonders wenn die Mutter emotionale Probleme hatte und mit dem Essen unvorsichtig gewesen ist.

Staphisagria *(Staph.)*
der lange Schmerz des Kaiserschnitts
Das Staphisagria-Baby hat heftige Koliken infolge von Ärger,
Empörung der Mutter oder Entrüstung. Grundsätzlich neigt es
zu Koliken, auch wenn keine direkte Ursache zu erkennen ist.
Ein direkter Bezug zum Essen und Trinken läßt sich auch nicht
unbedingt finden. Wenn das Kind durch Kaiserschnitt geboren
wurde, ist an Staphisagria zu denken, besonders wenn *Colocynthis* nicht hilft. Als einziger Anhaltspunkt läßt sich allerdings ein Bezug zu den Mondphasen beobachten. Es geht dem
Baby schlechter bei Neumond und vor dem Vollmond.

Belladonna *(Bell.)*
urplötzliche Schreianfälle
Das Belladonna-Kind ist an seinem großen Kopf und dickli-
chem Körper leicht zu erkennen. Es hat ein angenehmes,
freundliches Wesen, und die Heftigkeit des Anfalls kommt
daher völlig überraschend für die Eltern. Die sehr schmerzhaften Kolikanfälle treten meist ab 15 Uhr auf. Urplötzlich
fängt das Kind an zu schreien, krümmt sich, bäumt sich auf
und strampelt heftig mit den Beinen. Durch Druck auf den
Bauch wird, im Gegensatz zum *Colocynthis*-Kind, alles verschlimmert. Auffällig ist, daß sich das Kind, gleich nachdem es
sich gekrümmt hat, gerade durchstreckt. Dabei wird das Gesicht hochrot, ohne daß es zum Schwitzen kommt.

Lycopodium *(Lyc.)*
des einen Freud, des andern Last
Der Lycopodium-Säugling ist »beileibe« kein einfaches Kind.
Während die eine Mutter an ihm schier verzweifelt, bietet es

für eine andere ungeahnte innere Wachstumsmöglichkeiten. Es kommt eben immer auf den Blickwinkel an, wie man etwas betrachtet.

Das Lycopodium-Baby kann für eine Mutter, die bereit ist, an sich zu arbeiten und ihre Ernährungsgewohnheiten zu verbessern, zum Segen werden. Es übt eine Kontrollfunktion auf die Ernährung seiner Mutter aus. Diese wird im Laufe der Zeit eine ganze Anzahl von Nahrungsmitteln herausfinden, die für sie ungesund sind. Ihr Kind reagiert nämlich auf die geringste Menge unverträglicher Nahrung, aber auch auf Völlerei mit den heftigsten Blähungen und Koliken, und zwar schon nach wenigen Schlucken Muttermilch. Diese Blähungen und Schmerzen sind langfristig durch kaum etwas zu beeinflussen. Einmal hilft Tragen, ein anderes Mal Fencheltee, dann wieder Bauchmassagen mit ätherischen Ölen, und nach einer Weile hilft eigentlich gar nichts mehr. Dann muß das Kind leiden, bis die Blähungen langsam von alleine hinunterwandern und abgehen. Glücklicherweise zeigt sich eine deutliche Besserung des Zustandes ab 20 Uhr, und spätestens nach Mitternacht schläft das Kind selig, als ob nichts gewesen wäre.

Die Mutter lernt mit der Zeit, sich auf »Schonkost« zu spezialisieren. Früher hat sie gar nicht gewußt, wie unbekömmlich so manches Nahrungsmittel für sie ist, da sie nicht spontan mit Blähungen darauf reagiert hat, sondern die Auswirkungen zeigten sich eher im chronischen Bereich (Müdigkeit, Reizbarkeit, Kopfschmerzen etc.). Durch das Kind bekommt sie langsam auch ein ausgeprägteres Gefühl für sich selbst.

Veratrum album *(Verat.)*
der Schreck liegt noch im Bauch
Das Kind, das Veratrum album bei Koliken benötigt, krümmt sich vor Schmerz ähnlich wie *Colocynthis*. Die Schmerzen sind hier jedoch mit kaltem Schweiß, insbesondere auf der Stirn, verbunden. Die Blähungen äußern sich unter anderem auch durch laute Geräusche im Bauchraum. Oft ist auch reichlicher Durchfall vorhanden, der das Kind sehr erleichtert. Ein Schreck der Mutter, vor allem als Folge einer Verletzung, der womöglich schon länger zurückliegt, kann bei diesem Mittel ein auslösender Faktor sein.

Thuja *(Thuj.)*
eingeimpft, festgesetzt, eingemauert
Thuja hat hartnäckige Blähungen und Koliken, die durch nichts zu beeinflussen sind. Das Thuja-Bild ähnelt in Teilaspekten so vielen anderen Mitteln, daß man schon eine ganze Reihe von Mitteln mit mehr oder weniger Erfolg gegeben hat. Obwohl man immer wieder laute Geräusche im Bauch hört, kommt es zu keinem Blähungsabgang. Die Gase sitzen fest und gehen nur schwer oder gar nicht ab. Zusätzlich kann eine Verstopfung vorhanden sein. Irgendwann, manchmal erst nach Tagen, kommt eine Entleerung mit lauten Winden und lautem Geschrei, da der Stuhlgang sehr schmerzhaft ist.

An Thuja ist besonders zu denken, wenn Impfungen vorausgegangen sind. Die Folgen dieser Impfungen sind nicht zu unterschätzen. Wenn Thuja oder andere Mittel nicht helfen, stehen uns noch die entsprechenden Impfnosoden, z. B. die *Polionosode,* zur Verfügung. Diese kommt vor allem in Frage, wenn die Mutter oder ihr Kind hypernervös ist.

Medorrhinum *(Med.)*
nichts hilft
Hartnäckige und krampfartige Blähungen. Möchte die Beine
beim Tragen hochziehen. Alles schlimmer am Tag. Besser auf
dem Bauch liegen. Wenn *Thuja* nicht ausheilt oder zu kurz
wirkt.

Tuberculinum bovinum *(Tub-bov.)*
wenn trotz besten Willens kein Mittel paßt
Blasses Gesicht mit voll durchbluteten Lippen. Gelegentlich
hektische Flecken auf den Wangen.

Syphilinum *(Syph.)*
schwach und wach
Schwache, kleine, zerbrechliche Kinder, die oft nicht lange
schlafen können. Nachts schlechter.

Verstopfung
Gestillte Säuglinge sind weniger davon betroffen, aber nicht
davon verschont. Sie tritt in unseren Breiten seltener auf als
Durchfall. Eine Mutter, die zu Verstopfung neigt, kann schon
in der Schwangerschaft damit beginnen, dieser Veranlagung
entgegenzuwirken. Regelmäßige körperliche Übungen, eine
balaststoffreiche Ernährung (»Darmbesen«) und eine homöopathische Behandlung werden die Hartleibigkeit der Schwangeren positiv beeinflussen und sich dementsprechend günstig
auf ihr Kind auswirken. Besonders bei Flaschenkindern kann
die Darmträgheit zu einem wöchentlich wiederkehrenden,
mit Bangen erwarteten Ereignis ausufern. Auch Antibiotikagaben und Impfungen üben eine nachteilige Wirkung auf die

Darmflora aus. Wenn auch die Mutter unter Verstopfung leidet, wird sie als erstes behandelt. Außerdem sollte sie alles, was verstopfend wirkt, in ihrer Ernährung meiden, wie z. B. Weißmehl, Schokolade und Süßigkeiten.

Natürlich kann hinter einer hartnäckigen Verstopfung auch ein ernsthaftes Leiden liegen, das unter Umständen eine stationäre Behandlung erfordert, z. B. ein Darmverschluß. Dies muß durch eine gründliche Untersuchung abgeklärt werden.

Sowohl die *Bauchmassage der Mutter* als auch die *Massage des Kindes* wirken sich günstig auf die Zusammensetzung der Milch und die Verdauung des Kindes aus (siehe »Babymassage«, S. 199). Sie können auch mal ein Ölklistier verabreichen, wobei das Kind auf seine linke Seite gelegt wird. Sie sollten jedoch nicht den After mit zerbrechlichen Gegenständen, wie z. B. einem Fieberthermometer, zum Stuhlgang reizen.

Aconit *(Acon.)*
Der Kopf des Kindes ist heiß; es ist fiebrig, schlaflos, unruhig und nagt an den Fäusten; der Stuhl ist hart und geht sehr schwer ab.
- *Dosierung:* C 200, meist genügen bei Aconit 2 Globuli.

Aethusa *(Aeth.)*
Das Kind scheint weder Muttermilch noch andere Milch zu vertragen, es erbricht sie und ist verstopft.

Alumina *(Alum.)*
Die Ursache liegt in einer mangelhaften Darmtätigkeit. Das Kind muß sehr pressen, sogar bei weichem Stuhlgang.

Apis *(Apis)*
Das Kind ist unruhig, es schreit im Schlaf auf und hat hellrote
Pünktchen auf der Haut. Der Urin ist sehr spärlich.

Bryonia *(Bry.)*
Die Stühle sind sehr trocken, wie verbrannt und von dunkler
Farbe; trockene Lippen und Mund. Durchfall wechselt mit
Verstopfung.

Calcium carbonicum *(Calc.)*
s. u. Gelbsucht (S. 168)

Nux vomica *(Nux-v.)*
Die Stühle können rötlich sein und gehen sehr schwer ab, oder
sie sind klein, häufig und schmerzhaft mit vielen Koliken. Das
Kind ist sehr unruhig und schlaflos, weil die Mutter viel
schwarzen Tee oder Kaffee trinkt oder stark gewürztes Essen
zu sich nimmt.

Aufgrund der heutigen Lebensweise kommt Nux vomica
häufig in Frage, an zweiter Stelle folgt *Bryonia.*

Opium *(Op.)*
Bei sehr hartnäckiger Verstopfung. Der Stuhl erscheint in harten, runden, schwarzen, kleinen Bällen; wie Schafskot. Wenn
die Mutter in der Schwangerschaft opiathaltige Medikamente
genommen hat.

Silicea *(Sil.)*
Der Säugling muß sehr stark pressen, und wenn er nachläßt,
schlüpft der Stuhl wieder in den After zurück.

Sulfur *(Sulf.)*

Das Kind hat einen leichten Hautausschlag mit Schwellung der Haut. Der After ist wund, und es schreit jedesmal vor dem Stuhlgang.

• *Dosierung:* C 200, 2x täglich 1–2 Globuli.

Schlafstörungen

Kinder, die in der Nacht geboren worden sind, sind oftmals um die Zeit der Geburtsstunde hellwach. Dieses Verhalten normalisiert sich nach einer Weile von selbst.

Schlafstörungen können die Folge von Blähungen sein, aber auch viele andere Ursachen haben, z. B. Erdstrahlen, Satellitenempfänger, Erdfunkstellen. Eine ruhige, entspannte Atmosphäre in der Familie trägt mit Sicherheit zu einem erholsamen, tiefen Schlaf bei.

Wenn das Kind vor dem Schlafen schreit oder weinend aufwacht, versuchen Sie herauszufinden, was es braucht. Kein Kind schreit ohne Grund, und es gibt kein Argument, was Sie davon abhalten sollte, Ihr Kind in jeder Situation so anzunehmen, wie es ist, und es einfach zu lieben. Früher wurde das als »Verwöhnen« abgetan.

Die Impfungen, besonders die BCG-Impfungen, können Entzündungen des Gehirns (Enzephalitiden) mit heftigen Kopfschmerzen auslösen. Die Kinder schreien nächtelang vor Schmerzen.

Behandlung von Schlafstörungen siehe auch unter »Blähungen« (S. 151).

Eine Konstitutionsbehandlung ist hier zu empfehlen.

Brustdrüsenschwellung

Bei Neugeborenen kommt es manchmal, etwa am dritten Tag, zu einer Schwellung der Brustdrüsen (Gynäkomastie). Dies ist keine besorgniserregende Erscheinung, und wenn gar nichts unternommen wird, verschwindet sie nach 10–14 Tagen von selbst. Niemals sollte man die Brustdrüsen ausdrücken oder Zugsalben auftragen. Diese Schwellung kommt in der Regel bei Jungen häufiger vor, und zwar als Folge der Einwirkung der mütterlichen Hormone über die Plazenta. Wenn die Frau in der Schwangerschaft östrogenhaltige Medikamente eingenommen hat, kann das auch eine Ursache sein.

Behandlung
Bei starker Rötung und Entzündung der kindlichen Brustdrüsen wird *Belladonna* gegeben. Falls sich Eiter gebildet hat, ist *Hepar sulfuris* angezeigt. Sollte die Ursache mechanischer Art sein, z. B. eine unbeabsichtigte Quetschung, ist *Arnica* indiziert.
- *Dosierung:* C 200, 1x täglich 1 Globulus, bis Besserung eingetreten ist

Angeborene Anomalien

Herzfehler
Bedingt durch ein Loch im Herzen (unvollständiger Verschluß des Foramen ovale) vermischt sich das arterielle mit dem venösen Blut. Die Kinder leiden seit ihrer Geburt oder kurz danach an Blausucht (Zyanose). Ihre Wangen, die Na-

senspitze, Hände und Füße, besonders die Nägel sowie die sichtbaren Schleimhäute verfärben sich bläulich-violett. Beim Weinen, Saugen, nach stärkerem Strampeln oder unter der Einwirkung von kalter Luft nimmt die Blaufärbung erheblich zu.

Nach einiger Zeit, manchmal schon in den ersten Lebensmonaten, entwickelt sich eine kolbenartige Anschwellung der Nagelglieder oder auch eine klauenförmige Deformation der Nägel.

Das Kind neigt zum Schlafen; Wachstum und Intelligenz bleiben zurück, und es entwickeln sich die für Herzkrankheiten typischen Symptome, besonders Atemnot.

Es gibt verschiedene Arten von angeborenen Herzfehlern, die sich im Säuglingsalter recht gut homöopathisch behandeln lassen und vielfach eine Operation überflüssig machen.

Behandlung
In der herkömmlichen Medizin ist die Operation die Therapie der Wahl. Da eine Operation am offenen Herzen für ein kleines Kind einen tiefen und lebensgefährlichen Eingriff darstellt, sollten die sanften Möglichkeiten der Homöopathie viel bekannter gemacht werden. Indische Homöopathen haben gute Erfolge bei der Heilung von angeborenen Herzfehlern mit *Laurocerasus* (Kirschlorbeer) erzielt.

• *Dosierung:* Urtinktur bis C 3, 1x täglich 2–3 Tropfen auf etwas Wasser

Andere Mittel, die auch hilfreich sein können, sind *sulfur, Calcium carbonicum* oder *Digitalis*.
• *Dosierung:* C 200, einmal wöchentlich oder häufiger

Wasserkopf (Hydrozephalus)

Der angeborene Wasserkopf ist die wichtigste und gefährlichste aller kindlichen Mißbildungen. Sie entsteht durch vermehrte Flüssigkeitsansammlungen (bis zu mehreren Litern) in den Liquorräumen des Gehirns.

Fallgeschichte

Mein Vater wurde von einer wohlhabenden Familie wegen ihres an Wasserkopf leidenden einjährigen Sohnes konsultiert. Mit einer neuentwickelten Technik aus Amerika sollte ihm geholfen werden. Da der Zustand des Kindes nicht besonders gut war, wollten die Eltern ihn mittels der Homöopathie auf die Operation vorbereiten und einer Verschlechterung seines Zustandes entgegenwirken. Nach einer genauen Anamnese des Jungen und ausführlicher Repertorisation gab ihm mein Vater eine Gabe *Calcium carbonicum* in einer mittleren Potenz. Nach drei Wochen waren die Dienste des Chirurgen nicht mehr notwendig. Innerhalb eines Monats war das Kind gesund, sein Kopf hatte die normale Größe erreicht, und es hatte nie wieder Probleme mit dieser bedrohlichen Krankheit.

Down-Syndrom und Autismus

Einige Forscher sind zu dem Schluß gekommen, daß diese Krankheiten die Folge von Impfungen sind. Aufgrund dessen wählen wir eine Behandlung mit Impfnosoden und tiefgehenden Mitteln, die Impffolgen auflösen können. Die Erfolge sind nicht zu unterschätzen. Jedoch sind langjährige Behandlungen notwendig.

Augenentzündung

Als erstes Anzeichen einer Augenentzündung (Ophthalmia neonatorum) findet man für gewöhnlich ein Zusammenkleben der Lider während der Nacht mit Schwellung und Rötung. Die Bindehäute sind rot und geschwollen und oft mit einem eitrigen, fadenziehenden, transparenten Belag bedeckt. Je weiter die Krankheit fortschreitet, desto mehr Absonderung bildet sich.

Augenentzündungen bei Neugeborenen sind heutzutage selten geworden. Durch gute hygienische Verhältnisse und gesunde Mütter werden auch die Säuglinge widerstandsfähiger gegen bakterielle Erkrankungen. Doch auch Kälte und Zugluft, grelles Licht sowie Ausfluß oder eine Pilzerkrankung der Mutter können auslösende Faktoren sein. Die Krankheit kann aber auch durch Syphilis oder Gonorrhoe ausgelöst werden.

Silbernitrattropfen

Aus diesem Grund war es früher in Deutschland Vorschrift, jedem Neugeborenen einen Silbernitrattropfen ins Auge zu geben. Heute ist das immer noch in einigen europäischen Ländern Pflicht, z. B. in Italien und Österreich. Der Silbernitrattropfen ist für den Säugling sehr schmerzhaft und kann genau das auslösen, wovor er schützen sollte, nämlich eine eitrige Augenentzündung mit den gefürchteten Komplikationen, Fehlsichtigkeit bis hin zu Blindheit.

Im Zeitalter von Aids führen die deutschen Frauenärzte, schon im eigenen Interesse, routinemäßig bei allen Schwangeren Tests zur Erkennung von Geschlechtskrankheiten und Aids durch – ohne diese allerdings auf dem Mutterpaß zu vermerken. Der routinemäßige Silbernitrattropfen wird heute nur noch in sozial verdächtigen Fällen vorgenommen. Für den Fall, daß Ihre Hebamme ein schriftliches Attest wünscht, um auf den Silbernitrattropfen verzichten zu können, lassen Sie sich dieses von Ihrem Frauenarzt ausstellen.

Prophylaxe

Man kann der Gefahr der Ansteckung des Neugeborenen mit dem Scheidensekret der Mutter während der Geburt durch sorgfältiges Waschen der Augen und Einträufeln von einigen Tropfen *Argentum nitricum* D 4, in wäßriger Lösung, vorbeugen. Die peinliche Sauberkeit der Augen und des ganzen Körpers des Neugeborenen erfordert große Aufmerksamkeit, und auch auf die Gesundheit der Mutter muß geachtet werden. Die Temperatur des Raumes sollte angenehm sein.

Behandlung

Aconit (Acon.)

Eine heftige Entzündung, die durch kalte Luft ausgelöst wurde, eventuell begleitet von hohem Fieber, großer Unruhe und Schlaflosigkeit.

Belladonna (Bell.)

Die Augen sind sehr rot, Licht kann überhaupt nicht vertragen werden, und das Kind öffnet die Augen nur in einem dunklen Raum. Die Lider können bluten.

Calcium carbonicum (Calc.)

Dieses Mittel ist gut für schwächliche Kinder mit skrofulöser Anlage (Tuberkulose), die zu Kopfschweiß und reichlicher

Schleimabsonderung in den Augen neigen. Die Absonderung aus den Augen ist scharf; die Lider sind morgens verklebt und geschlossen. Es kommt die Frage, wenn die Entzündung durch kaltes, feuchtes Wetter ausgelöst wurde oder wenn es durch eine Abkühlung des Wetters zu einer Verschlimmerung kommt.

Euphrasia (Euphr.)

Das hervorstechendste Merkmal, das zu diesem Mittel führt, ist der starke, wundmachende Tränenfluß.

Hepar sulfuris (Hep.)

Es bilden sich kleine Eiterpickel rund um das entzündete Auge.

Mercurius solubilis (Merc.)

Die Augenlider sind stark geschwollen. Es bildet sich viel Eiter, der besonders beim Öffnen der Augen ausfließt und die Unterlider verätzt.

Pulsatilla (Puls.)

Die Augen sind immer schlimmer gegen Abend und besser in der frischen Luft. Der Ausfluß ist gelb-eitrig und mild.

Sulfur (Sulf.)

Dieses Mittel ist sehr wichtig, wenn die Augenentzündung ins Chronische übergeht und die Bindehaut und die Lider sehr stark geschwollen sind. Die Schleimabsonderung ist dick, rahmähnlich und hellgelb. Man sollte an Sulfur denken, wenn die anderen Mittel nicht richtig helfen. Hier findet man häufig

auch mehr oder weniger stark ausgeprägte rote Pickel, die diffus über den ganzen Körper verteilt sind. Der Säugling hält nur
kurze Schlafphasen, seine Augen scheinen sehr stark zu jucken
und enthalten viel Schleim. Die Augenwinkel sind wund.

Thuja (Thuj.)
Starke Entzündungen der Augenlider. Sie sehen verhärtet
aus. Eine Besserung sollte sehr bald eintreten, da bei einer
Verschleppung der Krankheit eine lebenslange Beeinträchtigung der Sehkraft droht. Ferner kann das Auge entstellt werden, die Hornhaut kann durchbrechen oder sich trüben. Meist
liegt eine gonorrhoische Belastung vor.

Zur Unterstützung der innerlichen Mittel haben sich wieder-
holte Waschungen und Kompressen mit einer Mischung von
4 g *Euphrasia-Tinktur* und 200 ml destilliertem Wasser als
sehr nützlich erwiesen.

Gelbsucht

Die Gelbsucht (Ikterus neonatorum) der Neugeborenen ist
meist eine harmlose Erscheinung, die aber in der Klinik recht
häufig auftritt. Bei mehr als der Hälfte der in der Klinik gebo-
renen Kinder verfärben sich Haut, Schleimhäute und die Le-
derhaut des Auges am 2.–4. Tag gelb. Diese Gelbsucht erreicht um den vierten Tag einen Maximalwert von 140 µmol/dl
(10 mg/dl) Serumbilirubin. Sie verschwindet meist bis zum
8.–10. Tag, spätestens nach 3 Wochen, von alleine. Die Gelbsucht entsteht dadurch, daß die Leber vielleicht ihre Funktion

noch nicht erfüllen kann, z. B. das aus dem Hämoglobin stammende indirekte Bilirubin in direktes Bilirubin umzuwandeln. Bilirubin ist der im Blut befindliche Gallenfarbstoff und ein normales Abbauprodukt der roten Blutkörperchen.

In der Klinik wird den Kindern nach der Geburt ein Elektrolytkonzentrat gefüttert, das hauptsächlich aus Zucker besteht, um die Zeitspanne bis zum Einschießen der Milch zu überbrücken. Besonders wenn die Kinder am zweiten Tag weiterhin an Gewicht verlieren, was eigentlich völlig normal ist, erhalten sie statt des gesundheitsaufbauenden Kolostrums noch mehr künstliche Primärnahrung. Die Leber ist nicht darauf eingestellt, diesen Zucker zu verarbeiten, und es kommt sehr häufig zur Gelbsucht und auch zum Wundwerden im Windelbereich.

Die Gelbsucht kann durch den Schock der Umstellung vom intrauterinen Leben in eine selbständige Existenz begründet sein. Sicher spielen auch Kälteeinwirkungen direkt nach der Geburt eine entscheidende Rolle. Vielleicht wirken sich auch die Empfangsbedingungen bei der Geburt auf dieses Symptom aus. Die Wahrscheinlichkeit, eine Gelbsucht zu bekommen, scheint also davon abzuhängen, in welchem Ausmaß in den Geburts- und Stillvorgang und in die natürliche Ernährung eingegriffen wird.

In der Homöopathie ist *Aconit* das wichtigste Mittel zur Prophylaxe der physiologischen Gelbsucht und zwar insofern, als es einen heilenden Einfluß auf den Geburtsschock ausübt. In Anbetracht dieser Zusammenhänge sollte jeder weitere schmerzhafte Eingriff vom Kind ferngehalten werden. Auch der Stich in die Ferse zur Blutabnahme ist für das Kind ein Schock und könnte aus homöopathischer Sicht eine Gelbsucht mit auslösen. Die schulmedizinische Behandlung der Gelbsucht liegt in der Anwendung der *Lichttherapie* (Phototherapie), die in der Klinik durchgeführt wird. Meist tritt eine Gelbsucht, die in der Regel völlig harmlos ist, am Ende des normalen Klinikverlaufes auf, und nach der letzten Blutuntersuchung scheint sie sich häufig zu verstärken, so daß das Neugeborene noch ein paar Tage unter eine Lampe gelegt wird. Die Mutter hat inzwischen die Klinik verlassen, und die Trennung bedeutet einen erneuten Schock für das Baby.

Für eine schnelle Heilung wäre es aus ganzheitlicher Sicht förderlich, das Kind mit der Mutter nach Hause zu entlassen. Dort sollte es möglichst viel dem natürlichen Sonnenlicht, welches durch kein künstliches Licht ersetzt werden kann, ausgesetzt werden. Nur die Mutter kann einem Kind die Geborgenheit bieten, die es braucht, um sich an das irdische Leben zu akklimatisieren. Warum sollte man ihm nicht optimale Bedingungen gewähren, zumal sie wesentlich einfacher durchzuführen sind? Die Bestrahlung mit künstlichem Licht birgt zudem Gefahren. Der Kinderarzt Robert Mendelsohn berichtet, daß die Lichttherapie bei Neugeborenen für die erhöhte Sterblichkeit vor allem bei Frühgeborenen mitverantwortlich sein kann, indem sie z. B. Lungenprobleme oder Blutungen bewirken kann.

Einige Todesfälle sind auf das Ansaugen der Wattebäusche zurückzuführen, die die Augen des Babys vor den Lichtstrahlen schützen sollten. Zu den unmittelbaren Nebenwirkungen gehören nach Mendelsohn: »Reizbarkeit und Trägheit, Durchfall, Laktasemangel, Darmreizung, Austrocknungserscheinungen, Ernährungsprobleme, Riboflavinmangelsyndrom, Störungen der Bilirubin-Albumin-Bildung, mangelhafte visuelle Orientierung, manchmal verbunden mit eingeschränkter Reaktionsfähigkeit gegenüber den Eltern, sowie DNS-Modifikationen«.

Rhesusfaktor
Wenn das Kind bereits am ersten Tag nach der Geburt gelb wird, kann eine Blutgruppenunverträglichkeit vorliegen (Rhesusfaktor negativ). Zur Vorbeugung gegen Komplikationen, die bei den weiteren Geburten meist in stärkerem Maße auftreten als bei den Erstgeborenen, erhält die Mutter nach der Geburt eine Impfung (Anti-D-Immunglobulin, hergestellt aus Rhesusaffen-Serum). Wie wir an einigen Fällen in der Praxis beobachtet haben, scheint es jedoch auch möglich zu sein, die Blutgruppenunverträglichkeit auf homöopathischem Weg zu beheben. Kinder, deren Mütter die Blutgruppe O und deren Väter A oder B haben, entwickeln eine schwache, aber langwierige Gelbsucht.

In manchen Fällen, meist bei Frühgeborenen, kommt es auch durch Unreife der Leberfunktion oder Leberschädigung zu einem schweren Verlauf, z. B. durch eine Sepsis, epidemische Hepatitis, angeborene Syphilis, Zytomegalie oder die durch Tiere übertragbaren Krankheiten Toxoplasmose oder Listeriose. Auch eine Medikamentenüberdosierung von Vitamin K ist eine Ursache.

Wenn die Kinder sich trotz der Gelbfärbung weiterhin gut entwickeln und reichlich trinken, genügt es, sie ans Licht zu stellen und ihnen außer Kolostrum und Muttermilch keine andere Nahrung bzw. Flüssigkeit zu geben. Wenn die Kinder jedoch sehr müde sind und vor Schwäche schlecht trinken, dann sollten sie zusätzlich homöopathisch behandelt werden.

Behandlung

Dosierung
Je nach der Schwere des Zustandes wird das passende Mittel
in der C 200 alle 4–12 Stunden wiederholt, 1–2 Globuli auf
die Zunge legen.

Aconit (Acon.)

Das Mittel gegen den Geburtsschock, das gleich nach der Geburt in C 200 allen Säuglingen gegeben wird, bietet an sich die
beste medikamentöse Prophylaxe gegen Gelbsucht. Gleichzeitig ist es das Mittel, das bei Gelbfärbung der Haut verabreicht wird und diese in der Mehrzahl der Fälle schnell verschwinden läßt.

Wenn es sich um eine echte Gelbsucht handelt mit Verstopfung oder anderen Komplikationen, sollten die folgenden
Mittel genau studiert werden. Bisweilen muß auch die Mutter
behandelt werden, wenn ihre Milch zu belastet für die Leber
ihres Kindes ist.

Falls Aconit nicht hilft, wird *Natrium sulfuricum* meist erfolgreich eingesetzt.

China (Chin.)

Berührungsempfindlichkeit in der Lebergegend sowie Auf-
getriebenheit des Leibes. Unverdauter und schmerzloser
Stuhl in großer Menge. Bei sehr großer Schwäche, wenn das
Kind kaum trinken kann, ist an *Chininum arsenicosum* zu denken.

Mercurius solubilis *(Merc.)*

Speichelfluß, Drüsenschwellungen, schleimige Stühle, stark riechender Urin.

Sulfur *(Sulf.)*

Das Kind wacht oft auf und neigt zu Hautausschlägen.

Der Nabel

Die Nabelschnur, als verbindendes Glied zwischen Mutter und Kind, besteht aus einem hochsensiblen Gewebe. Deshalb wird sie erst dann abgebunden und durchgetrennt, wenn sie aufgehört hat zu pulsieren. Dies geschieht ungefähr eine halbe Stunde nach der Geburt. Auch jetzt läßt sich noch ein leichtes Zusammenzucken des Kindes beim Durchtrennen beobachten. Der Schmerz ist aber so gering, daß er kein Weinen auslöst.

Eine Nabelbinde kann, muß aber nicht benutzt werden. Bei Komplikationen kann z. B. der Nabelstumpf in ein mit Mandel- oder Calendulaöl getränktes Tuch eingeschlagen, rechts vom Nagel plaziert und mit einer Bauchbinde befestigt werden. Der Nabel sollte also möglichst unter weicher Kleidung der Luft ausgesetzt sein. So fällt die Nabelschnur schon nach 5–8 Tagen ab.

Fängt der Nabel wieder an zu bluten, wird ein Globulus *Arnica* C 200 gegeben. Der Nabel als direkteste Verbindung zu Mutter und Leben ist neben dem Kopf der empfindlichste Teil eines Neugeborenen. Jede Chemikalie, jedes Gift, z. B. Höllenstein (Silbernitrat), mit dem Nabelwucherungen verätzt werden, kann ein Trauma hinterlassen, das lebenslang anhalten kann. *Auf* den Nabel braucht man zur täglichen Pflege nichts geben, höchstens sehr verdünnte *Calendula-Tinktur* 1 : 20 oder *Calendula-Salbe* um den Nabel herum. Geben Sie keine Urtinkturen direkt auf den Nabel, da der Alkohol die Wunde reizt und durch manche Pflanzenextrakte, wie z. B. Arnica, Entzündungen allergischer Art entstehen können.

Auch die Beschaffenheit der Nabelschnur ist wichtig und kann dem Homöopathen Aufschlüsse über erbliche Belastungen geben. Befinden sich viele kleine Knötchen in der Nabelschnur, so besteht die Neigung, Polypen, Wucherungen oder Zysten zu bilden. Dies kann schon sehr früh mit einer Nabelwucherung beginnen. Niemals sollten solche Gewächse weggeschnitten oder verätzt werden und schon gar nicht an so einem empfindlichen Körperteil wie dem Nabel. Dadurch wird die konstitutionelle Schwäche nicht behoben, sondern nur nach innen gedrängt, und Darmprobleme, wie Blähungen, Verstopfung oder Durchfallneigung sind die Folge.

Nabelwucherungen
Kinder, die unter den Folgen einer Nabelverätzung mit Silbernitrat leiden, sollten eine Zeitlang *Natrium muriaticum* C 200, einmal wöchentlich eine Gabe, bekommen.

Die wichtigsten Mittel bei Nabelwucherungen sind *Calcium phosphoricum* und *Calcium carbonicum,* gelegentlich auch *Calcium silicata*.

Der nässende Nabel
Sickert Flüssigkeit aus dem Nabel, ist es ratsam, ihn an der Luft kurz in der Sonne oder im Winter mit einem Fön auf

niedrigster Stufe trocknen zu lassen. Puder sollte nicht auf den Nabel aufgetragen werden.

Bei einer blutigen Absonderung ist *Calcium carbonicum* oder *Calcium phosphoricum* angezeigt. Überhaupt sind dies die wichtigsten Mittel bei allen Absonderungen aus dem Nabel.

Hilfreich ist auch *Lycopodium* C 200, zwei Globuli, nach Bedarf wiederholen, besonders wenn der Säugling zwischen 16 und 20 Uhr unruhig wird.

Brüche

Brüche treten recht häufig bei kleinen Kindern auf und müssen gelegentlich operiert werden. Es ist aber sehr gut möglich, sie auf sanfte Weise dauerhaft zu heilen. Nach einer Operation kann es zu einem erneuten Bruch (Rezidiv) kommen. Allein eine innerliche, ursachenspezifische Behandlung kann hier wirklich helfen. Versuchen Sie gemeinsam mit Ihrem Arzt abzuwägen, welche Behandlung für Ihr Kind die beste ist. Ist Ihr Kind gesundheitlich stabil genug für eine Operation? Jede Operation birgt unkalkulierbare Risiken: Infektionen durch besonders aggressive Bakterien, die sich durch die Antibiotikaresistenz vor allem in Krankenhäusern sehr gut entwickeln, ferner Narkosefolgen, Trennung von der Mutter, Verletzungstrauma.

Nabelbruch

Ein Nabelbruch verwächst sich meist von ganz allein bis zum Ende des ersten Lebensjahres, manchmal auch noch bis zum fünften Lebensjahr. Die Ursache ist ein schlechtes Bindegewebe und nicht, wie vielfach angenommen wird, starkes Schreien, was höchstens als auslösendes Moment in Frage kommt.

Je nach Typ des Kindes wird meist entweder *Calcium carbonicum* oder *Nux vomica* den Nabelbruch schnell heilen.

- *Dosierung:* Das passende Mittel wird einmal täglich in der C 200 vier Wochen verabreicht. Zeigt sich nach spätestens zwei Wochen keine Besserung, gibt man das nächstpassende Mittel.

Leistenbruch (Hernie)

Eine Hernie ist der Vorfall von Darmteilen in eine Vorbuchtung des Bauchfells (Bruchsack) durch eine Bauchwandlücke (Bruchpforte) oder in den Hodensack. Sie kann angeboren oder erworben sein. Jungen sind häufiger betroffen als Mädchen. Wenn sie schmerzhaft ist und die normale Passage des Darminhalts behindert (eingeklemmter Bruch), sollten Sie sofort einen Arzt bzw. einen sehr erfahrenen Homöopathen aufsuchen.

Wasserbruch (Hydrozele)

Diese Art des Bruches besteht manchmal von Geburt an und bildet sich fast immer innerhalb des ersten Lebensjahrs von selbst zurück. Es kommt zu einer entzündlichen Flüssigkeitsansammlung im Zwischengewebe des Hodens oder Samenstranges, die sich durch eine mehr oder weniger starke Vergrößerung bemerkbar macht. Die Hydrozele kann sehr schmerzhaft sein oder überhaupt keine Beschwerden machen. Ein Wasserbruch wird normalerweise nicht operiert, nur wenn gleichzeitig ein Leistenbruch besteht.

Fallbeschreibung

Ein Junge wurde mit einem rechtsseitigen Leistenbruch geboren. Kurze Zeit später kam es auch auf der linken Seite zu einem Bruch, und der rechte wurde trotzdem walnußgroß. Es lag zwar kein eingeklemmter Bruch vor, aber von ärztlicher Seite wurde zu einer Operation geraten.

Wir gaben *Calcium carbonicum* in einer LM-Potenz, welches die weitere Ausbreitung der Brüche verhinderte. Am achten Tag nach der Geburt wollte das Kind Tag und Nacht im Zwei-Stunden-Rhythmus gestillt werden. Besonders in der Nacht wollte es die Brust überhaupt nicht mehr loslassen.

Aufgrund dieses Zustandes wechselten wir über zu *Calcium phosphoricum,* welches wir zweimal täglich in einer höheren Potenz verordneten. Schon nach dem ersten Tag war das Kind ruhiger, und innerhalb von sieben Tagen war ein deutlicher Rückgang der Brüche festzustellen. Nach drei Wochen war der linke Bruch fast ausgeheilt und rechts nur noch eine leicht hervorgewölbte, weiche Stelle zu tasten.

Die gesamte Behandlung dauerte einige Monate, bis sich das Gewebe wieder vollständig gefestigt hatte.

Bei einem angeborenen oder sich langsam entwickelnden Wasserbruch bei Jungen ist *Rhododendron* das wichtigste Mittel. Ansonsten kommt auch *Calcium phosphoricum* in Frage.

- *Dosierung:* C 200, anfangs einmal täglich eine Gabe, bei deutlicher Besserung nur noch alle 2–3 Tage.

Phimose

Eine Verengung der Vorhaut, Phimose, kommt sehr häufig im ersten Lebensjahr vor. Meist bildet sie sich von ganz allein wieder zurück. Eine Phimose läßt sich – auch noch in späteren Kindesjahren – sehr gut homöopathisch behandeln. Eine Operation ist daher niemals notwendig, außer wenn die Beschneidung zu einem religiösen Ritual gehört. Die jüdische Kultur schreibt die Beschneidung am elften Lebenstag vor, in den USA ist eine routinemäßige Beschneidung schon am ersten oder zweiten Lebenstag weit verbreitet. Jede Operation ist aber mit Gefahren verbunden, sie ist und bleibt ein unnötiger Schock für das Kind.

In der herkömmlichen Medizin lassen sich diese Krankheitserscheinungen nicht medikamentös beeinflussen. So bleibt die Operation als einzige Lösung. Man bedenke nur, wie viele Operationen vermieden werden könnten, die für kleine Kinder in jedem Fall unangenehm und schmerzhaft sind. Operative Eingriffe können manchmal ein Leben lang als Schock zurückbleiben, besonders wenn diese Eingriffe an den Genitalien vorgenommen wurden. Wir hoffen, daß dieses Wissen zur Vermeidung unnötiger Operationen möglichst schnell an immer mehr Eltern gelangt!

Die Behandlung der Phimose erfolgt aufgrund der allgemeinen Symptome und bedarf einer vollständigen Anamnese.

Urinverhalten

Sind die Windeln einige Zeit nach dem Trinken nicht durchnäßt, so liegt das entweder daran, daß das Kind trotz ausgiebiger Stillzeit vorübergehend zu wenig Milch bekam, weil die

Mutter zu verspannt ist, oder daß der Urin zurückgehalten wird. *Pulsatilla* und *Nux vomica* sind wichtige Mittel. Falls diese Mittel nicht ausreichen, geben wir *Aconit* oder lassen das Kind etwas an einer *Kampfertinktur* riechen.

- *Dosierung:* C 200, alle 4–6 Stunden 2 Globuli auf die Zunge.

Schnupfen

In der ersten Woche funktioniert die Wärmeregulation des Säuglings noch nicht. Daher braucht er von außen genügend Wärme, jedoch muß er auch vor Überwärmung geschützt werden. Die beste Wärmequelle ist natürlich die Mutter.

In manchen Ländern ist es üblich, den Neugeborenen dünne Wollhemdchen anzuziehen. Für viele Säuglinge mag dies wirklich ein ausgezeichneter Schutz vor Kälteeinwirkung sein. Es gibt aber auch Kinder, die auf *Wolle* allergisch reagieren, worauf schon Hahnemann aufmerksam machte. Gerade die Wolle kann ein anhaltender Faktor für Schnupfen und andere allergische Reaktionen sein oder die Verweichlichung gegenüber äußeren Temperatureinflüssen fördern (siehe Seite 190).

Eine ähnliche Wirkung kann von Federn ausgehen. Besonders das Kopfkissen sollte keine Federn enthalten. Manche Menschen bekommen dadurch einen Lymphstau im Hals- und Nackenbereich.

Bitte achten Sie darauf, das Unterhemdchen anfangs nicht unnötig häufig zu wechseln, da dies immer mit einem Wärmeverlust verbunden ist. Der Wickelraum sollte schön warm sein und das Neugeborene anfangs, ob Sommer oder Winter, ein Mützchen tragen.

Eine verstopfte Nase kann das Kind am Trinken hindern. *Majoran-Salbe* oder etwas *Muttermilch,* in die Nase getröpfelt, können hier als bewährte alte Hausmittel Erleichterung bringen.

Behandlung
Lycopodium (Lyc.)

Das Kind erwacht in der Nacht wegen der verstopften Nase; ein Fließschnupfen wechselt mit stark verstopfter Nase ab. Aus der Nase kommt dicker, meist gelblicher Schleim. Der Säugling sieht alt aus. Hitze, ein warmes Zimmer und Bettwärme verschlimmern den Stockschnupfen. Frische Luft bessert ihn.

Nux vomica (Nux-v.)

Der Säugling ist sehr empfindlich gegen Kälte. Seine Nase ist nachts verstopft, morgens fängt sie an zu fließen. Nach dem Säubern bildet sich gleich wieder dicker Schleim. Die Verstopfung der Nase wird durch den Aufenthalt im Zimmer und nachts verschlimmert und durch frische Luft gebessert.

Pulsatilla (Puls.)

Der Pulsatilla-Säugling ist von sanfter Natur. In der Nase bilden sich große Mengen gelben Schleims, besonders auf der rechten Seite. Die Verschlimmerungszeit ist abends, und durch Kälte fängt die Nase an zu fließen. Frische Luft bessert jederzeit, auch abends.

Sambucus nigra (Samb.)

Die Nase verstopft durch Anstrengung, also beim Gestilltwerden. Der Säugling trinkt in Intervallen, um Luft zu holen. Er wacht durch die verstopfte Nase auf und fängt dann an zu schwitzen. Er ist sehr schreckhaft. Es geht ihm besser, wenn man ihn aufrecht im Arm hält oder leicht wiegt.

Dulcamara (Dulc.)

Der Säugling kann durch einen Wetterwechsel von warm auf feuchtes oder kaltes Wetter einen Schnupfen bekommen. Warme Umschläge auf Nase und Stirn werden sich bei einem Dulcamara-Schnupfen äußerst günstig auswirken. Dagegen verstärkt frische Luft den Schnupfen eher.

Chamomilla (Cham.)

Wenn dicker Schleim aus der Nase läuft und das Kind gleichzeitig grünen Stuhlgang hat.

Dosierung
C 200 1–2x am Tag 1 Kügelchen.

Erbrechen

Magenpförtnerkrampf

Der Magenpförtnerkrampf (Pylorusstenose) betrifft Säuglinge in den ersten Lebenswochen und vor allem kleine Jungen. Sie machen anfangs keinen auffälligen Eindruck, nur an gewissen Zeichen erkennt der Erfahrene die nervliche Belastung: tiefe Querfalten auf der Stirn, gespannter Gesichtsausdruck und Unruhe. Häufig stehen auch die Mütter dieser Kinder unter starkem Streß.

Schon durch geringe Milchmengen verkrampft sich der Muskel an der Ausgangspforte des Magens und drückt die Nahrung wieder nach oben. Diese Kinder müssen die Nahrung in winzigen Mengen zugeführt bekommen, d. h., die Muttermilch muß teelöffelweise gegeben werden. Mit der Homöopathie können Sie eine Operation umgehen und die Nahrungsverwertung wieder normalisieren.

Behandlung

Amygdalus persica (Pfirsich)

Die wunderbaren Eigenschaften dieses alten Hausmittels sind seit den Zeiten des Äskulap bekannt. Nachdem die wichtigsten Mittel bei diesem Zustand wenig oder gar nicht geholfen haben oder die individualisierenden Symptome fehlen, werden Sie sicher mit Amygdalus Erfolg haben. Es ist fast ein Spezifikum, wenn der Magen rein gar nichts bei sich behalten kann. Sogar die kleinsten Mengen werden erbrochen, bis nur noch Blut kommt. Sein Anwendungsbereich ist nicht auf Säuglinge begrenzt. Auch bei gravierenden Fällen von Schwangerschafterbrechen ist Amygdalus persica ein hervorragendes Mittel.

- *Dosierung:* Amygdalus-persica-Urtinktur in kritischen Fällen alle 5–10 Minuten geben, bis die Symptome deutlich besser werden, dann die Intervalle auf 1–4 Stunden vergrößern. Von dem *Rindenabsud* gibt man Säuglingen einen Teelöffel, größere Kinder und Erwachsene können mehrere Schlucke trinken. Von der *Tinktur* gibt man je nach Alter 3–15 Tropfen auf etwas Wasser.

Gewöhnliches Milcherbrechen (»Spucken«)

Mit dem gewöhnlichen Milcherbrechen sind viele Säuglinge geplagt, und es wird viel zu häufig als etwas Unabänderliches hingenommen, mit dem man eben leben muß. Sie werden vielleicht auch schon so einen Säugling im Arm gehalten haben, der Ihnen nach dem Stillen mitsamt Spucktuch und der Bemerkung »Achtung, er kann jederzeit spucken« überreicht wurde. Auf die Frage, ob denn gegen dieses Erbrechen nichts unternommen wird, bekommt man achselzuckend die seit Generationen überlieferte Feststellung »Speikind – Gedeihkind« zu hören. Viele dieser alten Sprüche beruhen auf einer Hilflosigkeit, mit der Situation umzugehen, und dienen dazu, von unnötigen Sorgen abzulenken, damit die Situation durch die negative Kraft der Sorgen nicht noch schlimmer wird.

Die Homöopathie und naturgemäße Maßnahmen bieten für diese Situationen Hilfen an, die erfolgversprechend sind, wenn sie konsequent durchgeführt werden. Die oben erwähnte Art von Spucken rührt von einer allgemeinen Spannung zwischen Mutter und Kind her. Sie wird durch wenig förderliche Ernährungsgewohnheiten verstärkt. Eine Leberkässemmel mit Kaffee zum Frühstück wird sicherlich nicht die harmonischsten Energien schaffen. Eine entspannende und ruhige Atmosphäre beim Stillen ist die Voraussetzung für eine gesunde Verdauung beim Säugling.

Behandlung
Aethusa (Aeth.)

Das Kind verträgt die Milch nicht, aber es möchte trotzdem immer wieder trinken, oder die Muter reicht dem Kind zu häufig die Brust, weil sie keine andere Möglichkeit kennt, das

Kind zu beruhigen. Zu häufiges Stillen macht das Kind dumpf.
Es erbricht die Milch schwallartig nach dem Stillen. Das Kind
schreit häufig und kennt keine langen Ruhephasen. Aethusa
kommt nicht in Frage bei aktiven Kindern, die sehr lebendig
sind, mit strahlenden Augen. Das Mittel ist eher angezeigt in
einem warmen Klima oder in der warmen Jahreszeit.

Antimonium crudum (Ant-c.)

Hier ist der weiße, pelzartige Belag auf der Zunge sehr auffällig; man könnte meinen, das Kind hätte ein Papiertaschentuch
auf der Zunge liegen. Es stößt häufig Luft auf und erbricht,
nachdem es voll gestillt wurde. Im Gegensatz zu *Aethusa* mag
es danach aber nicht mehr trinken. Die Beschwerden werden
durch heißes Wetter, überhitzte Räume oder durch Milch ausgelöst.

Bismuth (Bis.)

Das Baby erbricht jede Flüssigkeit. Seine Verdauung ist extrem langsam. Es windet und krümmt sich nach der Nahrungsaufnahme vor Magenschmerzen. Die Unverträglichkeit ist
nicht sofort nach jedem Trinken zu erkennen, sondern erst,
wenn der Magen voll ist. Feste Nahrung wird eher vertragen.

Dosierung
C 200 1x täglich 1 Kügelchen.

Auch Mittel wie *Calcium carbonicum, Calcium phosphoricum, Nux vomica, Silicea* und *Sulfur* werden sicher in vielen
Fällen notwendig und hilfreich sein.

Hautausschläge

Durch die Hormonumstellung in der Muttermilch nach der Geburt kann es beim Säugling immer wieder mal für 1–2 Tage zu Hautausschlägen kommen. Diese sind aber völlig harmlos und ganz normal. Fast immer treten in der dritten Woche kleine rote Punkte und Flecken im Gesicht und Nacken auf, ohne eine Beeinträchtigung des Allgemeinbefindens. Nach Hahnemann handelt es sich hier um eine Aktivierung des psorischen Miasmas, dessen Hauptmittel *Sulfur* ist.

Man gibt Kindern, die diesen Hautausschlag entwickeln, jedoch keine anderen Symptome aufweisen, ein Kügelchen Sulfur C 200 auf die Zunge. Im Laufe der Zeit konnten wir feststellen, daß alle Kinder eine viel bessere Gesundheit erlangten als die früher nicht mit Sulfur behandelten. Diese Erkrankungen bestätigen Hahnemanns Lehre über die Entstehung von Krankheiten.

Wundsein – Windelausschlag

Meist sind es die dicklicheren Kinder, die leicht an den Körperstellen, an denen sich zwei Hautflächen berühren, wund werden, wie z. B. zwischen den Oberschenkeln, in den Achseln oder hinter den Ohren. Dies geschieht meist durch Unsauberkeit oder schlechte Ernährung. Häufige scharf oder sauer riechende Durchfälle können regelrecht die Haut verätzen. Auch der Urin kann durch seine Schärfe den ganzen Windelbereich wund machen und bei Jungen zu einer Vorhautentzündung führen. Hier sind eher die dünneren Kinder betroffen. Ältere Kinder können auch durch zuviel Kamillentee wund werden.

Es gibt noch eine Reihe von Ursachen, die grundsätzlich ausgeschlossen werden müssen, bevor man mit der homöopathischen Behandlung anfängt, wie z. B. optische Aufheller, Duftstoffe, Weichmacher in Plastikwindeln oder, bei Baumwollwindeln, im Waschpulver.

Falls der Säugling oder die stillende Mutter Antibiotika bekommen haben, kann es zu einer zusätzlichen Infektion mit
Candida-Pilzen (Soor) kommen. Auch wenn die Mutter an
Soor oder Ausfluß leidet, kann sich durch eine Ansteckung
eine Superinfektion entwickeln.

Wie schütze ich mein Kind vor Windeldermatitis

Luft, Licht und Sonne sind die besten Schutzfaktoren. Dem
Wundwerden kann durch Einölen der Hautfalten vorgebeugt
werden. Seife sollte möglichst wenig benutzt werden, da sie
den Säureschutzmantel der Haut für einige Stunden zerstört.
Die beschmutzten Körperteile werden mit warmem Wasser
oder Öl sanft und gründlich gereinigt. Danach kann kühles
Wasser verwendet werden, damit sich die Poren schließen und
die Haut abgehärtet wird, vorausgesetzt, dies stellt keinen
Schock für das Baby dar. Falls der Po schon wund ist, wird er
mit Oliven-, Sonnenblumenöl oder mit *Calendula*-Creme eingerieben und mit Heilwolle (Schafwollvlies mit natürlichem
Lanolingehalt) abgedeckt.

Sogenannte Babycremes enthalten fast immer Zinkoxyd, erkennbar an der pastenartigen, dicken Konsistenz und der wei
ßen Farbe. Es bringt den Ausschlag zum Verschwinden, indem es ihn nach innen drückt, aber die dahinterliegende Ursache nicht ausheilt. Hinter der Neigung zum Wundsein, besonders durch den Stuhl, verbirgt sich in der Regel eine allge

meine konstitutionelle Schwäche. Der Organismus des kleinen Wesens ist übersäuert und versucht sich der Giftstoffe über die Haut und den Stuhl zu entledigen. Sicher muß die Haut vor dem wundmachenden Stuhl geschützt werden, aber sie darf nicht zugeschmiert und an ihrer Atmung gehindert werden, wie es durch Zinkpasten geschieht. Die Folgen dieser unterdrückten Ausscheidung sind meist wesentlich unangenehmer als der wunde Po. So können daraus Verstopfung, Blähungen, Soor und Mundfäule entstehen.

Das Wickeln

Ein Baby mit zarter Haut wird meist Stoffwindeln besser vertragen, obwohl auch hier Ausnahmen die Regel bestätigen. Zudem haben Stoffwindeln den Vorteil, atmungsaktiv zu sein, wenn ein Woll- oder Baumwollhöschen darüber getragen wird.

In den ersten Lebenstagen genügt es, das Baby mit nur einer Stoffwindel zu wickeln, die einfach mit einem Windelzipfel festgesteckt wird. Für die Entleerung des Mekoniums ist es empfehlenswert, eine Wattebinde mit einzulegen, da es sich schwer auswaschen läßt. Erst wenn das Neugeborene anfängt zu strampeln, braucht es ein Höschen zum Festhalten der Windel.

Bedenken Sie auch, daß es durch Plastikwindeln leicht zu einem Hitzestau kommen kann und das Becken bei einer *Hüftgelenksdysplasie* (siehe Glossar im Anhang des Buches) möglicherweise in seiner Bewegungsfreiheit beengt wird. Säuglinge bis zu vier Wochen sollten breit gewickelt werden. Bei älteren werden Windeleinlagen verwendet, um einer Hüftgelenksdysplasie vorzubeugen.

Behandlung der Windeldermatitis

Calcium carbonicum *(Calc.)*

Windelausschlag nach Antibiotika, bei einem dicklicheren Baby, das zu Kopfschweiß neigt. Flächenhaft roter Ausschlag mit feinen Schuppen. Das Kind verträgt die Milch schlecht, es neigt zu Verstopfung, fühlt sich aber nicht unwohl. Häufig hat es Milchschorf mit dicken Krusten, die auch nässen können. Oft fallen die Haare am Hinterkopf aus oder verfilzen. Letztere Erscheinungen können Vorzeichen einer Rachitis sein.

- *Dosierung:* C 200 1x täglich 1 Kügelchen

Medorrhinum *(Med.)*

Das Kind ist schon in der ersten Lebenswoche wund. Seine Haut ist rauh wie ein Reibeisen. Das Wundsein wird hier häufig durch die zuckerhaltige Primärnahrung ausgelöst, wodurch das Kind übersäuert.

- *Dosierung:* C 200 jeden 3. Tag 2 Globuli

Sulfur *(Sulf.)*

Es kommt in erster Linie in Frage, wenn vorher Antibiotika gegeben wurden oder in der Muttermilch sind oder wenn der Ausschlag durch zinkhaltige Salben unterdrückt wurde.

- *Dosierung:* C 200 1x täglich eine Gabe

Tuberculinum *(Tub-bor.)*

Windelausschlag nach Antibiotika. Bei diesen Kindern sieht man manchmal blaue Adern durch die zarte Gesichtshaut schimmern. Das Kind ist sehr »pflegeleicht« und brav, es hat aber eine enorme Willenskraft, die keinen Widerstand duldet.

- *Dosierung:* C 200 jeden 3. Tag 2 Globuli

Soor (Candida albicans)

Diese infektiöse Pilzerkrankung befällt die Haut im Windelbereich und an den Schleimhäuten des Mundes, der Genitalien und des Verdauungstraktes. Bei verminderter körperei-
gener Abwehr, z. B. nach Antibiotikagaben oder Impfungen,
können auch die inneren Organe befallen werden. Bei manchen Säuglingen kann sogar Wollkleidung die körpereigene
Abwehr herabsetzen.

In der Mundschleimhaut zeigt er sich als weiß-grauer, flä-
chenhafter oder stellenweiser Belag (Mundschwämmchen).
Der Säugling kann sich im Krankenhaus durch Schnuller oder
Trinkfläschchen anstecken.

Der mit dem Stuhl abgehende Soorpilz kann zu kleinen Ge-
schwüren in der Nähe des Afters führen. Begünstigt wird die
Soorbildung im Afterbereich durch die gleichen Ursachen,
wie zuvor bei den Ausführungen über »Windeldermatitis« angegeben.

Der Soor sollte nicht durch äußerliche Mittel behandelt werden, da hier die Gefahr besteht, daß die Krankheit nicht richtig ausheilt, sondern nur nach innen gedrängt wird. Die Folge eines unterdrückten Soors im Mundbereich kann sich in
Verdauungsstörungen oder in einem Aufflammen des Soors
im Afterbereich äußern.

Die Behandlung entspricht der des Windelausschlags. Ein
wichtiges Mittel speziell bei Soor ist *Kalium muriaticum*. Das
Kind hat einen weißen oder grauen Belag auf der Zungenba-
sis, ferner Milchschorf und einen wunden Po mit Bläschen, die
dickliche weiße Flüssigkeit absondern.

Auch die Soor-Nosode *Candida albicans* C 200, 1x täglich
2 Tropfen, hat sich bewährt.

Wolle als Allergen

Lange bevor die Allergien als solche diagnostiziert wurden, gab Hahnemann Ratschläge, um krankmachende Faktoren auszuschalten.

Schafwolle muß sich nicht immer negativ auswirken, aber man sollte wenigstens wissen, daß sie bestimmte Krankheiten begünstigen kann bzw. unter Umständen auch verhindert, daß die homöopathischen Mittel ihre volle Wirksamkeit entfalten. Woran das liegt, hat Hahnemann nicht näher erklärt. Ist es die Schafwolle selber, oder sind es eventuell die Mottenschutzmittel, die früher der Wolle beigefügt wurden? Heutzutage verzichtet man immer mehr auf eulanisierte Wolle.

Achten Sie grundsätzlich darauf, unbelastete Textilien zu kaufen, denn Kinder haben nicht nur eine dünnere Haut als Erwachsene, sondern auch eine 2,5fach größere Hautoberfläche im Verhältnis zu ihrem Gewicht.

Die kindliche Haut ist daher wesentlich aufnahmefähiger für Schadstoffe als die eines Erwachsenen. Grundsätzlich möchten wir aber empfehlen, das Kind auf einem Schaffell schlafen zu lassen. Besonders bei Frühgeborenen hat man beobachtet, daß sich diese durch die Nestwirkung des Felles besser entwickeln. Bei tuberkulinischen Säuglingen wirkt sich der Lanolingehalt der Wolle sogar sehr günstig auf ihre Entwicklung aus (siehe »Öleinreibung«, S. 199). In der Homöopathie gibt es eben keine Patentrezepte, sondern alles ist individuell zu betrachten.

Krämpfe

Krämpfe (Konvulsionen), die ihre Ursache in Störungen der Hirnfunktion haben, sind bei Säuglingen durchaus nicht so selten. Bei den folgenden Zuständen kommen unterschiedliche Mittel zum Einsatz:

- Nach Impfungen können Krämpfe das erste Anzeichen eines Impfschadens darstellen. Hier ist *Silicea* das Mittel der Wahl.
- Krämpfe innerhalb des ersten Lebensmonats als Folge eines Hirntraumas: *Belladonna,* alle halbe Stunde ein Globulus; nach 2 Stunden *Arnica* C 200, ein Globulus jede Stunde.
- Bei gestillten Säuglingen nach einem heftigen Ärger der Mutter: *Chamomilla.*
- Bei gestillten Säuglingen nach einem Schreck der Mutter: *Aconit* oder *Opium.* Wenn das Kind an den Fäusten nagt, paßt besser Aconit.
- Nach unterdrückten Ausschlägen mit Zinksalbe: *Sulfur* oder *Zincum.*
- Zucken in den Gliedern, in den Gesichtsmuskeln und Augenlidern; ständiges Kopfrollen von einer zur anderen Seite; Augen halb geschlossen; eine Backe rot, die andere blaß; während der Zahnung: *Chamomilla.*
- Die leichteste Berührung löst einen Anfall aus: *Belladonna.*

Dosierung

Das richtige Mittel in der C 200, im Anfall alle Viertelstunde geben, bis die Krämpfe aufhören. Wenn sich nach zwei Gaben keine Besserung zeigt, ist das Mittel nicht richtig.

Plötzlicher Kindstod

In Deutschland sterben zwei von tausend Kindern während des ersten Lebensjahres im Schlaf, insgesamt sind es 5000 Kinder jährlich, und niemand weiß genau, warum. Auf der 73. Jahrestagung der Deutschen Gesellschaft für Rechtsmedizin in München im September 94 wurde beklagt, daß viele plötzliche »Krippentode« für immer im dunkeln bleiben, weil hierzulande auf diesem Gebiet viel zuwenig geforscht wird (vor allem nicht auf dem Gebiet der Impfungen), auch mangelt es an gesicherten Obduktionsbefunden.

Es gibt wahrscheinlich mehrere Faktoren, die das zerbrechliche Gleichgewicht im kindlichen Organismus so irritieren, daß lebenswichtige Funktionen im Schlaf aussetzen und tödliche Atempausen auftreten.

Bei den Opfern handelt es sich um völlig gesund geborene Kinder, von denen aber 30–40% zum Zeitpunkt des Todes gerade an einem akuten Infekt litten, 80% der Kinder wurden in der Bauchlage vorgefunden. Bei der Obduktion wurden auch Nervenschädigungen entdeckt, die nur unter dem Elektronenmikroskop sichtbar wurden. Wodurch diese Nervenschädigungen verursacht werden und warum sie zum Tode führen, ist offenbar für die Medizin ein Rätsel. So führen beispielsweise auch die Impfungen zu Nervenschädigungen im Gehirn.

Schon 1979 wurden in Tennessee, USA, Forschungen gemacht, die diese Wissenslücke füllen könnten. Dr. Hucheson, Leiter der Abteilung für Epidemiologie im Gesundheitsministerium, stellte anhand einer statistischen Untersuchung einen Zusammenhang zwischen der Diphtherie-Tetanus-Keuchhusten-Impfung (DTK-Impfung) und dem plötzlichen Kindstod fest. Allein in den USA gibt es eine Vielzahl von Studien, die sich mit diesem Thema beschäftigen. Das Gesundheitsministerium von Los Angeles stellte fest, daß von 145 Opfern des plötzlichen Kindstodes 53 Kinder innerhalb der letzten 28 Tage mit dem DTK-Impfstoff geimpft worden waren, sechs starben in den ersten 24 Stunden nach der Impfung, 17 innerhalb einer Woche und 27 nach 28 Tagen. Kinder, deren Impfung länger als vier Wochen zurücklag, befanden sich nicht unter den Opfern.

Daraus kann man den Schluß ziehen, daß Kinder, die die ersten vier Wochen nach einer Impfung überleben, nicht mehr unmittelbar vom Tod als Impffolge bedroht sind. Bei den restlichen zwei Dritteln aller plötzlich verstorbenen Kinder läßt sich kein Zusammenhang mit der Impfung herstellen, da diese gar nicht geimpft wurden.

Um den plötzlichen Kindstod vorzubeugen, ist besonders für Kinder, die die Bauchlage bevorzugen, eine konstitutionelle Behandlung zu empfehlen. Es gibt zahlreiche Mittel, die die Neigung, auf dem Bauch schlafen zu wollen, beseitigen können. Dies und das Unterlassen der Impfung in den ersten zwei Lebensjahren bilden den wichtigsten Schutz. Es ist auch möglich, das Kind mit einem batteriebetriebenen Monitor, der keinen Elektrosmog erzeugt, zu überwachen. Babyphone eignen sich nicht.

Tests auf der Säuglingsstation

»Routineuntersuchungen beim Säugling sind wertlos, weil sie sehr oberflächlich sind, und sie sind oberflächlich, weil der Arzt im Grunde seines Herzens weiß, daß sie reine Zeitverschwendung sind.«

Dr. Robert Mendelsohn, Kinderarzt

Im Abschnitt »Augenentzündung« (S. 165) können Sie über den Silbernitrattropfen nachlesen. Wir haben Säuglinge erlebt, die die Geburt sozusagen »lächelnd« überstanden haben und ihre ersten unangenehmen Erfahrungen auf dieser Erde machten, als sie das Ätzmittel in die Augen getropft bekamen und sie zwecks Blutabnahme in die Ferse gepickst wurden. Durch eine gute Beobachtung des Neugeborenen erübrigen sich Tests. Bei einem begründeten Verdacht auf eine schwere Krankheit ist dagegen ein Test angebracht. Wenn Sie Ihr Kind in einer Klinik entbinden, müssen Sie sich auf eine Reihe von Tests gefaßt machen, die auf Ihr Baby zukommen. Keiner dieser Tests ist in Deutschland gesetzlich vorgeschrieben, die meisten werden routinemäßig bei allen Säuglingen durchgeführt. Wenn Sie die Untersuchungen nicht möchten, brauchen Sie dies dem Arzt nur schriftlich zu versichern.

Am besten fangen Sie schon vor der Geburt an (hinterher fehlt manchmal die Ruhe, um klare Entscheidungen zu treffen), sich gründlich darüber zu informieren, wie Sie Ihr Kind vor unnötigen und unsanften Eingriffen schützen können. Als Eltern werden Sie häufig nicht gefragt, ob Sie mit den Testverfahren und Impfungen einverstanden sind.

Die Klinikpraxis kann folgendermaßen aussehen: Während die Mütter mit der Rückbildungsgymnastik beschäftigt sind, wird dem Neugeborenen zwecks Blutentnahme in die Ferse gestochen, und es wird gegen Tuberkulose (BCG-Impfung) und manchmal auch schon gegen Meningitis (HIB-Impfung) geimpft. Legen Sie Wert darauf, bei allen Untersuchungen Ihre Kindes dabeizusein. Das kann unter Umständen schwierig werden, denn manche Krankenhäuser gestatten die Anwesenheit der Mütter beim Stich in die Ferse des Neugeborenen nicht, weil dann die Kinder angeblich mehr weinen würden. Mit der Mutter, die das Kind gleich danach stillt, kann der Schock aber leichter verschmerzt werden. Die Blutentnahme wird am ersten oder dritten und am siebten Tag nach der Geburt durchgeführt. Wer das Geschrei eines so unnötig gepeinigten Babys erlebt hat, dem ist klar, warum die Mütter nicht dabeisein dürfen. An dem Blutstropfen werden folgende Tests durchgeführt:

1. Galaktosomie-Test (Diabetes)
2. PKU-Test (Guthrie-Test = Phenylketonurie-Test)
3. Biotinidase-Test

Ferner wird an den Augen der TSH-Test durchgeführt, ob eine Schilddrüsenstörung vorliegt.

Wenn Sie sich für diese Tests entscheiden, halten Sie Ihr Kind im Arm und legen es nach dem Stich gleich an die Brust, um es zu trösten. Die Fußsohle ist ein sehr empfindliches, da nervenreiches Gebiet. Manche Hebammen empfehlen deshalb, den Einstich neben der Ferse vorzunehmen. Das tut zwar immer noch weh, ist aber weniger schmerzhaft als direkt an der Sohle. Sie können natürlich Ihrem Kind bei jedem Schock,

den es im Krankenhaus erleidet, *Aconit* geben. Sie können
sich aber auch die Frage stellen, ob Sie mit diesen Tests Ihr
Kind tatsächlich optimal fördern.

Guthrie-Test

Mit dem Guthrie-Test soll diognostiziert werden, ob Ihr Kind
an Phenylbrenztraubensäure-Schwachsinn, einer sehr seltenen Stoffwechselanomalie, leidet, die bei einem von 100 000
Kindern vorkommt. Es handelt sich um eine dominant vererb-
liche Krankheit. Wenn diese Krankheit schon einmal in Ihrer
Familie aufgetaucht ist, könnte Ihr Kind auch daran erkrankt
sein. Diese Form des Schwachsinns kann sich sehr unterschiedlich äußern. In seltenen Fällen macht sie anfänglich so
gut wie keine Beschwerden und ist daher ohne einen Test fast
nicht zu diagnostizieren. Am besten wenden Sie sich, wenn Sie
familiär belastet sind, schon in der Schwangerschaft an die
Heidelberger Kinderklinik, die sich auf diese Krankheit spe-
zialisiert hat, und lassen sich über mögliche Frühsymptome
informieren. Die Krankheit läßt sich mit den herkömmlichen
Methoden, außer dem Einhalten einer strengen Diät, schulmedizinisch nicht behandeln. Es wäre hier wichtig, frühzeitig
mit einer homöopathischen Therapie zu beginnen.

Ein weiteres Problem liegt in der Ungenauigkeit der Testergebnisse: Die Opfer falscher Testergebnisse werden unnötig
auf eine einseitige Diät gesetzt, die aus Eiweißersatzstoffen
besteht. Heutzutage werden die Mütter aufgefordert zu stillen, früher war das Gegenteil der Fall. Eventuell muß die Mutter eine Diät einhalten.

Ultraschall

Kinder, die in Beckenendlage geboren werden, haben oft eine Hüftfehlstellung, bedingt durch die beengte Lage des kindlichen Beckens im Geburtskanal. Diese Kinder werden im Zuge der Vorsorgeuntersuchungen routinemäßig mit Ultraschall untersucht. Falls das Kind während der Schwangerschaft schon viel Ultraschalluntersuchungen bekommen hat, sollte es eine Gabe *Syphilinum* C 200 bekommen. Wenn Krebs in der Familie vorgekommen ist, gibt man *Carcinominum* C 200, eine Gabe. Die harte Ultraschallstrahlung bedeutet für die Zelle einen Schock. Deswegen könnten Sie vorher prophylaktisch eine Gabe *Aconit* C 200 geben.

Rachitisprophylaxe mit D-Fluoretten?

Die Rachitis ist eine Krankheit, die durch ungesunde Lebensweise entstehen kann. Kinder, die Kunstmilch, Konserven und viel Zucker erhalten, können durch Überfütterung Rachitis bekommen. Aber auch gestillte Kinder können daran erkranken, wenn die Mutter anämisch sind und oder an Kalkmangel leiden.

Bei Rachitis kann die in der Haut befindliche Vorstufe des Vitamin D wegen der ungenügenden Verarbeitung des Sonnenlichts nicht in Vitamin D umgewandelt werden. Als Folge davon kommt es zu Kalkmangelerscheinungen, Knochendeformierungen, Abwehrschwäche, Durchfallneigung und einer allgemeinen Verzögerung der körperlichen Entwicklung.

Normalerweise bildet der Körper mit Licht und Sonne täglich bis zu 300 Einheiten Vitamin D in der Haut. Es gelangt dann in Leber und Niere und wird dort zu einem noch wirksameren Vitamin umgewandelt. Dies kann aber nur geschehen, wenn

Kalziummangel im Blut herrscht. Sobald die aktive Form des Vitamin D, K2, einmal gebildet ist, sorgt es nun in der Darmwand für die Kalziumaufnahme aus der Nahrung. Aus folgenden Gründen ist eine routinemäßige medikamentöse Prophylaxe nicht zu empfehlen (regelmäßige ärztliche Früherkennungsuntersuchungen auf Rachitis sind dagegen anzuraten):

Das Kind braucht nur 300 Einheiten Vitamin D täglich. In Tropfen- oder Tablettenform werden aber den Neugeborenen 500 Einheiten täglich verabreicht. Neugeborene mit einem Körpergewicht unter 2500 g erhalten sogar die doppelte Menge! Allen Säuglingen, die in Kliniken geboren werden, werden routinemäßig 500 Einheiten Vitamin D in Form von D-Fluoretten verabreicht. Obwohl der Hersteller empfiehlt, erst am siebten Lebenstag mit der Einnahme zu beginnen, wird das Medikament in der Klinik häufig schon eher gegeben. Die Tabletten sollen mit einer Mahlzeit verabreicht werden. Da Kalzium jedoch die Aufnahme blockiert, muß zu kalziumhaltigen Mahlzeiten (Milch bzw. Milchprodukte) laut Beipackzettel eine Stunde Abstand gehalten werden. Da ein Säugling anfangs sehr viel schläft, müßte er praktisch eine Stunde nach dem Stillen wieder geweckt werden, um ihm das Medikament zu geben. Dies wird wohl kaum eine Mutter übers Herz bringen.

Ferner kann es bei der Fütterung des Säuglings mit Kunstmilch leicht zu einer Überdosierung von Vitamin D kommen, da der Kunstmilch dieses Vitamin häufig zugesetzt wird. Ein zu früher Fontanellenschluß (normalerweise bis zum 18. Monat), vorzeitige Alterung des Körpers und geistige Frühreife können die Folgen sein.

Wir konnten zudem beobachten, daß die vitaminisierten Kinder sehr infektionsanfällig sind. Allein durch das Absetzen der Fluoretten verschwand der chronische Schnupfen, und die allgemeine Gesundheitslage der Kinder stabilisierte sich merklich.

Beim ersten Verdacht auf Rachitis oder bei einer familiären Belastung geben Sie im zweiwöchigen Wechsel *Calcium phosphoricum* D 6, *Calcium carbonicum* D 6 und *Calcium fluoricum* D 6, 1–2x täglich 1 Tablette. Zusätzlich ist eine Konstitutionsbehandlung zu empfehlen.

Babymassage und Öleinreibungen

Wenn Sie Ihr Baby und sich selbst so richtig nach Herzenslust verwöhnen möchten, sollten Sie es unbedingt im ersten Lebensjahr massieren. Massage stellt eine schöne und wirkungsvolle Möglichkeit für die Eltern dar, die körperliche und seelische Entwicklung ihres Kindes von Anfang an nach Kräften zu fördern. Durch die Streichbewegungen werden alle vitalen Funktionen des Körpers angeregt. Sie wirkt sich direkt auf die oberflächliche Hautschichten, die Muskulatur und auf den Kreislauf aus. Dadurch wird eine Verbesserung der Atmung, der Drüsentätigkeit und der Verdauung bewirkt. Der Säugling leidet deutlich weniger unter Blähungen und ist generell widerstandsfähiger gegenüber Krankheiten.

Während der normalen Babymassage, die vor allem auf der indischen Babymassage beruht und durch das Buch von Leboyer *Sanfte Hände* bei uns mittlerweile bekannt geworden ist, sind die Öleinreibungen so gut wie unbekannt. Diese spezielle Form der Massage verdankt ihren hohen Nutzen der großen Heilkraft von Ölen. Entwickelt worden sind die Öleinreibungen für Kinder aufgrund von Beobachtungen an Arbeitern einer wollverarbeitenden Fabrik in England, die merkwürdigerweise nicht an Tbc erkrankten. Dies geschah zu einer Zeit, als die Tuberkulose in Europa weit verbreitet war.

Für die Einreibungen wird ein gutes, pflanzliches, kaltgepreßtes Salatöl verwendet. Verwenden Sie kein Babyöl, das auf Erdölbasis hergestellt ist.

Die Einreibungen sollten im ersten Jahr einmal täglich vorgenommen werden und zwar – im Gegensatz zu der Babymassage – nach dem Baden, am besten am Abend, vor dem Stillen! Denn der Sinn der Behandlung liegt gerade in der möglichst langen Einwirkungszeit des Öls.

Setzen Sie sich zur Behandlung am besten in einem warmen Raum auf den Boden. Entweder legen Sie sich das Baby wie bei der indischen Massage auf die ausgestreckten Beine oder auf Ihren Schoß, den Sie mit einem alten Stück Flanell bedecken, das ruhig ölig sein darf und möglichst wenig gewaschen werden sollte. Um Ihre Kleider vor Ölflecken zu schützen, legen Sie nochmals ein sauberes Handtuch darunter.

Sie können mit der Massage bald nach der Geburt beginnen, sobald sich das Kind richtig ausgeruht hat. Am Anfang ist es nur ein Betupfen des ganzen Körpers mit Öl, später wird das Öl spielerisch langsam und behutsam in den ganzen Körper eingerieben, Hände und Gesicht werden nur sehr leicht geölt, wenn überhaupt. Anschließend kleiden Sie Ihr Baby für die Nacht in ein Schlafsäckchen, das auch nicht jeden Abend frisch zu sein braucht, da es für das Baby förderlich ist, in seiner öligen Kleidung zu schlafen. Dies ist ein wichtiger Teil der Ölbehandlung.

Frühgeborene

In Deutschland werden jährlich etwa 8000 Frühgeborene mit einem Geburtsgewicht unter 1500 g geboren, von denen etwa 80–90% überleben. Selbst extrem kleine Frühgeborene mit einem Geburtsgewicht unter 750 g haben heute eine Überlebenschance von 50%. In den letzten Jahren hat sich auf dem Gebiet der Versorgung von Frühgeborenen viel getan. Dies ist vor allem zwei Methoden zu verdanken, die versuchen, soviel wie möglich an Liebe und Menschlichkeit in die Klinik einzubringen: die Verbreitung der *Känguruh-Methode* und das Konzept der »*Sanften Pflege*« von der Wiener Kinderärztin Dr. Marcovich.

Dr. Marcovich, eine engagierte Ärztin und Vizepräsidentin der Deutsch-Österreichischen Gesellschaft für Neonatologie (Neugeborenenmedizin), versucht, soweit wie möglich auf hochtechnische Apparate und Medikamente auf der Neugeborenen-Intensivstation zu verzichten. Die maschinelle Beatmung der Frühgeborenen wird vermieden. Sie werden nur dann an die Beatmungsmaschinen angeschlossen, wenn sie keinerlei Anstalten machen, selbständig zu atmen. Die künstliche Ernährung über eine Sonde lehnt Frau Dr. Marcovich ab, um den Babys Schmerzen zu ersparen.

Sie hat, wie sie selber sagt, durch ihre vorsichtigen Versuche in den letzten Jahren gelernt, daß es mit purer Technik in der Neonatologie nicht getan ist. Die Ärzte sollten mit größerer Geduld auf das Einsetzen der spontanen Atmung nach der Geburt warten. In diesem Moment beginnt sonst der Teufelskreis aus künstlicher Beatmung, dem Einspritzen bestimmter Mittel (Surfactant) in die Lunge zur Entfaltung der Lungenstruktur und dem Einschieben diagnostischer Sonden in den Blutkreislauf. Es besteht der Verdacht, daß häufig die Anwendung des Surfactants eine künstliche Beatmung erfordert, weil der Wirkstoff auf andere Weise nicht eingebracht werden kann. Lungenrisse, Hirnblutungen, Infektionen und Darmerkrankungen seien häufig nur die Folge der aggressiven Behandlung.

Studien bei beatmeten Frühgeborenen zeigen deutlich das hohe Risiko der technisierten Medizin. Die meisten Bradykardien und Sauerstoffmangelzustände ereigneten sich während oder nach medizinischen Eingriffen. Das Atemnotsyndrom kann man aber mittels Homöopathie erstaunlich gut in den Griff bekommen.

Auch wir haben ähnliche Beobachtungen machen können. Nicht immer war das richtige homöopathische Mittel bei Frühgeborenen sofort zur Stelle. Diese Säuglinge wurden dann künstlich beatmet, und es stellte sich nach einiger Zeit heraus, daß die allgemeine Entwicklung bei diesen Kindern nicht so günstig verlief wie bei den homöopathisch versorgten Kindern.

Wenn Kinder aus bestimmten Gründen früher durch Kaiserschnitt geholt werden müssen, kann die Homöopathie sehr behilflich bei der Lungenreifung sein, und es kann auf Cortison verzichtet werden.

Die Känguruh-Methode

Die Trennung zwischen Mutter und Kind ist das schlimmste Trauma für ein Neugeborenes und ganz besonders für ein Kind, das im Mutterleib nicht ausreifen durfte. Diese frühe Erfahrung der Trennung von der liebe- und nahrungsspen-

>»Es ist in einer Ohnmachtsituation schwierig, an sich selber mehr zu glauben als an ein System, das technisch unangreifbar ist.«
>
> *Cecilia Virgin, Preisträgerin für die Einführung der Känguruh-Methode in Dänemark*

denden Mutter kann das ganze Leben eines Menschen prägen. Dies kann sich in einem gestörten Verhältnis zur Mutter, einem hyperkinetischen Syndrom oder mangelndem Urvertrauen äußern. Durch den engen Hautkontakt, der durch das Tragen des nackten Säuglings zwischen den Brüsten der Mutter oder auch auf der Brust des Vaters gegeben ist, kann ein Teil der Schwangerschaft nachgeholt und somit späteren Mangelerscheinungen vorgebeugt werden.

Es ist auch für die Eltern wichtig, in dieser Situation möglichst viel für ihr Kind tun zu können. Das Kind wird direkt über dem Herzen getragen, es spürt den Herzschlag und die Wärme seiner Eltern und riecht sie. Es wird wie ein unreifes junges Känguruh im Beutel der Mutter getragen, daher der Name »Känguruh-Methode«.

Die Erfolge der Känguruh-Methode zeigen sich nicht nur im emotionalen Bereich, sondern sind auch objektiv meßbar. 77% der Känguruh-Kinder wurden bei ihrer Entlassung gestillt, im Gegensatz zu 43% der Brutkastenkinder. Sie nahmen rascher an Gewicht zu und hatten weniger Probleme mit der Atmung. Die Frühgeborenen konnten ihre Wärme besser behalten und öffneten früher ihre Augen. Sie konnten im Durchschnitt acht Tage früher aus der Klinik entlassen werden.

Zusatznahrung und Babykost

Die Ernährung spielt sowohl bei der Mutter als auch beim Säugling eine wesentliche Rolle und ist oft der auslösende Faktor für viele Darmprobleme, wie Blähungen, Durchfall, Verstopfung, Spucken, Schlaflosigkeit etc. Während sich das folgende Kapitel 5 ausführlich mit der Situation beim *Stillen* befaßt, wollen wir hier auf Zusatznahrung und Babykost eingehen.

Konservennahrung (Gläschen)

Bei starken Verdauungsbeschwerden ist eine weitgehende Umstellung auf biologische Ernährung notwendig, um diese Störung grundlegend zu beseitigen. Ein Säugling, der vor dem sechsten Monat mit künstlicher Nahrung gefüttert wird, wird mit aller Wahrscheinlichkeit, wenn auch nicht immer sofort, so doch später im Leben, Assimilationsstörungen, wie z. B. Candida albicans, bekommen. Durch die künstliche Nahrung entsteht eine Darmschwäche, besonders durch zuviel stärkehaltige Kost, wie Getreide, Brei, Bananen, Kartoffeln sowie Verdickungsmittel und Milchpulver in Gemüsekonserven, welche dann unter der Bezeichnung »Babykost« verkauft wird.

Stellen Sie sich vor, wenn Sie sich Tag für Tag, Woche für Woche, Monat für Monat, Jahr für Jahr, von morgens bis abends von Gemüse, Fleisch- und Obstkonserven ernähren *müßten,* wie es Ihnen dann ohne jegliche, frische, lebendige Nahrung wohl gehen würde, insbesondere seelisch?

Keine Institution in unserer Gesellschaft bietet ihren Mitgliedern z. B. in den Kantinen solche Kost an. Nur die Krankenhäuser servieren eine dergleichen »keimfreie«, sterile, keine Lebenskraft spendende Nahrung. Jeder weiß heute, wie ungesund Konservennahrung ist, und keine Mutter würde für ihre Familie täglich in der Mikrowelle erhitzte Dosen und Getränke aus Fertigpulver auf den Mittagstisch stellen. Und doch soll es für die Babys das Allerbeste sein, und es werden ganze Regale in den Supermärkten mit Gläschenkonserven gefüllt – gleich neben der Hunde- und Katzennahrung. Es ist nicht einfach für Mütter, diesem verlockenden Angebot zu widerstehen, besonders wenn sie nicht stillen konnten und ihr Selbstwertgefühl als Nahrungsspenderin dadurch gelitten hat. Deshalb meldet sich häufig ein schlechtes Gewissen, und die junge Mutter ist bereit, *alles vom Besten* für ihr Baby zu kaufen, um diese Lücken zu füllen.

Dabei ist es für Sie so einfach, Ihr Baby mit den notwendigen Nährstoffen zu versorgen. Bei der täglichen Zubereitung der Mahlzeit für die übrige Familie wird etwas Gemüse (evtl. mit Kartoffeln oder Reis) separat püriert bzw. zerdrückt, mit etwas Butter vermischt und dem Baby ungewürzt gegeben. Sie brauchen keine Bedenken zu haben, hierbei Ihrem Kind eine minderwertigere Kost als die als »kontrollierte Babykost« angebotene Nahrung zu geben, ganz im Gegenteil: So ernähren Sie Ihr Kind richtig! Die im Geschäft angebotene Nahrung ist verkochte, *künstliche* Kost. Sie haben es in der Hand, Ihrem Kind schonend gegarte Nahrung mit allen Nährstoffen zu geben. Nutzen Sie die Chance, und lassen Sie sich nicht beirren oder beeinflussen.

Behandlung von Ernährungsschäden

Für Kinder, die zuviel künstliche Babykost bekamen, sind *Alumina* und *Lycopodium* zwei wichtige Mittel.

Dosierung
1x täglich eine Gabe.

Alumina *(Alum.)*

Das Mittel kommt in Frage, wenn durch die Fabrikkost die Därme in eine Art Lähmung geraten. Alle Körperfunktionen verlaufen außerordentlich träge. Der Säugling muß sehr stark pressen, um auch weichen Stuhl zu entleeren. Die Haut sieht ungesund, wie aufgequollen, aus. Den Muskeln fehlt die Straffheit, das Gesicht hat ein talgiges Aussehen. Das Baby kann abends schlecht einschlafen, morgens schläft es lange, und es dauert lange, bis es richtig wach ist. Es ist sehr schreckhaft, auch im Schlaf zuckt es häufig zusammen, oder es wimmert im Schlaf. Es ist anfällig für Schnupfen mit Absonderung reichlich dicken, zähen Schleims mit Niesen. Die Nasenlöcher sind wund. Der Säugling hat einen wechselnden Appetit, mal ist er gering, mal kann er es vor Heißhunger kaum abwarten, die Flasche zu bekommen. Nach dem Trinken stößt er häufig auf.

Das Mittel paßt auch gut für etwas ältere Kinder, die nicht sauber werden und den Darm nur im Stehen entleeren können. Das kann so weit gehen, daß sie um eine Windel bitten, um ihr großes Geschäft zu verrichten.

Lycopodium *(Lyc.)*

Dem Säugling, der Lycopodium braucht, sieht man direkt an, daß es ihm an Vitalstoffen mangelt und seine Assimilation sehr gestört ist. Er kann richtig welk aussehen, wie ein alter Mensch, oder aufgedunsen, besonders über den Augen. Er leidet sehr unter Blähungen, und die Vorwärtsbewegung im Darm wird am Übergang in den Mastdarm im linken Oberbauch blockiert. In den späten Nachmittags- und frühen Abendstunden erleidet er – laut schreiend – seine Qualen und mit ihm seine Familie.

Bei *Milchunverträglichkeit* kann vorübergehend Mandelmilch gegeben werden, bis die Störung homöopathisch geheilt wird. Babys, die infolge künstlicher Milch an Verdauungsstörungen, wie Spucken, Blähungen und Unruhe, leiden, sollten auf Mandelmilch umgestellt werden. Das wirkt sich sehr heilsam auf die Darmprobleme aus, weil die basischen Mandeln den Säurehaushalt des Organismus regulieren. Mandelmilch für den Säugling wird folgendermaßen hergestellt:

Rezept: Mandelmilch
5–7 Mandeln kurz kochen, enthäuten und die Mandeln im Mixer mahlen; dann etwas Wasser dazugeben, bis eine feste Konsistenz erreicht ist; am Ende eine Tasse warmen Wassers hinzufügen und durch ein Sieb gießen. Das ist eine Portion für den Säugling. Bei größeren Säuglingen können Sie auch ein Stück Obst hinzufügen. Wenn sich bei Säuglingen die Leber nicht zurückbildet oder dazu neigt, hart zu werden, können Entwicklungsstörungen auftreten. Nehmen Sie dann statt Wasser einen warmen Lebertee (z. B. Löwenzahntee), oder geben Sie diesen zusätzlich zu trinken.

Die Sojabohne
Sojaprodukte haben in der Ernährung des modernen Menschen und in der Babykost einen Platz eingenommen, über den man sich nur noch wundern kann. Die Sojabohne ist ein billiges

und leicht zu erzeugendes Produkt, sie bedarf keinerlei Pflege und ist resistent gegen alle Krankheiten. Sie ist zwar sehr eiweißreich, aber die Qualität des Eiweißes ist für den menschlichen Verzehr wenig geeignet. Zusätzlich enthält sie Enzyme, die für den menschlichen Organismus nicht förderlich sind. Ausführliche Informationen finden Sie in der Schrift von Renzenbrink: *Die Sojabohne* (siehe Literaturverzeichnis).

Um die Sojaprodukte überhaupt genießbar zu machen, muß die Bohne dreimal gekocht werden, wobei auch viele wertvolle Stoffe verlorengehen. Nun ist sie ein totes Nahrungsmittel, das künstlich aufbereitet werden muß. Als Milchersatz für den Säugling ist die Sojabohne wohl kaum geeignet. Sie enthält z. B. kein Kalzium, welches künstlich zugeführt werden muß. Dies wiederum kann auf die Dauer zu Assimilationsproblemen und Kalkmangel führen. Forschungen haben gezeigt, daß durch Sojamilch ernährte Kinder gravierende Entwicklungsstörungen des Gehirns bekommen können.

Die Sojaprodukte im Westen sind nicht mit der traditionellen Verarbeitungsweise der Sojabohne im Osten zu vergleichen. Es gibt dort viele, seit uralten Zeiten überlieferte Rezepte, wodurch die Sojabohne auf natürliche Weise verarbeitet wird, Giftstoffe ausgeschieden und wertvolle Enzyme freigesetzt werden. In diesen Ländern ist Soja mangels anderer Eiweiße ein unersetzlicher Bestandteil der täglichen Nahrung.

Ratschläge für eine gesunde Säuglingsnahrung

Dies ist eine sehr wichtiges Kapitel, denn das bestgewählte homöopathische Mittel kann nicht grundlegend und auf Dauer heilen, wenn gravierende Fehler in der Ernährung beibehalten werden. Grundsätzlich gilt, auf Abwechslung und Ein-

Rezept: Die natürliche Sojamilch
Die Sojabohnen werden über Nacht in Wasser eingeweicht und am nächsten Morgen gründlich gewaschen. Die daraus durch Pressen gewonnene Milch ist frisch und wertvoll. Um diese Milch noch wertvoller zu machen, können Sie auch Mungobohnen verwenden, die Sie ankeimen lassen. Dies geschieht schon in den nächsten 24 Stunden nach dem Einweichen. Mehr als drei Tage alte Sprößlinge sollten zur Milchherstellung nicht mehr verwendet werden. Die Sojamilch sollten Sie je nach Alter des Kindes mit Wasser mehr oder weniger stark verdünnen. Der fehlende Kalk in der Sojamilch kann durch das Zufügen von Calcium carbonicum D 1 ersetzt werden.

fachheit in der Ernährung Wert zu legen und nicht zu viele verschiedene Nahrungsmittel miteinander mischen. Es ist auch nicht notwendig, große Mengen an Gerichten vorzubereiten und portionsweise einzufrieren. Das Auftauen auf dem Herd dauert länger, als etwas Gemüse frisch zuzubereiten. Die Gefahren der Mikrowelle dürften ja hinlänglich bekannt sein. Kochen Sie kurz eine kleine Karotte oder kleingeschnittene Kartoffel, geben Sie etwas Butter dazu und zerquetschen Sie alles mit der Gabel.

Mit Hilfe einer bewußten Säuglingsnahrung können Sie die Geschmacksinne Ihres Kindes schon früh auf eine gesunde Kost einstellen. So wird Ihr Kind später nicht nach denaturierter ungesunder »Luxusnahrung« verlangen. Die anfänglichen Mühen liegen vor allem in Aufgeben von alten Gewohnheiten. Ihr Kind wird es Ihnen ein Leben lang danken. Auf einige Nahrungsmittel werden wir im Folgenden eingehen.

Getreidebrei

Um Blähungen vorzubeugen, sollten alle Breis grundsätzlich
mit Wasser gekocht werden. Wenn Milch mit Getreide zusammen gekocht wird, verbindet sich das Eiweiß mit den Kohle-
hydraten des Getreides und erzeugt ein schwerverdauliches
Endprodukt. Es ist besser, dem Brei nach dem Kochprozeß
Milch hinzuzufügen. Für strenge Verfechter von bestimmten
Ernährungsrichtlinien ist dies zwar immer noch nicht akzepta-
bel, deswegen ist es am besten, wenn jede Mutter hier individuell für ihr Kind entscheidet. Durch die Zufuhr von Fett in
Form von Sahne, Butter oder Pflanzenöl statt Milch wird der
Brei dagegen gut bekömmlich.

Kartoffelbrei

Bei Kartoffelbrei gelten die gleichen Überlegungen wie bei
Getreidebreis. Mit Kartoffeln lassen sich fast alle Gemüesesorten mischen, und der Brei ist schmackhaft, bekömmlich und
gesund.

Obst und Obstbrei

Der Säuglingsmagen ist am Anfang nicht dafür gerüstet, saures oder wasserreiches Obst wie Melonen zu verarbeiten. Obst
läßt sich mit Getreide und vielen Eiweißarten nicht kombinie-
ren. Gemahlene Nüsse oder Sahne können jedoch problemlos
mit Obst gegessen werden.

Knoblauch, Zwiebeln, Lauch und Schnittlauch

Alle scharfen Gemüesesorten sind nicht für Kleinkinder geeignet. Sie setzen Fäulnisprozesse im Darm in Gang und sind
daher auch wenig aufbauend für Geist und Seele. In Indien

sind diese Zusammenhänge bekannt. Viele Homöopathen streichen dort ihren Patienten erst einmal alle starken Gewürze und wenig aufbauende Gemüsesorten, wie z. B. Paprika und Auberginen, vom Speiseplan, bevor sie mit der Behandlung beginnen.

Bananen

Bananen sind als Babykost sehr beliebt, da man aus ihnen schnell und einfach eine sättigende Mahlzeit zubereiten kann. Die Bananen, die man hier kaufen (außer solchen aus biologischem Anbau kontrolliert), sind jedoch mit einigen Nachteilen behaftet.

Sie sind mit Chemikalien zur Verzögerung des Reifungsprozesses und zum Haltbarmachen begast. Es sind spezielle Sorten gezüchtet worden, die zwar alle Bedingungen für eine bessere Vermarktung erfüllen, dafür aber Eigenschaften entwickelt haben, welche die Verdauung des Menschen erheblich belasten. Durch die frühe Ernte, die bei diesen Sorten möglich ist, kann der Reifeprozeß nicht richtig vollzogen werden, und bestimmte Enzyme, die eine leichte Verwertbarkeit ermöglichen, können nicht gebildet werden. Neben den fehlenden Enzymen enthalten diese gezüchteten Sorten auch eine viel schwerer verdauliche Eiweiß- und Kohlehydratstruktur, die Magen und Darm belastet. Sie haben einen höheren Zuckergehalt, wobei der entsprechende Säuregehalt fehlt.

Aus den obengenannten Gründen sind die hier zu erhaltenden Bananensorten als erste feste Kost für den zarten Verdauungstrakt des Babys nicht geeignet. Nachdem der Säugling das erste Lebensjahr vollendet und sich an einige Nahrungsmittel gewöhnt hat, kann man gelegentlich auch Bananen geben.

Achten Sie aber darauf, daß diese Bananen sehr reif sind.
Meist sind sie übrigens viel billiger. Der Stilansatz darf nicht
mehr grün sein. Es sollten möglichst schon braune Flecken auf
der Schale sein.

Kakao

Kakao enthält neben Koffein und Tannin zusätzlich Kakao-
Alkaloide, die nach wissenschaftlichen Untersuchungen viele
schädliche Auswirkungen haben. Kakao ist auch als Liebes-
trunk bekannt. Er vermag ein Glücksgefühl zu erzeugen, das
über mangelnde menschliche Liebe und Zuneigung hinweg-
tröstet. Auf die Dauer macht Kakao den Geist dumpf, und das
Empfindungsvermögen wird herabgesetzt. Außerdem enthalten die meisten Kakaogetränke zu viele Schwermetalle und
Phosphate, wodurch das hyperkinetische und aggressive Ele-
ment im Kind verstärkt oder ausgelöst wird. Nicht zuletzt
kann auch Kakao, wie Kaffee und Tee, süchtig machen. Versuchen Sie nicht, die Milch für Ihr Kind durch Kakao
schmackhafter zu machen, wenn es Milch ablehnt. Ein Kind,
das Milch nicht mag, wird sie auch nicht verwerten können,
vielleicht schadet sie sogar und löst eine unterschwellige Allergie aus. Durch Kakaogetränke tricksen Sie den natürlichen
Geschmacksinn aus und bahnen der Abhängigkeit von Stimulanzien und Zucker (Karies) den Weg.

Was Sie meiden sollten:	
1. Lebensjahr	*2. Lebensjahr*
Wenn Sie Ihrem Kind eine wirklich gute gesundheitliche Basis mit auf den Weg geben wollen, sollen im ersten Lebensjahr die folgenden Nahrungsmittel gemieden werden:	*Im 2. Lebensjahr hat das Kind zwar einen besser entwickelten Magen-Darm-Trakt, jedoch sollte man die vorher genannten Nahrungsmittel immer noch meiden, insbesondere:*
Fleisch	Fleisch
Fisch	Fisch
Eier	Eier
frische und getrocknete Bohnen	Salz
alle Kohlsorten, außer Brokkoli	Zucker
und Rosenkohl (6.–9. Monat)	Süßspeisen
Tomaten	Kakao
Zucker	Schokolade
Honig	Knoblauch
Süßstoffe	Zwiebeln
Zuckerersatzstoffe	Lauch und Schnittlauch
Kakao, Schokolade	
Salz	
Rosinen	
Zwiebeln	
Knoblauch	
Lauch	
Schnittlauch	
alle Fertigprodukte	
Kekse, auch Vollkornkekse	

5. Kapitel
Stillen

Vertrauen in die eigene Stillfähigkeit

Die Versorgung eines Säuglings ist heutzutage mit vielen Unsicherheiten und Ängsten verbunden. Werbekampagnen gegen unsere natürlichen Bedürfnisse, z. B. gegen das Stillen, haben bewirkt, daß wir eher bereit sind, den Werbeaufrufen zu folgen, als unserem Instinkt zu vertrauen. Viele Menschen haben die Verantwortung für ihre Gesundheit weitgehend in fremde Hände gelegt. Nur Spezialisten scheinen zu wissen, was richtig und was falsch ist. Immer noch zu wenige Frauen haben in den letzten Jahren ihrer Stillfähigkeit vertraut.

Um wieder zu einem natürlichen Leben zurückzukehren, braucht es Mut und Vertrauen, weil wir uns von dem scheinbar »Normalen« abwenden und neue, in Wirklichkeit aber altbewährte, nur in Vergessenheit geratene Wege einschlagen. Oft wird regelrecht Angst geschürt, wenn man sich den herrschenden Normen nicht anpaßt. Nur wenn wir den Mut zur Selbstverantwortung aufbringen, ist es möglich, herrschende Meinungen in Frage zu stellen. Je mehr wir die Konsumprodukte aufgeben, die uns abhängig machen, desto lebendiger und eigenständiger werden wir.

Erfreulicherweise möchten immer mehr Ärzte die Frauen dabei unterstützen, ihre Kinder einige Monate voll zu stillen und sie von Anfang an so natürlich wie möglich zu ernähren und zu erziehen! Dabei ist es ratsam, Empfehlungen von

Selbsthilfegruppen, wie »La Lêche League«, der »Arbeitsgemeinschaft freier Stillgruppen« oder karitativer Beratungs-
zentren wie »Pro Familia«, »Haus der Familie« etc., zu nutzen
(Adressen am Ende des Buches).

Die Stillsituation heutzutage

Da heutzutage nur eine von vier Frauen bis zum vierten Monat voll stillt, hat die Weltgesundheitsorganisation (WHO)
1992 ihre Mitgliedsstaaten verpflichtet, »Nationale Kommis-
sionen zur Förderung des Stillens« zu bilden. Doch erst zwei
Jahre später konnte die deutsche Stillkommission am Berliner
Robert-Koch-Institut eingerichtet werden.

Obwohl in Deutschland 90–94% der Frauen von vornherein
stillen wollen, nähren doch nur 60% ihr Kind, wenn sie die
Geburtsklinik verlassen, und nach vier Monaten ist diese Zahl
schon auf ganze 25% geschrumpft. Immer noch sind es gesell-
schaftliche Vorurteile, die die Lust am Stillen nehmen. In der
Öffentlichkeit dem Kind die Flasche zu geben fällt noch vielen
Müttern leichter, als zu stillen. Auch der Einfluß des Partners
auf den Willen zum Stillen spielt eine wichtige Rolle.

Eine Zeitlang stand die Muttermilch in dem Ruf, mit Chemikalien, wie DDT, PCB oder Dioxinen, belastet zu sein. Tatsächlich haben sich die Rückstände erheblich verringert. Außerdem kann eine lebendige Nahrung viele Belastungen aus-
gleichen, wozu eine denaturierte, künstliche Milch nicht in der
Lage ist, die zudem stark mit Chemikalien belastet sein kann.

Die Vorteile des Stillens

Der Weg zu einer erfolgreichen, befriedigenden und langen
Stillzeit ist für manche Mutter mit vielen Steinen gepflastert,

über die sie stolpern kann. Durch Liebe und Hingabe lassen sie sich jedoch in Juwelen verwandeln. Das Stillen befriedigt die Urbedürfnisse von Mutter und Kind, die durch nichts anderes zu ersetzen sind. Dies trägt dazu bei, die gesamte seelische und körperliche Situation von beiden zu harmonisieren und zu stabilisieren. Das positive Ergebnis dieser ersten Bindung und der Bedürfnisbefriedigung beeinflußt maßgeblich das weitere Gedeihen des Säuglings.

Eine Untersuchung an 250 ausgetragenen, sechs Wochen alten Kindern ergab, daß 60% der Flaschenkinder übergewichtig waren, im Gegensatz zu nur 19% der gestillten. Diese frühe Neigung, Fettdepots zu entwickeln, legt den Grundstein zur Fettleibigkeit im Kindes- und Erwachsenenalter. Sie bekommen als stillende Mutter nach einer Weile das richtige Gespür für den Hunger Ihres Kleinen. Im Gegensatz zur Flaschennahrung ist Ihre Milch immer gleich verfügbar und wohltemperiert. Eine Überfütterung ist daher nur durch unverhältnismäßig häufiges Stillen möglich, wenn das Stillen als Ersatzbedürfnis für andere Bedürfnisse eingesetzt wird.

Die Flasche kann Eltern dazu verleiten, ihre Kinder zu drängen, diese auszutrinken, obwohl sie schon satt sind. Durch die große Öffnung im Sauger trinken die Kinder oft viel zu schnell, und ihr Saugbedürfnis kann nicht genügend befriedigt werden, wofür sie dann später einen Schnuller brauchen oder am Daumen lutschen. Durch das schnelle Trinken wird häufig zuviel Luft geschluckt, was zu heftigen Magenschmerzen und Blähungen führen kann. Auch das »Bäuerchen-Machen« ist bei Brustkindern wesentlich geringer.

Darüber hinaus können auch andere Personen einem Kind die Flasche geben, wogegen das Stillen in der Regel nur durch die Mutter geschieht. Das Füttern mit der Flasche birgt scheinbar gewisse Vorteile, weil es Unabhängigkeit für die Mutter bedeutet. Jedoch ist das Stillen ein wesentlicher Grundstein zur Bildung des Urvertrauens und der Erfahrung des Geborgenseins und Geliebtwerdens. Durch das Stillen entsteht eine innige Mutter-Kind-Beziehung. Der Hautkontakt fördert die körperliche und seelische Entwicklung.

Die verschiedenen Bedürfnisse des Säuglings, auch hinsichtlich der Menge und der Zusammensetzung der Milch, kann die Mutter mit einer entsprechenden Nahrungszufuhr ihrerseits befriedigen. An heißen Tagen braucht das Kind z. B. mehr Flüssigkeit, und die Mutter wird vermehrt flüssige Nahrung zu sich nehmen und viel trinken. Überhaupt ist es hilfreich, vor dem Stillen etwas zu trinken, um den Milchflußreflex anzuregen. Später genügt schon der Gedanke an das hungrige Kind, um die Milch zum Fließen zu bringen.

Sie als Mutter spüren direkt die Reaktion Ihres Kindes auf Ihr Eßverhalten oder Ihren emotionalen Zustand und können dadurch heilend oder krankheitsvorbeugend wirken. Wenn Ihr Kind z. B. an Verstopfung leidet, so können Sie durch eine entsprechende Diät (ballaststoffreiche Nahrung, insbesondere Blattgemüse und Obst) ausgleichend auf die Verdauung Ihres Kindes einwirken. Diese Nahrungsmittel könnte man natürlich nicht einem Neugeborenen verabreichen, aber durch die Umwandlung in Milch kann der Säugling die abführenden Wirkstoffe problemlos aufnehmen. Umgekehrt können manche Nahrungsmittel, vor allem Genußmittel, die Sie zu sich nehmen, Ihrem Baby schaden. Diese Zusammenhänge herauszufinden erfordert manchmal viel Geduld und eine gute Beobachtungsgabe (siehe »Ernährung der stillenden Mutter«, S. 227).

Auch für die Mutter bietet das Stillen nur Vorteile. Untersuchungen haben ergeben, daß das Stillen bei Frauen das Risiko, an Brustkrebs zu erkranken, drastisch reduziert. Wochenbettdepressionen entwickeln sich weniger dramatisch, und das sogenannte »Bonding« tritt schneller und intensiver ein. Außerdem werden durch die Milchproduktion die körpereigenen Fettdepots, die sich in der Schwangerschaft angesammelt haben, aufgebraucht. Dadurch gewinnen Sie Ihre ursprünglichen Körperproportionen leichter zurück, und es tauchen weniger Gewichtsprobleme auf. Beim Stillen bildet sich auch die Gebärmutter schneller zurück, und die Blutungen nach der Geburt hören durch die stärkeren Kontraktionen eher auf.

Zusammensetzung der Muttermilch

Die Muttermilch ist je nach Entwicklungsstadium des Neugeborenen anders zusammengesetzt. Schon während einer Brustmahlzeit variiert die Milchqualität. Die anfängliche Milch (Vormilch), die das Kind bei einer Stillmahlzeit erhält, ist eher dünn und somit durststillend. Richtig satt wird das Kind erst durch die cremigere Milch am Ende der Mahlzeit (Hintermilch).

Die Muttermilch enthält hohe Anteile an *Laktose, Cystin, Cholesterin* und *speziellen Fettsäuren*, alles Substanzen, die in der Kuhmilch in dieser Konzentration nicht vorhanden sind. Sie enthält 2–10mal soviel *Vitamin A, C, E* und *K* wie Kuhmilch. Vitamin K wird den Säuglingen routinemäßig in den Entbindungskliniken nach der Geburt verabreicht. Gestillten Säuglingen müßte dieses Vitamin daher eigentlich nicht zugeführt werden. Als Medikament steht es im Verdacht, Krebs auszulösen, und darf nicht mehr gespritzt werden. Jetzt wird es in Tropfenform verabreicht. Der *Eisengehalt* in der Mutter-milch ist zwar geringer als in der Kuhmilch, aber auch das hat seine Bedeutung. Das Neugeborene hat schon im Mutterleib für die nächsten 6–9 Monate genügend Eisenreserven erhal-ten. Außerdem enthält die Muttermilch das Enzym *Laktofer-rin*, welches die vollständige Resorption dieser geringen Ei-senmenge ermöglicht. Zuviel Eisen in den ersten Monaten wirkt sich nachteilig auf das Wachstum aus. Kuhmilch enthält kein Laktoferrin. Es wird daher der Kunstmilch als syntheti-sches Enzym zugesetzt. Aber künstliche Enzyme vermögen die natürlichen nicht zu ersetzen.

Im Gegensatz zu Kuhmilch, die für die Herstellung von künstlicher Babymilch verwendet wird, enthält Muttermilch mehr Zucker und weniger Eiweiß und Mineralien. Obwohl die heutige Babynahrung an die unterschiedlichen Bedürfnis-se des Säuglings angepaßt (adaptiert) ist, ist zu überlegen, ob es nicht besser ist, lebendige Nahrung in Form von Esels-, Schaf- oder Ziegenmilch zu füttern. Diese Milcharten sind der Muttermilch ohnehin ähnlicher als Kuhmilch. Die Forschun-gen über die Verträglichkeit der Kuhmilch basieren vor allem auf homogenisierter und pasteurisierter Milch, die allein durch diese Konservierungsmaßnahmen schwerer verdaulich ist. Sie löst im Dickdarm Gärungsprozesse aus, wodurch sich die Allergiebereitschaft erhöht.

Die Muttermilch enthält *Abwehrstoffe* gegen alle Kinder-krankheiten, außer Keuchhusten und Röteln, und schützt vor allergischen Reaktionen, wie z. B. Neurodermitis, Heuschnup-fen und Milchallergie. Zudem leidet ein gestilltes Kind weniger unter Darmstörungen und Atemwegsinfekten. Die Kariesbil-dung ist geringer und die Kieferbildung ausgeprägter.

Das erste Anlegen an die Brust

Das Kind sollte am besten gleich nach der Geburt angelegt werden, also noch vor dem Baden, denn bis zu einer halben Stunde nach der Entbindung entwickelt sich der Saugreflex des Neugeborenen immer stärker, läßt dann nach und steigert sich erst nach $1^1/_2$ Tagen wieder.

> *Wichtig:* Oft wird das erste Anlegen durch einen falschen Nackengriff der Hebamme gestört, wodurch der Säugling irritiert wird und sich von der Brustwarze abwendet. Das Kind soll am Hinterkopf und nicht am Nacken gehalten werden.

Das Kolostrum

Dieses erste Anlegen ist deshalb von großer Wichtigkeit, weil erstens die Milchproduktion bei der Mutter angeregt wird und zweitens das Kind die Vormilch, das Kolostrum, zu sich nimmt, welche schon während der letzten Wochen der Schwangerschaft abgesondert wurde. Das Kolostrum fördert den Abgang des »Kindspechs« (Mekonium), der Abfallprodukte, die sich während der Schwangerschaft im Kindsdarm angesammelt haben. Die Zusammensetzung des Kolostrums ist den Bedürfnissen des Neugeborenen optimal angepaßt. Es enthält viel Eiweiß und wenig Fett – in der reifen Muttermilch ist das Verhältnis genau umgekehrt – und verfügt über eine hohe Dosis Immunkörper. Dadurch beugt das Kolostrum Infektionen und Allergien vor. Kolostrum ist nicht in erster Linie als Nahrung gedacht, sondern eher als ein wertvolles, biologisches Mittel zur Unterstützung der Selbstheilungskräfte und Abwehr von Krankheitserregern. Außerdem enthält Kolostrum viel Vitamin A, E und K, weswegen Vitamin K keinesfalls in künstlicher Form als *Konakion* zugeführt werden muß.

Das Kolostrum reicht für die ersten Tage völlig als Alleinnahrung aus. In seltenen Ausnahmefällen, wenn die Mutter nicht verfügbar ist, kann etwas warmes Wasser aus der Flasche gegeben werden. Es muß nicht immer gleich Kräutertee sein. Bedenken Sie, daß alle Tees Heilmittel sind und manchmal sehr starke medizinische Wirkungen haben, die nicht unbedingt für jeden Körper erwünscht und zuträglich sind. Kleinkindern wird gerne Fencheltee gegeben. Der Fenchel hat eine heilsame Wirkung bei Blähungen, weil er selbst auch Blähungen produzieren kann. Wenn Sie bei Blähungen gute Erfahrungen mit einem speziellen Tee, z. B. Fenchel, gemacht haben, dann lag gerade ein »Fenchelzustand« vor. Hier wird deutlich, daß die Heilwirkung des Fenchels auf dem Heilprinzip der Homöopathie beruht, und schon so manches Kind geriet durch Fenchel- oder Kamillentee unfreiwillig in eine Art Arzneimittelprüfung. Es bildete dieselben Symptome, die diese Pflanzen heilen. Mit einfachem warmem Wasser gehen Sie keine Gefahr ein, eine unerwünschte Wirkung auszulösen. Versuchen Sie, reines Wasser zu bekommen. Es ist neutral und schmeckt gut.

Die Mutter und auch das Kind brauchen am Anfang nur wenig und vor allem leichte Nahrung, um sich von der Geburt erholen zu können. Durch häufiges kurzes Anlegen wird der Milcheinschuß beschleunigt, und es treten weniger Beschwerden, wie wunde Brustwarzen, pralle Brüste und Milchfieber,

> *Eine einfache Lösung:* Verzweifelte Eltern wandten sich ein-
> mal an einen Homöopathen, weil sie mit ihrem Kind über-
> haupt nicht mehr zurechtkamen. Es war in einem hyperki-
> netischen Zustand geraten und nicht mehr zu bändigen. Der
> Homöopath setzte einfach den täglich verabreichten Kamil-
> lentee ab. Das genügte, um das Kind zu normalisieren.

auf. Die Gebärmutter zieht sich besser zusammen, und die Blutungsgefahr wird herabgesetzt. Wenn der Säugling gleich nach
der Geburt der Mutter auf den Bauch gelegt wird und saugen
kann, wird bei Mutter und Kind das überlebenswichtige »Bonding«, eine harmonische und enge Verbundenheit, gefördert.

Das Einschießen der Milch

Die Milch schießt gewöhnlich 1–3 Tage nach der Geburt ein.
In Ausnahmefällen kann es bis zu 5 Tagen dauern. Es ist eventuell mit Schwellungen der Lymphdrüsen im Kopf- und Hals-
bereich verbunden. Das Brustgewebe selbst schwillt stark an,
wodurch ein unangenehmes, manchmal sehr schmerzhaftes
Druckgefühl entsteht. Wenn Sie von Anfang an Ihr Kind immer wieder anlegen, jedoch zur Verhütung wunder Brustwarzen nicht länger als zehn Minuten an jeder Seite, schießt die
Milch meist nicht so plötzlich ein, der Prozeß ist nicht so
schmerzhaft, die Leber des Kindes wird weniger belastet, und
damit kann unter Umständen einer Gelbsucht vorgebeugt
werden. Es ist ratsam, vor dem Milcheinschuß weniger zu trinken und, je nach Bedürfnis, kalte oder warme Umschläge zu

machen. Entspannen Sie sich einfach und freuen Sie sich, daß die Milch kommt! (Siehe auch »Milchspendereflex«, S. 224.)

Bei *verzögertem Milcheinschuß* kann *Agnus castus* C 200 den Milchfluß anregen.

Ist die Frau in dieser Zeit sehr weinerlich, ist *Pulsatilla* C 200 angezeigt. Pulsatilla kann auch gegeben werden, wenn die Milch irgendwann später ohne Grund plötzlich versiegt. Meist reicht eine Gabe.

Fieberhafter Milcheinschuß

Nicht selten ist der Milcheinschuß mit Schmerzen und erhöhter Temperatur, Schüttelfrost, Hitze und Fieber verbunden, man nennt es dann *»Milchfieber«*. Das häufige Anlegen des Kindes und sanftes Ausstreichen reicht oft, um die Brustsymptome nicht zu stark auftreten zu lassen. Wenn das nicht genügt, kommen *Belladonna* und *Aconit* in Frage. Die Mittel sind unter Brustentzündung beschrieben.

Möglicherweise muß *Arnica* danach gegeben werden. Arnica ist auch die beste Prophylaxe gegen Milchfieber.

• *Dosierung:* C 200, alle 2 Stunden ein Schluck

Sollte der Milcheinschuß so schmerzhaft sein, daß ein Stillen unmöglich erscheint, kommen die unter »Brustentzündung« (S. 240) erwähnten Mittel in Betracht. Die harten Brüste können mit warmem Wasser oder unter der Dusche ausgestrichen werden. Keinesfalls sollten die Brüste beim ersten schmerzhaften Milcheinschuß abgepumpt werden, da so die Milchproduktion nur noch weiter angeregt wird. Lieber die Flüssigkeitsaufnahme reduzieren, sanft ausstreichen und das passende homöopathische Mittel auswählen.

Der Milchspendereflex

Für ein erfolgreiches Stillen ist es wichtig, daß der Milchspendereflex gut funktioniert. Er bewirkt, daß die Milch frei fließt und nicht zurückgehalten wird. Es ist ein unwillkürlicher Vorgang, der automatisch abläuft, wenn keine widrigen Umstände ihn hemmen. Der Milchspendereflex ist eine komplizierte Kettenreaktion zwischen Mutter und Kind. Durch das rhythmische Saugen des Kindes wird ein Nervenpunkt direkt oberhalb der Brustwarze angeregt und leitet einen Reiz an die Hypophyse. Diese schüttet daraufhin die Hormone Prolaktin und Oxytocin aus. Prolaktin gelangt über die Blutbahn zu den Sekretionszellen (Alveolen) im Brustdrüsengewebe. In den Alveolen wird daraufhin die Milch mit all ihren Nährwerten gebildet. Das Oxytocin wird in die kontrahierbaren Muskelzellen transportiert, die die Alveolen umschließen, und sorgt dafür, daß die Milch aus den Alveolen in die Milchgänge gepreßt wird. Dieser Vorgang wird als prickelnde Spannung oder Wärme empfunden und geht mit dem Fließen der Milch in die Entspannung über. Manchmal setzt der Reflex schon ein, wenn die Mutter ihr Kind vor Hunger weinen hört oder wenn die Zeit zum Stillen da ist. Es kann sogar vorkommen, daß die Milch in hohem Bogen aus der Brust schießt.

Eine sterile Krankenhausumgebung kann einen ungünstigen Einfluß auf die Mutter und somit auf den Milchspendereflex ausüben. Wenn Gefühle wie Angst, Scham oder Aufregung, ausgelöst werden, besonders bei Frauen mit wenig Selbstvertrauen, kann das den Milchspendereflex stören oder sogar das Einschießen der Milch verhindern. Für diese Frauen ist es wichtig, von ihren nächsten Vertrauenspersonen immer wieder zum Stillen motiviert zu werden und Rückenstärkung zu bekommen. Von Stillberaterinnen hört man, daß die Ehemänner manchmal eher dazu geneigt sind, vom Stillen abzuraten, sobald die ersten Probleme auftauchen: »Tu dir das doch nicht an, dann geht es eben nicht. Flasche geben ist doch viel einfacher!« Hier sollten Sie sich lieber bei einer erfahrenen Freundin Rat holen, die die ersten Stillhürden überwunden und es geschafft hat zu stillen.

Einen mangelhaften Milchspendereflex können Sie mit *Agnus castus* behandeln.

• *Dosierung:* C 200 2x täglich 2 Globuli. Bei spezifischen auslösenden Faktoren siehe »Unterdrückte Milch« (S. 238).

Milchbildung

Vielleicht beschäftigt Sie schon vor der Ankunft Ihres Kindes die Frage, ob Ihre Brust eine ausreichende Milchmenge produzieren kann. Die Größe der Brust ist dafür nicht maßgeblich, denn die Brustdrüse besteht nicht nur aus milchbildendem Drüsengewebe, sondern enthält daneben Fett- und Stützgewebe. Je reichlicher das Drüsengewebe vorhanden ist, um so mehr Milch kann gebildet werden. So läßt sich erklären, warum Frauen mit kleinen Brüsten in der Regel sehr gut stillen können und bei Frauen mit viel Fettgewebe unter Umständen wenig Drüsengewebe zur Milchbildung angelegt sein kann.

Die Milchbildung ist vor allem von der Entleerung der Brust durch das Stillen abhängig. Je mehr das Baby an der Brust trinkt, um so mehr Milch wird gebildet. Wenn die Brustwarzen empfindlich oder schon wund sind, soll das Kind nur etwa

5–10 Minuten an jeder Brust trinken. Um die gleiche Menge
Milch zu erhalten und die Milchproduktion zu stimulieren,
muß es dafür öfter angelegt werden.

Durch Streß oder körperliche Anstrengung, besonders mit
den Armen, geht die Milch zurück. Der Oberkörper ist warm
zu halten; langärmelige Nachthemden begünstigen den Ener-
gie- und Milchfluß. Es gibt neben der konstitutionellen homöopathischen Behandlung verschiedene Möglichkeiten, um
die Milchproduktion wieder anzukurbeln. Vielen Frauen haben unsere »Milchbildungskugeln«, deren Herstellung wir auf
Seite 238 beschreiben, helfen können. Jedoch ersetzen sie,
ebenso wie andere Hilfsmittel, nicht das richtige homöopathische Mittel, wenn eine tieferliegende konstitutionelle Schwäche vorliegt.

Natürlich haben viel Ruhe, eine harmonische Umgebung,
entspannende Musik, Entlastung im Haushalt und die Einnahme von etwas Flüssigkeit vor dem Stillen einen stimulie-
renden Effekt auf die Milchbildung.

Kräftigungs- und Milchbildungsmittel

Lecithin kommt in allen tierischen Zellen, besonders in den
Nerven, im Gehirn und im Eidotter vor, wird aber auch aus
Soja gewonnen. Es wird als Nahrungsmittelzusatz verwendet.
Sie können es auch als homöopathisches Mittel einnehmen.
Es macht die Milch nahrhafter und paßt besonders gut, wenn
die Frau nervlich sehr überlastet ist und Verlangen nach Sti-
mulanzien wie Wein und Kaffee hat. Es baut die Frau auch
nach akuten Krankheiten oder bei Anämie und Schlaflosig-
keit wieder auf.
• *Dosierung:* Lecithinum D 3, 3x täglich 5 Tropfen.

Auch *Alfalfa-Urtinktur*, 3x täglich 5 Tropfen, regt die Milchbildung an.

Milchbildungsfördernde Nahrungsmittel
– Erdbeerblättertee, Brennesseln, frisch oder getrocknet, die
  Blätter können im Mörser zu feinem Pulver verrieben wer-
  den und aufs Butterbrot oder über Speisen gestreut werden
– Anis, Koriander, Fenchel, Kümmel kauen oder gemahlen
  auf oder im Brot bzw. als Tee, evtl. wenige Tropfen ätheri-
  sches Öl in die Massagemischung zum Einreiben der Brüste
– frische rohe Fenchelknollen, frischer Dill
– Süßkartoffeln
– Gerste, Gerstentrunk
– Alfalfa (Luzerne) als Sprossen, das Kraut als Tee oder Urtinktur

Die Ernährung der stillenden Mutter

Mit der richtigen Ernährung können Sie Ihrem Baby manche
quälenden Verdauungsprobleme ersparen, denn alles, was Sie
zu sich nehmen, geht direkt in Ihre Milch über. Viele Frauen
werden ihren Speiseplan umstellen müssen, und daher beginnen Sie am besten schon in der Schwangerschaft mit der Um-
gewöhnung Ihrer Geschmacksnerven. Die Stillzeit ist eine
einmalige Gelegenheit, sich von Grund auf gesund zu ernähren. Manche Babys sind so sensibel, daß sie sich gegen jeden
Diätfehler der Mutter unverzüglich und lautstark zur Wehr
setzen. Haben Sie z. B. Zwiebeln gegessen, so kann Ihr Baby
bei der nächsten Brustmahlzeit schon nach wenigen Schluk-

Nahrungsmittel	
mit guter Verträglichkeit	*mit schlechter Verträglichkeit*
Kartoffeln	*wundmachend bei Babys mit*
Süßkartoffeln	*zarter, heller Haut:*
Zucchini	saures Obst, wie Zitrusfrüchte,
Kürbis, roh und gekocht	Johannisbeeren, Rhabarber
gekochte Karotten	Tomaten
Sellerie	
gekochter Chicorée	*Blähungen verursachen:*
Spinat	Vollkornprodukte
rote Bete, roh und gekocht	Getreidekaffee
Hirse	frisches Hefebrot
Reis	Birnen
Keimlinge	Kohl
Nudeln	Eier
Johannisbrot	Fleisch
Quinoa	Lauchgewächse
Amaranth	Rohkost (vor allem Paprika
Kamut oder Dinkel	und Gurken)
Gerste	rohe Gemüse- und Obstsäfte
Mais	Hülsenfrüchte, Soja
Petersilie, Dill, Basilikum	Milch, Käse, Kefir
Sesam	
Sonnenblumenkerne	*stimulierend wirken (Schlaflosig-*
Nüsse	*keit, Hyperaktivität)*
Weizenkeime	alle Genußmittel:
alle Fette	Kaffee, Tee, Kakao, Nikotin,
Kräutertee	Alkohol, scharfe Gewürze,
Küchenkräuter	Schokolade, Zucker

ken zu schreien anfangen, sich weigern weiterzutrinken und anschließend stundenlang unter quälenden Blähungen leiden, die durch nichts zu beseitigen sind. Wenn Sie das Prinzip von Ursache und Wirkung einmal an Ihrem Baby erlebt haben, wird Ihnen die Umstellung Ihrer Ernährung nicht als Verzicht, sondern als notwendiger Schritt zur Verbesserung Ihrer eigenen Gesundheit und der Ihres Kindes bewußt werden. Viele sind sich der schädlichen Auswirkungen vieler gewohnter »Nahrungsmittel« nicht bewußt. Wir erleben oft, wie dankbar Menschen über ihre neugewonnene Gesundheit sind, indem sie nur die tägliche Tasse Kaffee weglassen.

Das volle Getreidekorn enthält zwar viele lebenswichtige Mineralien und Spurenelemente und ist damit gesünder als Auszugsmehl, es ist aber schwerer verdaulich und kann bei einigen Menschen Verdauungsprobleme hervorrufen. Diese Schwäche läßt sich, wie alle anderen Schwächen auch, homöopathisch behandeln. Wenn Sie auf Vollkorn nicht verzichten wollen, weichen Sie Ihren Frischkornbrei einige Stunden ein und essen ihn dann mit Sahne statt mit Milch. Grundsätzlich sollte Obst nicht mit Getreide zusammen verzehrt werden, da diese Kombination schwerer verdaulich ist.

Stillhäufigkeit

Stillen im 4-Stunden-Rhythmus?

Diese technische Vorgehensweise wurde früher von vielen Kinderärzten und Erziehungspersonal empfohlen. Lassen Sie sich nicht durch überholte Meinungen in Büchern, die empfehlen, das Kind alle vier Stunden zu stillen, in die Irre leiten. Da Muttermilch leichter verdaulich ist, werden Brustkinder früher wieder hungrig als Flaschenkinder. Das Baby sollte an jeder Brust etwa 10 Minuten trinken. Sie geben zuerst die eine Brust, bei der es das letzte Mal aufgehört hat. Stillen Sie anfangs etwa achtmal am Tag. So wird der Milcheinschuß kontrolliert, und die Brustwarzen werden nicht so schnell wund. Stillen Sie Ihr Kind nach seinen eigenen, individuellen Bedürfnissen, und denken Sie niemals daran, daß Sie es dadurch verwöhnen könnten, wie man früher glaubte.

Nicht jedes Schreien verlangt jedoch nach Nahrungsaufnahme. Durch zu häufiges Anlegen droht auch die Gefahr der Überfütterung, bzw. der Kreislauf der Blähungen wird in Gang gesetzt und gefördert. Nach einigen Wochen pendelt sich der Stillrhythmus von allein ein. Das Kind sollte dann nachts je nach Persönlichkeit mehr oder weniger durchschlafen. Falls das nicht der Fall sein sollte, kann das richtige homöopathische Mittel behilflich sein. Ein gestilltes Kind braucht bis zum 6.–8. Monat keine zusätzliche Nahrung oder Tee, es sei denn, Tee ist wegen großer Hitze oder einer Krankheit (z. B. Durchfall) angezeigt. Es empfiehlt sich, für Notzeiten Milch abzupumpen und portionsweise einzufrieren, wenn die Milch einmal zu reichlich fließt.

Wenn ein Kind sich gut entwickelt, ist es nicht notwendig, es täglich auf die Waage zu legen. Allerdings sollte darauf geachtet werden, daß es genügend Wasser läßt. Trockene Windeln sind ein Hinweis dafür, daß es nicht genügend Milch bekommt. Dies führt zu Austrocknungserscheinungen, die sich an den Lippen und den eingezogenen Fontanellen bemerkbar machen. Bei diesen Alarmzeichen muß unbedingt sofort behandelt werden.

Es gibt immer wieder Phasen, in denen das Kind besonders viel trinken möchte. Zweifeln Sie jetzt nicht daran, genug Milch zu haben! Es handelt sich um Wachstumsschübe, die mit großer Wahrscheinlichkeit mit sechs Wochen und drei

Monaten auftreten. Hier hilft nur vermehrtes Anlegen, viel trinken und geduldig einige Tage bis zu einer Woche abzuwarten, bis sich wieder genügend Milch gebildet hat, die auf die neuen Bedürfnisse des Kindes optimal abgestimmt ist. Auch zwischendurch wird es immer wieder Tage geben, wo Sie, je nach Milchproduktion, mit Ihrer Flüssigkeitsaufnahme hin und her jonglieren müssen.

Stillprobleme

Lassen Sie sich nicht den Mut nehmen, wenn die Voraussetzungen zum Stillen anfangs nicht optimal erscheinen. Wenn der Wille zum Stillen da ist, ist es auch fast immer möglich, denn man kann vieles durch die Homöopathie oder andere Maßnahmen in Ordnung bringen. Es gibt einige wenige Gründe, die ein erfolgreiches Stillen anfangs unmöglich erscheinen lassen. Auf diese werden wir als erstes eingehen.

Eingezogene Brustwarzen

Für das Baby ist es nicht leicht, die Hohl- oder Flachwarzen, die zudem sehr empfindlich sind und leicht wund werden, richtig zu fassen. Mittels Homöopathie können sich die Warzen jedoch normalisieren. Zusätzlich ist eine Abhärtung mit Wurzelbürstenmassagen oder Kaltwasserduschen zu empfehlen. Es ist gut, mit der Pflege und Behandlung der eingezogenen Brustwarzen schon vor einer Schwangerschaft zu beginnen, aber selbst nach der Geburt ist es noch nicht zu spät.

Durch einen einfachen Test können Sie selber feststellen, ob Ihre Brustwarzen für das Kind gut zu fassen sind: Wenn Sie mit Daumen und Zeigefinger auf den Rand des Warzenhofes drücken, bleibt die normale Brustwarze hervorstehend. Eine *Flachwarze*, die bei einem Drittel der Frauen vorliegt, zieht sich dabei jedoch zurück. Die richtige *Hohlwarze* oder auch *Schlupfwarze* zieht sich nach innen und bildet einen Schlitz.

Behandlung
– Hohl- oder Schlupfwarze: *Mercurius solubilis*
– Flachwarze: *Silicea*
– Atrophie der Brust und Brustwarze: *Jodum* oder *Sarsaparilla*
• *Dosierung:* C 200 1x täglich 2 Tropfen für 4–6 Wochen

Mechanische Maßnahmen
Daneben können auch mechanische Maßnahmen eingesetzt werden. Eine elektrische Pumpe (bei Apotheken oder medizinischen Fachhäusern ausleihbar) oder Brustschilder (bei Stillgruppen erhältlich) ziehen die Warzen heraus.

Bei einer richtigen Flachwarze nützt auch das Herausdrehen der Warzen vor dem Stillen nichts. In diesem Fall dauert es auch eine ganze Weile, bis die homöopathischen Mittel eine Normalisierung der Warzen bewirken. Behelfen Sie sich in der Zwischenzeit mit Brustschildern, und achten Sie darauf, daß Ihr Baby genügend Flüssigkeit erhält.

Sie können sich auch einen BH maßgerecht für Ihre Schlupfwarzen zurechtschneidern, indem Sie vorne Löcher hineinschneiden. Dadurch werden die Brustwarzen nach außen gedrückt und durch das Reiben der Kleidung widerstandsfähig gemacht.

Die Brustwarzen lassen sich auch gut mit Eiswürfeln für das

Stillen vorbereiten. Setzen Sie Ihre Brust soviel wie möglich Sonne und frischer Luft aus.

In einem alten indischen Buch fanden wir eine ganz einfache, jedoch gute Technik. Die Brustwarze wird herausgedreht und ein naturfarbener, dickerer, elastischer Wollfaden zwei- oder dreimal um die Basis der Brustwarze gewickelt. (Keinen Baumwollfaden verwenden, weil sich dort leichter Bakterien ansammeln können.) Nun wird der Faden vorsichtig angezogen, aber nicht zu stark, um die Blutzirkulation nicht einzuschränken. Der Wollfaden kann viele Tage lang ständig getragen werden, ohne die mindeste Beeinträchtigung und mit einem dauerhaften, guten Ergebnis.

Wunde Brustwarzen

Das größte Problem bei empfindlichen Brustwarzen ist, daß die Wunden durch das Saugen immer wieder gereizt werden. Es hat sich bewährt, die Brustwarzen nach dem Stillen nicht zu waschen und die Milch einfach an der Luft antrocknen zu lassen, denn auch der Zucker in der Muttermilch kann Wunden heilen. Der alte Homöopath Hering empfahl, nach jedem Stillen die Brustwarzen mit Puderzucker zu bestreuen, nachdem sie mit kaltem Wasser gewaschen wurden. Wenn die Brustwarzen in der Schwangerschaft richtig vorbereitet wurden, gibt es später wenig Probleme.

– Zur Vorbeugung und im Anfangsstadium von Wundheit ist es ratsam, die Brustwarzen nach dem Stillen mit *Arnica* C 200 zu betupfen.

– *Castor equi* D 6 ist gut bei fortgeschrittenen Entzündungen mit Geschwürbildung. Bei *Nux vomica* fühlen sich die umliegenden Körperteile schmerzhaft wie wund an.

Wenn das nicht hilft, verbirgt sich dahinter eine konstitutionelle Schwäche, und folgende Polychreste (= Konstitutionsmittel) kommen in Frage:

– *Sulfur* hat tiefe Risse, die bluten und wie Feuer brennen, vor allem nach dem Stillen.
– *Calcium carbonicum* ist ähnlich schmerzhaft wie Sulfur, nur das Brennen steht nicht so im Vordergrund. Es besteht eine vermehrte Milchproduktion, die Milch fließt leicht aus, und die Brüste sind groß und schwer.
– *Lycopodium* hat ähnlich Schmerzen wie Calcium und Sulfur. Es sind ausgeprägte geistige Symptome vorhanden. Die stillende Frau ist ehrgeizig und möchte alles besonders gut und richtig machen. Dieser selbstgeschaffene Leistungsdruck hindert sie daran, sich zu entspannen. Blutige Milch (wie bei *Chamomilla*) ist ein wichtiger Hinweis.

Tip: Wenn Sie sich zwischen den drei Mitteln schlecht entscheiden können, wählen Sie die Mittel in dieser Reihenfolge:
1. *Sulfur*
2. *Calcium*
3. *Lycopodium*
Die Mittel folgen so gut aufeinander und ergänzen sich in ihrer Wirkung.

Soor kann durch das Baby beim Stillen auf die Mutter übertragen werden. Die Brustwarze wird wund und rissig, und das Stillen ist sehr schmerzhaft. Wenn beim Stillen auch die andere Brust schmerzhaft ist, ist *Borax* C 200 angezeigt. Vor jedem Stillen eine Gabe geben (siehe »Soor«, S. 189).

Kind verweigert die Muttermilch
Es gibt Säuglinge, die sich hartnäckig weigern, gestillt zu werden. Als erstes sollte man daran denken, daß das Kind die Mutter vielleicht nicht riechen kann, da ihr eigentlicher Körpergeruch durch Parfüms, Seifen, Wäsche, Deodorants, Desinfektionsmittel u. a. überdeckt ist. Es muß auch abgeklärt werden, ob das Kind die Milch verweigert, weil sie nicht schmeckt. Diese Ursachen sollten beseitigt werden.

Behandlung
Die wichtigsten Mittel hierfür sind die Kalzium-Salze.
– Das Kind, das *Calcium carbonicum* braucht, ist schlapp, schwach und passiv. Es hat einen großen, runden Kopf und schwitzt am Kopf.
– Das *Calcium-phosphoricum*-Kind ist aktiver, zarter und gereizter.
– Das *Silicea*-Baby mag die Milch nicht, obwohl sie nicht schlecht ist, und erbricht leicht.
• *Dosierung:* C 200, 1x täglich 3 Tage lang, wenn sich keine Besserung zeigt, zum nächsten Mittel übergehen.

Verbesserung der Milchqualität
Muttermilch ist den Bedürfnissen des Kindes im Normalfall optimal angepaßt. Wenn die Milch schlecht schmeckt oder zu wenig Nährstoffe enthält, kann das Kind die Muttermilch verweigern. In dem Fall muß die Mutter behandelt werden. Auch eine Quecksilberbelastung der Milch durch Amalgamfüllungen der Zähne kann vorliegen. Die Hinweise zur Ausleitung nach der Amalgamentfernung finden Sie im Homöopathischen Ratgeber Nr. 11, »Zähne« (siehe Literaturverzeichnis

im Anhang). Durch quecksilberhaltige Zusatzstoffe in Impfungen kann dann die Quecksilberkonzentration im Blut des Säuglings bedenkliche Werte erreichen.

Es muß zuerst abgeklärt werden, ob die Mutter bestimmte Nahrungsmittel zu sich nimmt, die das Kind nicht verträgt oder die die Milchbildung stören. Dazu gehören alle Genußmittel, blähende Speisen, wie frisches Brot, Lauch und Kohlgewächse, Getreidekaffee etc. Das führt zu einem schlechten Gedeihen des Babys, was sich aber erst über einen längeren Zeitraum bemerkbar macht, oder es löst massive, akute Probleme aus, wie Blähungen, Koliken und Allergien.

Immer häufiger leiden schon Babys an Allergien. Denken Sie auch daran, daß eine Allergiebelastung in der Familie eine Kontraindikation für Impfungen darstellt. Häufig wird zuwenig darauf aufmerksam gemacht. Nach dem Impfen kann sich eine Allergiebereitschaft, z. B. auf Kuhmilch, Südfrüchte, Eier, Tomaten, Hafer, Schokolade, Soja entwickeln. Lassen Sie das vermutliche Allergen ein paar Tage aus Ihrer Nahrung weg. Bei zu dünner Milch sind Fleisch und Eier den Milchprodukten vorzuziehen. Sollte sich der Zustand des Babys dadurch nicht positiv verändern, ist eine homöopathische Behandlung angesagt.

Behandlung
Borax *(Bor.)*
Die Milch schmeckt schlecht, gerinnt schnell, ist dick und oft käsig. Spärlicher Milchfluß mit Stichen und Schmerzen in den Brüsten, so daß die Frau mit der Hand gegen die Brust drückt. Das Kind weigert sich, die schlecht schmeckende Milch zu trinken.

- *Dosierung:* Wenn zwar wenig Milch vorhanden ist, sie aber ansonsten in Ordnung ist, wird Borax C 3–12, 3x täglich eine Gabe gegeben.
  Bei schlechter Milch, Borax C 200, 2x täglich eine Gabe.

Calcium carbonicum *(Calc.)*
Die Milch ist dünn und klar, sogar wäßrig, manchmal bläulich und schmeckt schlecht. Sie wird vom Kind abgelehnt. Entweder zuviel oder zuwenig Milch.

Calcium phosphoricum *(Calc-p.)*
spärliche, dicke Milch, die salzig oder sauer sein kann. Brennende Schmerzen in der Brust.

Chamomilla *(Cham.)*
käsige, blutige oder dünne Milch. Wichtig ist die psychische Verfassung der Stillenden: unruhig, verärgert, aufbrausend. Sie sagt, sie will und kann die Schmerzen nicht aushalten. Wichtigstes Mittel, wenn die Milch durch Ärger unterdrückt wird.

Lachesis *(Lach.)*
blaue, dünne Milch. Die Frau ist traurig und depressiv, sie fühlt sich verlassen, besonders beim Erwachen.

Phytolacca *(Phyt.)*
blutige oder käsig-gelbe Milch, die Fäden zieht. Das Stillen kann sehr schmerzhaft sein. Die Brüste sind hart oder haben viele harte Knoten. Es hat ähnliche Symptome wie *Borax,* doch bei Phytolacca kommt die Milch völlig zum Versiegen.
Achtung! Neigung zur Brustentzündung.

Rheum *(Rheum)*

bittere, stark gelblich verfärbte Milch. Mutter und Kind haben schmerzhafte, sauer riechende Durchfälle.

Dosierung
C 200, 2–4x täglich eine Gabe.

Rezept: Milchbildungskugeln
- 250 g Kamut oder Dinkel
- 150 g Gerste
- 100 g Hafer
- 1 Handvoll gehackte Cashewnüsse
- 150 g Butter
- 150 g Muscovadozucker, Rapadura, Ursüße o. ä.

Das Getreide wird fein gemahlen. Rösten Sie das Mehl mit den Cashewnüssen in einem Topf an, bis es leicht braun wird und schön duftet. Geben Sie jetzt die Butter hinein und rühren Sie weiter, bis sie ganz geschmolzen ist. Als letztes fügen Sie den Zucker dazu und nehmen jetzt nach 10–15 Sekunden den Topf vom Feuer. Um die Kugeln gut formen zu können, geben Sie 2–3 Eßlöffel Wasser hinzu. Formen Sie sie, solange die Masse noch warm ist. Die Kugeln sollten einen Durchmesser von 2,5–3 cm haben.

Unterdrückte Milch durch emotionalen Streß oder Kälte

Alle Gefühlsregungen der Mutter werden durch die Muttermilch auf das Kind übertragen. Die Milchqualität kann darunter leiden, oder der Milchfluß kann gänzlich versiegen (siehe auch »Milchbildung«, S. 225).

Bryonia *(Bry.)*
kommt in Frage, wenn die Milch durch eine *plötzliche Gemüts-erregung* verschwindet. Auch durch *Kälteeinwirkung* kann die Milch versiegen und sich eine Brustentzündung entwickeln.

Chamomilla *(Cham.)*
harmonisiert Mutter und Kind nach einem *heftigen Wutaus-bruch* der Mutter.

Dulcamara *(Dulc.)*
sorgt wieder für Ordnung im Wärmehaushalt, wenn *Kälte* die Ursache für unterdrückte Milch ist. Die Brüste sind geschwollen und die Brustwarzen wund und schmerzhaft.

Ignatia *(Ign.)*
verhindert, daß sich ein großer *Kummer* für Körper und Seele schädlich auswirkt.

Hyoscyamus *(Hyos.)*
bringt die Milch wieder zum Fließen, wenn diese durch *Eifer-sucht* versiegt ist.

Pulsatilla *(Puls.)*
ist wichtig, wenn die Milch plötzlich, scheinbar *ohne Grund*, wegbleibt. Eine weinerliche Stimmung ist aber immer vorhanden.

Dosierung
Meist genügt eine Gabe, wenn Emotionen die Ursache sind. Bei Kälteeinwirkung können 2–3 Gaben am Tag notwendig sein.

Das Ausfließen der Milch (Inkontinenz)

Das Ausfließen der Milch vor der Stillzeit und bei unverhofftem Milcheinschuß zwischen den Stillzeiten ist eher die Folge einer Schwäche der Milchgänge sowie der Schließmuskeln und weniger das Zeichen eines Milchüberschusses.

Borax (Bor.)

ist angezeigt, wenn die Milch sehr reichlich ausfließt (siehe auch »Milchqualität«, S. 235) und beim Stillen die andere Brust schmerzt.

Calcium carbonicum (Calc.)

wird eher bei einer allgemeinen Bindegewebsschwäche zum Einsatz kommen.

Dosierung
C 200, 1x täglich eine Gabe, bis das Problem beseitigt ist

Brustentzündung

Versuchen Sie, alle Faktoren, die einen Milchstau auslösen können, rechtzeitig zu erkennen und zu beheben. Auf diese Weise können Sie am besten einer Brustentzündung (Mastitis) vorbeugen. Ein Milchstau macht sich durch eine schmerzhafte Verhärtung der ganzen Brust oder von Teilbereichen bemerkbar. Bei einer Entzündung werden diese Teile rot, hart, heiß und sehr schmerzempfindlich. Wenn nicht rechtzeitig behandelt wird, kann es im weiteren Verlauf zur Eiter- und Abszeßbildung kommen. Eine Brustentzündung wird in der Schulmedizin mit Antibiotika behandelt. Häufig ist dies ein

Maßnahmen zur Vermeidung eines Milchstaus

- Die Brust warm halten, beim Stillen vor Kälte und Zugluft schützen. Langärmelige Nachthemden tragen, die die Ellbogen bedecken.

- Einschnürende Kleidungsstücke oder Gurte von Babytragebeuteln entfernen.

- Keine schwere Arbeit mit den Armen verrichten.

- Den Abstand zwischen den Stillzeiten nicht zu groß werden lassen, da eine übervolle Brust schwerer entleert wird. Bei vollen, gespannten Brüsten das Baby notfalls auch mal im Schlaf stillen.

- Für eine ruhige Stillatmosphäre sorgen, damit das Kind die Brust austrinkt und nicht abgelenkt wird.

- Bei einem Milchstau Ruhe bewahren. Angst vor Schmerzen und Unsicherheiten begünstigen den Stau. Stellen Sie sich einfach vor, daß Sie eine immer sprudelnde Quelle sind.

- Vermeiden Sie seelische Spannungen, Streß und Konflikte (Behandlung und Vorbeugung siehe »Unterdrückte Milch«, S. 238).

- Die Milchbildung drosseln, wenn das Kind während der Zahnung oder bei akuten Infekten wenig Appetit hat und die Brust nicht entleert: weniger trinken, keine milchbildenden Nahrungsmittel essen. Notfalls abpumpen, wobei zu beachten ist, daß jede Milchentnahme die Milchproduktion noch mehr anregt.

- Bei übervollen Brüsten lieber die Brust unter warmem Wasser ausstreichen als abpumpen.

Grund zum Abstillen oder vorübergehendem Abpumpen der Milch, da unter der Einnahme der meisten Antibiotika nicht gestillt werden darf. Die Medikamente brauchen 14 Tage, bis sie aus dem Körper ausgeschieden sind. Fragen Sie Ihren Arzt oder in Stillgruppen nach verträglicheren Antibiotika, falls Sie sich für diese Behandlung entscheiden.

Mit der homöopathischen Behandlung kann das Kind bedenkenlos weitergestillt werden. Mutter und Kind bilden in den ersten Wochen nach der Geburt noch eine Einheit, daher hilft oft beiden dasselbe Mittel. Die schulmedizinische Behandlung des Abszesses liegt in der chirurgischen Eröffnung. Mit der Homöopathie geht es sanfter. Der Eiter wird wieder vom Körper resorbiert oder entleert sich gegebenenfalls nach außen.

Behandlung

Bei einer Brustentzündung verändert sich oft auch die Konsistenz der Milch. Zur besseren Mittelfindung können Sie sich deshalb auch an dem Abschnitt »Verbesserung der Milchqualität« (S. 235) orientieren.

Arnica *(Arn.)*

prophylaktisch nach der Entbindung ein paar Tage gegeben, beugt einigen Beschwerden vor. Wenn es nicht schon vorher routinemäßig gegeben wurde, dann ist es jetzt häufig angezeigt. Die *Wundheit* ist das Leitsymptom von Arnica: Völlegefühl, Härte und Wundheit der Brüste. Die Frau schützt die Brüste sehr ängstlich gegen jede Stoßmöglichkeit. Arnica innerlich in potenzierter Form und äußerlich als Salbe aus der verdünnten Tinktur – ein altes Hausmittel – erleichtert sehr. Hier möchten wir jedoch Arnica als Potenz bis zur C 200 für die äußerliche Anwendung empfehlen. Die Wirkung ist erstaunlich viel schneller und besser als in der Urtinktur.

Bryonia (Bry.)

gehört ebenfalls zu den Mitteln, die bei den akuten Beschwerden nach der Entbindung häufig in Frage kommen. Der Leitgedanke bei Bryonia ist das *Ruhebedürfnis*, sich nicht bewegen zu wollen. Jede Bewegung wird mit Widerwillen ausgeführt und verschlimmert auch entsprechend die Beschwerden. Bryonia folgt *Aconit* gut, wenn Aconit am Anfang des Milchfiebers nur teilweise geholfen hat. Die Unruhe wandelt sich dann in Bewegungsunlust, zusätzlich können Beklemmungen der Brust und heftige Kopfschmerzen eintreten. Die Bryonia-Frau leidet meist unter Verstopfung. In der Regel hat sie einen trockenen Mund mit Durst oder Durstlosigkeit.

Aconit (Acon.)

kündigt an, wenn *heftigere Fiebersymptome plötzlich auftreten*. Die Haut ist trocken und heiß, die Brüste sind hart und knotig. Die Frau ist unruhig und entmutigt. Sie macht sich viele Sorgen, ist ängstlich und traut sich z. B. nicht, sich zu bewegen. Hilfreich ist es für sie, wenn ihre Umgebung Ruhe bewahren kann und sie unterstützt, sonst entstehen bei ihr *Panikgefühle*. Den geringsten Vertrauensverlust, nicht genügend Glauben oder Angst, spürt die Stillende, die Aconit braucht, und die Panik steigt bei ihr hoch.

Belladonna (Bell.)

ähnelt aufgrund ihrer örtlichen Symptomatik *Bryonia* sehr. Es ist bei Belladonna nicht die Bewegung, sondern die *Erschütte-*

rung, die eine Verschlimmerung bewirkt. Oft fällt es jedoch schwer, zwischen beiden Mitteln zu unterscheiden. Das fehlende Ruhebedürfnis ist dann der Hinweis für Belladonna.

Chamomilla *(Cham.)*

leidet unter großer nervöser Aufregung. Die Brüste sind wund, die Brustwarzen entzündet, die Frau unruhig, *gereizt und trostlos.*

Phellandrium *(Phel.)*

kommt bei sehr heftigen Schmerzen in Frage, welche durch die Brüste und Milchgänge über die Achseln zum Arm hin ziehen.

Pulsatilla *(Puls.)*

hat meist eine heftige Symptomatik. Die Brüste sind sehr geschwollen und voll. Sie schmerzen sehr und fühlen sich wund an. Im Grunde genommen tut es der Stillenden *überall weh*, besonders an den angrenzenden Körperteilen. Sie braucht viel *frische Luft*. Sie ist durstlos oder will kleine Schlucke kalten Wassers oder Limonade trinken.

Rhus toxicodendron *(Rhus-t.)*

hat eine ähnliche Symptomatik wie *Pulsatilla;* rheumatische Schmerzen im ganzen Körper. Statt der weinerlichen Stimmung herrscht eine große Unruhe. Zusätzlich eine Steifheit der Gelenke, die nur durch ständige Bewegung ertragen wird.

Sulfur *(Sulf.)*

kommt in Frage, wenn es der Frau sehr warm ist, sie sich aber trotzdem nicht waschen mag. Sie fühlt sich lethargisch, jedoch tut ihr Bewegung an der frischen Luft gut. Außerdem kommt Sulfur in Frage, wenn *Bryonia, Belladonna* oder *Pulsatilla* die Entzündung weitgehend gebessert haben, aber ein Rest übrigbleibt.

Dosierung
C 200, vor jedem Stillen 3 Tropfen innerlich einnehmen. Nach dem Stillen die Brust mit dem in Wasser aufgelösten Mittel betupfen, 3 Tropfen auf etwas Wasser.

Schwäche durch zuviel Stillen – Anämie
Wenn eine Frau sich durch das Stillen erschöpft und ausgelaugt fühlt, so braucht das nicht gleich ein Grund zum Abstillen zu sein, sondern diese Schwäche sollte schnell behandelt werden.

Als erstes Symptom zeigt sich schon früh ein Ziehen im Rücken, wenn das Kind gestillt wird, und nach dem Stillen stellt sich ein Gefühl der Leere und Erschöpfung ein. Bald folgt Appetitlosigkeit. Die Ernährung sollte leicht, aber nahrhaft sein, wenn der Magen mit betroffen ist.

China *(Chin.)*
Der oben beschriebene Zustand kennzeichnet das Arzneimittel China. Mit China C 200, anfangs 1–2x täglich 3 Tropfen, später nur noch 1x täglich, wird die Stillende sich bald wieder wohl und kräftig fühlen.

Phosphoricum acidum *(Phos-ac.)*
paßt für eine Frau, der die Frische des Lebens fehlt. Sie ist durch das Stillen passiv und fast apathisch geworden. Erfri-

schende Getränke beleben sie eine Zeitlang. Trotz ihrer Teilnahmslosigkeit erfüllt sie jedoch weiterhin ihre Pflichten.
• *Dosierung:* C 200 anfangs 2x täglich 3 Tropfen, später genügt die tägliche Gabe.

Weitere Hinweise zur Behandlung der Anämie finden Sie in Kapitel 1, »Schwangerschaft«, S. 64.

Schwermut beim Stillen

Manchmal kommt es vor, daß eine junge Mutter immer in sich gekehrter und vor allem beim Stillen ganz traurig wird. Sie glaubt oft, dieser Zustand sei völlig normal und trete bei allen stillenden Frauen auf.

In vielen Fällen reicht ein Kügelchen Pulsatilla C 200, und fortan treten die Depressionen beim Stillen nie mehr auf.

Abstillen

Der Zeitpunkt des Abstillens hängt von den körperlichen und seelischen Bedürfnissen von Mutter und Kind ab. In Phasen des Wachstums, der Zahnung oder bei Krankheiten soll nicht abgestillt werden. Günstig ist es, bei Neumond abzustillen, da der Körper auf Ausscheidung eingestellt ist und sich diese Phase gut zum Fastenbeginn eignet. Achten Sie darauf, die Stillphase so harmonisch wie möglich ausklingen zu lassen und nichts zu erzwingen. Mit Liebe, Geduld und Loslassen geht es am besten.

Es ist normalerweise nicht notwendig, zum Abstillen ein homöopathisches Mittel einzunehmen. Reduzieren Sie einfach langsam die Stillmahlzeiten, und lassen Sie das Stillen über einen größeren Zeitraum hin ausklingen. Versuchen Sie Ihrem Kind nicht das Gefühl zu vermitteln, ihm die Brust zu verweigern. Das Kind muß das Gefühl bekommen, daß es etwas Besonderes dafür erhält. Es soll das Abstillen nicht als Verzicht empfinden.

Dem Kind kann *Calcium phosphoricum* C 200, 1x täglich eine Gabe, das Abstillen erleichtern.

Auch die Bachblüte *Walnut* ist in dieser Übergangsphase hilfreich. Man gibt 4x täglich 2 Tropfen auf etwas Wasser.

Wenn eine Frau abstillen muß, weil sie ihr Kind verloren hat, kann die Homöopathie ein großes Geschenk sein, denn die herkömmlichen Mittel, die zum Abstillen eingesetzt werden, führen zu äußerst unangenehmen Nebenerscheinungen. Hier kommt vor allem *Pulsatilla* zum Einsatz, denn es vermag die Milchresorption einzuleiten und gleichzeitig die Frau über den Verlust des Kindes hinwegzutrösten.

Das zweitwichtigste Mittel ist *Lac caninum*.

- *Dosierung:* 2–3 Gaben in der C 200 an einem Tag sollten genügen.

Ab wann zufüttern?

Mit dem Durchbrechen der ersten Zähne und dem Sitzenkönnen, also etwa mit einem halben Jahr, zeigt uns der Körper des Kleinen, daß er in der Lage wäre, die erste feste Nahrung zu verdauen. Manche Kinder bekommen ihre ersten Zähne allerdings mit zwei Monaten oder erst mit einem Jahr. Das ist für einen Homöopathen ein Hinweis, dieses Kind in seiner Entwicklung durch ein bestimmtes Mittel zu unterstützen.

Eine Frau kann und sollte ihr Baby normalerweise 6–8 Monate voll stillen. Nach dem sechsten Monat können Sie mit dem Zufüttern langsam anfangen. Jedoch schadet es nicht, wenn Ihr Kind sich auch dann noch für nichts anderes als für die Mutterbrust interessiert. Es ist eher ungewöhnlich, wenn Ihr Kind zu früh feste Nahrung essen möchte und das gleiche zu essen verlangt wie die Erwachsenen. Viele späteren Eßstörungen und Krankheiten haben ihre Wurzeln in dem zu frühen »Zufüttern«, insbesondere von stärkehaltiger Nahrung. Sogar Bananen sind für den Säugling in ähnlicher Weise schädlich wie Stärkezusatz in Babykost.

Eine gute Alternative zur Muttermilch ist eine andere Art von tierischer Milch: Schaf-, Esel-, Stutenmilch wird im Verhältnis 1 : 2 verdünnt. Kuhmilch wird anfangs im Verhältnis 1 : 1 mit reinem Wasser verdünnt, um den Fettgehalt zu reduzieren. Ziegenmilch braucht nicht verdünnt zu werden. Frische Milch, die einmal kurz aufgekocht wird, ist leichter verdaulich als pasteurisierte. Ferner gibt es die Möglichkeit, aus Getreide oder Mandeln eine pflanzliche Ersatzmilch herzustellen, die auch die Versorgung mit dem wichtigen Calcium gewährleistet. (Mandeln enthalten 243 mg Kalzium, Vollmilch dagegen nur 116 mg.)

Rezept: Getreidemilch
Eine Handvoll Getreidekeimlinge (Kamut oder Dinkel) entsaften, danach eine halbe Tasse warmes Wasser durch den Entsafter laufen lassen oder etwas Milch (am besten Ziegenmilch) dazugeben.

6. Kapitel
Ansteckende Krankheiten

Krankheit bringt einen näher zu sich selbst

Kinderkrankheiten kann man in zwei Kategorien einteilen: ansteckend und nicht ansteckend. Wir möchten in diesem Kapitel die ansteckenden erörtern: Keuchhusten, Masern, Mumps, Röteln, Scharlach, Windpocken.

Diese Krankheiten haben heute zum größten Teil ihre Gefährlichkeit verloren. Ob ein Kind jedoch leicht oder schwer erkrankt, hängt von seiner Konstitution ab. Jede Kinderkrankheit enthält eine bestimmte Lektion für das Kind, und ein Krankheitsausbruch bedeutet, daß das Kind notwendigerweise nur über die Krankheit die Lektion lernen kann.

Wenn wir das Kind beim Durchstehen der Krankheit unterstützen, findet die entsprechende Entwicklung statt, sonst bleibt das Kind irgendwo stecken, und es kommt zu Komplikationen. Die wichtigsten heilsam wirkenden Kräfte und unterstützenden Faktoren sind: Vertrauen, liebevoller Beistand, heilsame Pflege, richtige Ernährung und eine gute homöopathische Behandlung.

Ohne das nötige *Vertrauen* werden wir leicht von der materialistischen Denkrichtung beeinflußt und von uns weggeführt. Liebevoller Beistand verleiht dem Kind die notwendige Sicherheit und Geborgenheit, um schwere Zeiten durchzustehen.

Die *heilsame Versorgung* schafft eine Atmosphäre, die dem
Kind Kraft gibt, besser mit der Krankheit fertig zu werden.
Die richtige *Ernährung* erspart dem Menschen unnötige Bela-
stungen bei der Bewältigung dieser schwierigen Aufgabe – in
vielen Fällen ist es am besten, so lange zu fasten, bis die
Krankheit überwunden ist.

Die richtige *homöopathische Behandlung* wirkt direkt und
spezifisch auf die diesem Menschen eigenen Blockaden, so
daß sich der Bewußtseinsprozeß voll entfalten kann. Je mehr
von allen Seiten unterstützt wird, um so tiefgreifender ist die
Heilwirkung. Mit Sicherheit kann eine einzeln wirkende Kraft
zu wenig in einem schwierigen Fall ausrichten.

Komplikationen sind von vielen Faktoren abhängig, hier die
wichtigsten:
- Die *Vitalität* entspricht der Körperkraft; sie kann vieles abwenden.
- Die *Lebenskraft* ist die Kraft, die die Seele zur Verfügung
  hat. Wenn nicht genügend Selbstheilungskräfte vorhanden
  sind, können Komplikationen auftreten.
- Die Anzahl und Art der bisherigen *unterdrückenden Behandlungen* bestimmt, wie viele grundlegende Lektionen
  wenig oder schlecht gelernt worden sind, und erschwert diese spezielle Lektion.
- Erst die *Bereitschaft, gesund werden zu wollen*, setzt einen
  Impuls. Das gibt die Gewißheit, es auch zu schaffen, seinen
  Weg überhaupt gehen zu wollen.
- Die bisherige *Ernährung* macht aus, ob wichtige Organe,
  besonders die Ausscheidungsorgane, sehr geschwächt oder
  belastet sind. Die Ernährung während der Krankheit und

die homöopathische Behandlung sind die wichtigsten Faktoren beim Abwenden von Komplikationen. Eine unnötige Belastung durch unvernünftige Nahrungszufuhr kann sogar in manchen Fällen den Unterschied zwischen Leben und Tod ausmachen.

- Die richtige *homöopathische Behandlung* setzt das Vertrautsein des Behandlers mit allen homöopathischen Prinzipien voraus. Die fachgerechte Anwendung derselben ist aber schlecht möglich, wenn das kranke Kind dem Behandler kein Vertrauen entgegenbringen kann oder will. Homöopathie in ihrer reinsten Form kann vieles ermöglichen. Auch bei sehr ungünstigen Voraussetzungen vermag die Homöopathie manchmal das Unmögliche möglich zu machen. Es hängt aber vom Therapeuten und der Wechselwirkung zwischen ihm und seinem Patienten ab.

- In der *Genesungszeit* ist zwar die Krankheit schon überwunden, aber der Körper muß sich regenerieren und aufbauen. Belastungen, seien es Nahrungsmittel, Kälte, Wärme, Wind etc., können böse Folgen haben. Manchmal lassen sich Komplikationen nicht vermeiden: wenn z. B. ein Kind neu zu uns kommt, das bisher weder eine homöopathische Behandlung noch die notwendige homöopathische Erziehung gehabt hat. Es fehlt ihm vielleicht noch an der genügenden Portion Selbstvertrauen, Mut und Entschlossenheit. Beachten Sie, daß es sich erst mal um ein akutes bzw. subakutes Geschehen handelt, das sich noch nicht chronisch festgesetzt hat. Folglich ist es noch relativ einfach zu behandeln und zu heilen. Auch bei chronischen Folgen, die jedoch bei einer guten akuten Therapie und ebensolcher Nachbehandlung in der Homöopathie nicht auftreten, brauchen wir nicht gleich verzweifelt zu sein. Die Homöopathie kann weitaus mehr dieser chronischen Krankheiten heilen, als es die Allopathie vermag.

Was ist zu beachten bei einer akuten Erkrankung?

Beim ersten Zeichen einer Krankheit werden wir unruhig, ungeduldig, wir wollen die Krankheit nicht haben, der Behandler wird angerufen und gedrängt, irgend etwas zu unternehmen. Wenn er dieses Spiel nicht kennt, sich dieser Mechanismen nicht bewußt ist, dann macht er mit, und damit kann die Möglichkeit einer guten homöopathischen Behandlung zerstört werden. Das Spiel nennt man »A shot in the dark«. Ohne festzustellen, in welche Richtung zu zielen ist, wird gehandelt. Noch ungünstiger ist es, wenn man zu einem Fertigpräparat (Komplexmittel) greift. Wir können gezielt erst dann arbeiten, wenn die Krankheit sich entwickelt hat und ihre Individualität zeigt. Solange müssen wir warten.

Wann ist es soweit?

Das ist einerseits eine Gefühlssache, die aber erlernt werden kann. Wenn wir den Fall nicht einfach beiseite legen und vergessen oder umgekehrt vor Angst nichts anderes mehr im Kopf haben, sondern ihn unserem Selbst übergeben, dann wird uns der richtige Zeitpunkt angekündigt.

Andererseits bedeutet das Vorhandensein von deutlichen Symptomen, daß es jetzt soweit ist. Wenn wir gründlich die Symptome erforscht haben und trotzdem Unklarheiten bestehen, dann müssen wir warten. Wir müssen hier nochmals wiederholen: Die reine Homöopathie, wie Hahnemann sie entwickelt hat, basiert auf kosmischen Prinzipien. Sie ist so ein präziser Schlüssel zu den Selbstheilungskräften des Menschen, daß keine bleibenden Folgen von akuten Krankheiten entstehen können.

Keuchhusten

Der Keuchhusten (Pertussis) ist eine verhältnismäßig häufig auftretende ansteckende Kinderkrankheit, die durch einen krampfartigen, anfallsweise auftretenden Husten gekennzeichnet ist.

Geschichtliches
Der Keuchhusten verläuft heutzutage dank der besseren Wohn- und sozialen Verhältnisse im Vergleich zu früher relativ leicht. Vor Einführung der Keuchhustenimpfung erkrankten Erwachsene praktisch nicht an dieser Krankheit. Heutzutage kommt dies jedoch vor.

Geschützter Personenkreis
Kinder und Erwachsene, die den Keuchhusten bereits durchgemacht haben.

Gefährdeter Personenkreis
- Je kleiner der Säugling, desto gefährlicher kann sich die Krankheit auswirken.
- Kinder bis zum 6. Lebensjahr erkranken häufig.
- Erwachsene, die als Kind geimpft wurden, da die Impfung nur etwa 5 Jahre wirkt. Je älter sie werden, desto gefährdeter sind sie durch schwere Verlaufsformen.

Wann ist Keuchhusten ansteckend?

Der Keuchhusten ist ansteckend, solange die Anfälle auftreten.

Die *Inkubationszeit* beträgt etwa 10 Tage.

Die *Krankheit dauert* etwa 6–12 Wochen. Nicht selten zieht sie sich über 3–4 Monate hin, wenn in der Familiengeschichte Fälle von Tuberkulose aufgetreten sind oder wenn das Kind sehr abgemagert ist. Einen erheblichen Einfluß auf die Dauer der Krankheit haben das Allgemeinbefinden, das Alter des Kindes und die Jahreszeit, zu der das Kind die Krankheit durchmacht.

Der Keuchhusten war früher eine gefürchtete Krankheit. Heutzutage verläuft er meist eher mild. Säuglinge können allerdings an dem hochgewürgten Schleim ersticken.

Der Krankheitsverlauf

Als erstes zeigen sich katarrhalische Symptome, die nicht besonders charakteristisch sind. Man könnte auch auf eine gewöhnliche Erkältung tippen. Nach einigen Tagen nimmt der Husten einen spastischen Charakter an, jedoch ist im ersten Stadium, welches 10–12 Tage dauert, das Keuchen meistens noch nicht vorhanden.

Die Keuchhustenanfälle haben einen ganz besonderen Charakter. Das Kind hat vorher Angstgefühle und eine Verspannung oder auch Schmerzen in der Brustmitte. Manchmal überfallen diese Anfälle das Kind auch ganz ohne Vorwarnung. Es bekommt plötzlich einen Krampf in der Kehle, einen unwiderstehlichen Drang zum Husten, wogegen es sich wehrt, so gut es kann. Es richtet sich z. B. schnell aus der Rückenlage auf und klammert sich an die Mutter oder einen festen Gegenstand, um den Anfällen besser zu widerstehen. Dann folgt der Anfall mit rasch aufeinanderfolgenden Hustenstößen, die von Zeit zu Zeit durch die keuchende Einatmung unterbrochen werden, wobei sich das Kind zur Entlastung der Atemmuskulatur nach vorne beugt.

Je rascher die Hustenstöße aufeinanderfolgen, desto mehr tritt das Bild der Erstickung hervor. Gesicht und Hals färben sich dunkelblaurot, die Halsschlagadern pulsieren. Lippen und Zunge werden dunkelblau, die Augen tränen, und aus der Nase fließen Schleim und Blut. Ein Anfall dauert 2–3 Minuten und endet häufig mit dem Auswürgen von (blutigem) Schleim oder Speiseresten. Dann tritt vollständige Ruhe ein, kleinere Kinder liegen in höchster Erschöpfung da, ältere dagegen setzen fast unmittelbar ihre Beschäftigung fort, als wenn nichts vorgefallen wäre.

In der Nacht fahren die Kinder in die Höhe, machen ihren Anfall durch und schlafen sofort wieder ein, ohne durch die häufige Unterbrechung des Schlafes wesentlich beeinträchtigt zu werden. Allerdings kann der Keuchhusten für die Eltern von Kleinkindern sehr anstrengend werden, da sie ja das Kind immer wieder hochnehmen müssen, damit es besser husten kann. Bei schweren Fällen kann es zu unwillkürlichen Darm- und Blasenentleerungen kommen, auch Blutungen aus dem Mund und der Nase können auftreten.

Keuchhustenanfälle können durch plötzliche Anstrengungen ausgelöst werden sowie durch Weinen, Niesen, Essen und Trinken, durch Luftzug oder plötzliche Kälteeinwirkung, durch Hinausgehen in die Kälte oder durch Barfußlaufen auf kalten Steinen etc. In den späteren Stadien von Keuchhusten können auch Emotionen, besonders Ärger, einen Anfall provozieren. Diese emotionsbedingten Anfälle können manchmal noch monatelang nach der eigentlichen Erkrankung anhalten.

Komplikationen

Die häufigste Komplikation ist die Bronchitis, seltener eine Lungenentzündung. Eine ernsthafte Komplikation kann auch das Erbrechen darstellen, wodurch das Kind stark erschöpft wird und sehr abmagert. Oft setzt auch Durchfall ein.

Bei jungen Säuglingen kann es zu einer Erweiterung der Lungenbläschen (Emphysem) und zum Ersticken kommen. Ferner kann durch den Keuchhusten eine Tuberkulose reaktiviert werden oder als Folge in den nächsten Jahren auftreten.

Außer dem Nasenbluten gibt es manchmal Blutungen aus den Ohren, am gefährlichsten wird es jedoch, wenn ein Blutgefäß im Gehirn platzt. Dadurch kommt es zu heftigen Gehirnsymptomen, wie Krampfanfällen, halbseitiger Lähmung, Blindheit, Taubheit oder totalem Stimmverlust. All diese Symptome treten glücklicherweise heute kaum noch auf, da der Keuchhusten wesentlich leichter verläuft als früher. Aber was die Keuchhustenimpfung betrifft, so ist sie unter anderem gerade deswegen so umstritten, weil genau diese Krankheitsbilder durch die Impfung ausgelöst werden können.

Bei Keuchhusten kommt es häufiger vor, daß sich eine andere Infektionskrankheit dazugesellt oder folgt, wie z. B. Masern, Scharlach oder Windpocken. Natürlich ist dann das gesamte Krankheitsbild des Keuchhustens mit seinen Komplikationen wesentlich heftiger. Besonders bedrohlich wird es bei Masern, da sich der Masernausschlag auf die Schleimhäute verlagern kann.

Allgemeine Maßnahmen

In erster Linie ist es wichtig, auf Sauberkeit und Hygiene zu achten. Erziehen Sie Ihr Kind dazu, daß es möglichst immer Taschentücher benutzt, wenn es hustet oder sich die Hand vor den Mund hält. Diese Taschentücher sollten möglichst schnell in die Mülltonne geworfen werden.

In der ersten Zeit des katarrhalischen Stadiums wird der trockene, häufige Husten am besten durch Bettruhe, warme oder kalte Getränke sowie durch Einatmung von Wasserdämpfen erleichtert. Sorgen Sie dafür, daß sich Ihr Kind genügend im Freien aufhält und daß die Atmosphäre zu Hause ruhig und harmonisch ist. Manchmal können auch bei einem Hustenanfall Ablenkungen kleine Wunder vollbringen. Hochgebirgsluft wirkt sich sehr heilsam bei Keuchhusten aus. Durch Druckkammern, die in manchen Kliniken vorhanden sind, kann ein ebensolches Resultat erzielt werden.

Im ganzen gesehen erfordert das Begleiten eines Kindes durch den Keuchhusten viel Besonnenheit und Geduld.

Die Ernährung

Bei der Ernährung ist darauf zu achten, daß alles, was einen Hustenanfall auslösen kann, vermieden wird, vor allem Brot, Zwieback, Kuchen, Müsli, Grieß und Zwiebackbrei. Besser verträglich sind Breie aus fein gemahlenem Mehl, wie z. B. Kartoffelmehl. Grundsätzlich sind die frischen Obst- oder Gemüsesäfte den Fabriksäften vorzuziehen, da sie wichtige Vitamine und Vitalstoffe enthalten. Die fertigen Säfte machen das Blut sauer, die frisch gepreßten machen es basisch.

Natürlich ist es bei allen Infektionskrankheiten wichtig, das Kind niemals zum Essen zu zwingen. Aber beim Keuchhusten ist besonderer Wert darauf zu legen, da durch den Widerstand und Ärger des Kindes schlimme Hustenanfälle ausgelöst werden können.

Behandlung
Belladonna (Bell.)

ist in den ersten 3 Wochen sehr hilfreich. Wenn die anfallartige Form ausgeprägt ist und die Plötzlichkeit vorhanden ist, bringt Belladonna große Linderung und verkürzt den Verlauf. Der Krampf bei Belladonna ist das Auffallende. Der Hals geht zu, das Blut schießt ins Gesicht; das Kind läuft blau an, greift sich an den Hals und hält die Mutter vor Angst fest.

Drosera (Dros.)

kommt seltener in Frage, als allgemein angenommen wird. Der Husten klingt heiser mit langer, keuchender Einatmung. Der tiefen Einatmung folgen starke Anfälle mit ausgeprägter Erstickungsnot. Der Husten verschlimmert sich nach Mitternacht; bei fortschreitender Krankheit, sobald das Kind sich hinlegt (sobald der Kopf das Kissen berührt). Die Anfälle folgen sehr schnell aufeinander. Bellender Husten, später ein sehr schwieriger Auswurf, wodurch es zu Würgen und Erbrechen kommt. Der äußerst heftige Husten tut dem Kind im Bauch weh, so daß es sich das Zwerchfell hält. Der Auswurf ist fadenziehend, eiweißartig, gelblich. Die Anfälle werden durch Lachen, Spielen, Anstrengung ausgelöst.

Corallium rubrum (Cor-r.)

zählt auch zu den routinemäßig verabreichten Keuchhustenmitteln. Typisch für dieses Mittel ist das erstickende Gefühl vor dem Anfall; eine stark neurotische Komponente ist vorhanden. Das Kind schnappt buchstäblich nach Luft und wird purpurblau im Gesicht, bevor das Bellen anfängt. Die kurzen Anfälle folgen einander sehr schnell. Es hört sich an wie eine Maschinenpistole: ein kurzer, hackender Husten.

Mephites (Meph.)

hat einen krampfartigen Husten. Er ist kruppös, trocken, explosiv und zusammenschnürend. Die keuchende Einatmung am Ende ist ausgeprägt. Katarrhalische Symptome sind kaum vorhanden. Die Anfälle sind so heftig, daß jedesmal alle Anwesenden um das Leben des Patienten fürchten. Das Kind muß aufgesetzt werden, es wird ganz blau und kann nicht ausatmen. Deshalb ist dieses Mittel wichtig bei Keuchhustenfällen, die in die Asthmarichtung gehen. Das Kind verschluckt sich grundsätzlich am Essen, und es kommt nach dem Essen zum Erbrechen durch die Anfälle. Die Anfälle sind nachts häufiger, am Tag weniger. Sie werden auch durch Reden ausgelöst.

Naphthalin (Naph.)

kommt in Frage, wenn die Anfälle außergewöhnlich lang und häufig sind. Das Kind kann gar nicht mehr atmen. Bei Fällen, wo *Mephites* scheinbar angezeigt ist, aber nicht hilft.

Ipecacuanha (Ip.)

ist ein wichtiges Mittel, wenn Erbrechen im Vordergrund steht. Es ist ein würgender, erstickender Husten. Anfälle folgen schnell hintereinander, begleitet von reichlichem, zähem, eiweißartigem Schleim, der Erbrechen auslöst. Das Kind er-

schlafft während des Anfalls oder erst danach, es wird leichen-
blaß, und kühler Schweiß bedeckt es.

Cuprum metallicum *(Cupr.)*

ist angezeigt, wenn Krämpfe auftreten. Die Anfälle sind lang-
anhaltend, bis das Kind erschöpft ist. Es läuft blau an, und es
kommt zu Krämpfen, besonders der Beugemuskeln. Die
Krämpfe können gefährlich werden. Andere Symptome sind
die Nervosität, der unruhige Schlaf und plötzliche Anfälle, die
fast immer in Konvulsionen enden. Konvulsives Erbrechen.

Zincum metallicum *(Zinc.)*

ist auch durch Krämpfe gekennzeichnet. Während der Anfälle
hält der Kranke irgend etwas mit all seiner Kraft fest, um sich
zu kontrollieren. Sehr große Unruhe besteht, besonders der
Füße. Unwillkürliches Wasserlassen und Stuhlgang.

Coccus cacti *(Coc-c.)*

wacht mit dem Hustenanfall auf. Der Anfall kommt, sobald die
Augen aufgehen; er endet mit Erbrechen, und lange Fäden von
klarem Schleim hängen vom Mund zum Boden. Wärme wird
schlecht vertragen, z. B. Warmwerden im Bett nachts oder warme Getränke. Nachts, bevor das Kind ins Bett geht, speziell
gegen 23.30 Uhr, geht es ihm schlecht. Erleichterung bringt das
Trinken von kaltem Wasser oder das Ausspülen des Mundes.

Arnica *(Arn.)*

hat so heftige Anfälle, daß Blutergüsse und Blutungen auftreten. Nach den Anfällen weint das Kind bitterlich, sie schütteln
es und tun ihm so weh. Der ganze Körper fühlt sich wie ge-

schlagen an. Das Kind muß sich irgendwo festhalten, sonst wirft es sich hin und preßt seinen Kopf auf den Boden.

Antimonium tartaricum *(Ant-t.)*

ist bestens geeignet, wenn sich der Husten sehr locker anhört, aber kein oder kaum Auswurf vorhanden ist. Es rasselt sehr viel, der einzige Schleim kommt beim Erbrechen. Husten wird durch Ärger und heftige emotionale Äußerungen verschlimmert. Eine ganze Reihe von Mitteln kann in Frage kommen, darunter viele, die auf konstitutioneller Basis verschrieben werden, wie *Sulfur, Calcium, Lycopodium, Phosphor.*

Pertussinum *(Pert.)*

Die Keuchhustennosode ist besonders angezeigt, wenn die Anfälle sehr nachlassen, aber nicht ganz weggehen und sich in die Länge ziehen. Die routinemäßige Anwendung von Pertussin ist nicht homöopathisch. Bei Säuglingen ist dieses Mittel jedoch entweder das Similimum oder das Simile, welches die Gefahr abwendet. Bei Säuglingen sind meist keine eindeutigen Symptome für ein bestimmtes Mittel vorhanden, was an sich ein Hinweis für die Nosode ist. Trotzdem soll man etwas abwarten, ob sich eventuell eine deutliche Richtung entwickelt.

Masern (Morbilli)

Diese Viruserkrankung gehört zu den klassischen Kinderkrankheiten. Sie ist gekennzeichnet durch zwei Phasen:
1. Vorstadium mit Symptomen einer fieberhaften Erkältung
2. Hauptstadium mit großfleckigem Hautausschlag

Geschichtliches

Masern verlaufen gewöhnlich sehr milde. Aber früher grassierten sie manchmal mit solcher Heftigkeit, daß sie auch tödlich endeten. Aus diesem Grund nannten sie die Alten »Morbilli«, was soviel heißt wie »kleine Pest«. Schon Mitte des 19. Jahrhunderts schrieb der französische Homöopath Dr. Alfonse Teste, daß durch die Entdeckung der Homöopathie die Gefährlichkeit der schlimmen Masernepidemien auf ein Zehntel reduziert wurde. Heute kann man die Masern vergleichsweise als harmlos bezeichnen, aber die Gefahr von Komplikationen ist auch nicht zu unterschätzen.

Geschützter Personenkreis

- Säuglinge bis zum 6. Lebensmonat, deren Mütter die Masern durchgemacht haben.
- Säuglinge, solange sie gestillt werden, wenn die Mütter als Kind Masern hatten.
- Kleinkinder bis zum 1. Lebensjahr von Müttern mit Antikörpern gegen Masern erkranken nur leicht und kurz an Masern.
- Alle Menschen, die die Masern bereits durchgemacht haben.

Gefährdeter Personenkreis

- Achtung: Säuglinge, deren Mütter gegen Masern geimpft wurden, sind sehr anfällig, da sie keine Widerstandskräfte gegen Masern besitzen. Je kleiner diese Kinder sind und um so weniger gut ihr Immunsystem sowie das ihrer Mütter ist, um so gefährlicher können die Masern verlaufen.
- Kinder in schulpflichtigem Alter in den kalten Monaten.
- Erwachsene, die in der Kindheit gegen Masern geimpft

wurden, da die Impfung nur maximal zehn Jahre Schutz gewährt. Bei Erwachsenen verlaufen alle Kinderkrankheiten in der Regel schwerer als bei Kindern.

Wann sind Masern ansteckend?

Die Masern sind bereits vom 8. Tag der Infektion an ansteckend, wenn noch keine Krankheitssymptome aufgetreten sind. Mit der Heftigkeit der Symptome nimmt die Ansteckungsgefahr zu und klingt erst bis zum vierten Tag des Ausschlags wieder ab. Selten kommt es danach noch zu Infektionen. Homöopathisch behandelte Masern bei Kindern sind dann in der Regel nicht mehr ansteckend.

Die *Inkubationszeit* beträgt 8–14 Tage.

Die *Dauer der Erkrankung* beträgt meist 10 Tage.

Der Krankheitsverlauf

Die Krankheit verläuft in drei Phasen:

1. *Das katarrhalische Stadium* (10.–13. Tag) sieht wie eine Erkältung mit Bindehautentzündung und Lichtempfindlichkeit aus. Selten kommt es zum Erbrechen. Die Zunge ist belegt und feucht, Durst ist vorhanden, der Appetit ist weg. Am 2. Tag steigt die Temperatur.

2. *Der Ausschlag* (14.–18. Tag). Als erstes kann man die Masern an den sogenannten Koplikschen Flecken, weißen Flecken auf der Wangenschleimhaut, erkennen sowie an den erhabenen hell- oder tiefroten »Grieskörnchen« auf der Stirn des erkrankten Kindes. Es kommt zu einem kurzfristigen Fieberabfall von wenigen Stunden. Wenn der Ausschlag (Exanthem) etwa 12–14 Stunden später auf der Haut erscheint, steigt auch das Fieber wieder an, die Ko-

plikschen Flecken blassen ab. Der Ausschlag beginnt hinter den Ohren und im Gesicht. In den nächsten zwei Tagen breitet er sich über die Arme und die Brust nach unten aus, wobei er zunehmend milder verläuft. Wenn der Ausschlag an den Beinen angelangt ist, ist der Höhepunkt erreicht, das Fieber sinkt, und der Ausschlag verschwindet wieder von oben nach unten.

Die Masernflecken sind abgegrenzt und doch durch eine allgemeine Hautrötung miteinander verbunden. Das typische Maserngesicht sieht verheult und verquollen aus. Während der zwei Tage dauernden Blüte des Ausschlags erreicht auch das Fieber seinen Höhepunkt.

3. *Die Genesungsphase.* Anschließend schuppt sich der Ausschlag ab, und der ganze Körper ist wie mit einer kleieförmigen Abschieferung bedeckt. Dabei sinkt das Fieber schnell, manchmal kann der Fieberabfall dramatisch sein. Das ist die eigentlich gefährliche Phase, außer wenn der Hautausschlag nicht richtig herauskommt bzw. unterdrückt wurde. Komplikationen, wie Mittelohrentzündung bis hin zur Taubheit, chronische Entzündungen der Augenlider mit drohender Erblindung, können auftreten. Noch Wochen nach angeblich gut durchgestandenen Masern kann es zur Gehirnhautentzündung kommen. Durch Impfungen können all diese Komplikationen ausgelöst werden und im Gegensatz zu normal durchgemachten Masern durch den Zusammenbruch des Immunsystems dauerhafte Schädigungen hinterlassen.

Die Genesung ist bei milden Fällen kurz, das Kind kann bald wieder alles machen. In schweren Fällen soll es das Haus erst verlassen, wenn es wieder richtig gesund ist.

Weitere Komplikationen
Bronchitis, Lungenentzündung, Laryngitis, Konjunktivitis, Gehirnkongestion, Gastritis, Durchfall, Ohrenfluß, Lähmungen.

Prognose
Bei milderen Fällen sehr gut. Bei Komplikationen gewährleistet eine sorgfältige homöopathische Behandlung immer noch eine gute Prognose. Schwarze Masern sind zu fürchten, aber kein Fall kann von vornherein als hoffnungslos abgestempelt werden.

Differentialdiagnose und typische Zeichen
• Kopliksche Flecken
• Ausschlag beginnt hinter den Ohren und im Gesicht (bei Scharlach auf Nacken und Brust).
• Ausschlag um den Mund (bei Scharlach blaß)
• Die Rötelnflecken verlaufen nicht ineinander.

Allgemeine Maßnahmen
Das masernkranke Kind braucht Ruhe und keine Unterhaltung wie Fernsehen oder Cassettenhören, ferner ein abgedunkeltes, kühles, gut gelüftetes Zimmer ohne Zugluft. Das Zimmer sollte öfter kurz gelüftet werden, wobei das Kind gut zugedeckt sein muß, sonst können Komplikationen der Atmungsorgane auftreten, oder der Ausschlag kann verschwinden. Bei einer akuten Krankheit sind die Bedürfnisse des kranken Kindes nach bestimmten Nahrungsmitteln in der Regel sehr stark ausgeprägt. Normalerweise verschwindet der Appetit bei hohem Fieber, und Fasten fördert den Entgif-

tungsprozeß. Es gibt allerdings auch Kranke, die trotz Fieber einen gesunden Appetit entwickeln. Dieses Verhalten sollte nicht als normal, sondern als ein Symptom bewertet werden. Gestillte Säuglinge sollten unbedingt weiter gestillt werden. Es ist nicht ratsam, während einer akuten Krankheit mit dem Abstillen zu beginnen.

Kühles Wasser wird bei Fieber meistens besser vertragen als warme Getränke, die bei einem geschwächten Magen guttun. Vitamin A soll helfen, die Komplikationen von Masern zu verringern.

Es ist nicht ratsam, den Körper zu irgendwelchen Tätigkeiten künstlich zu zwingen. Die Natur beendet oft eine Krankheit mit reichlichem Schweiß. Wenn wir jedoch die Natur passiv nachahmen, ist das keine Unterstützung. Echte Hilfe besteht in der Erfüllung der Bedürfnisse des Kranken. Das ist die Sprache der Seele!

Das Verfahren, den Masernerkrankten mit übertrieben großen Mengen heißer Getränke oder heißem Zitronensaft zum Schwitzen zu zwingen, um den Ausschlag nach außen zu bringen, birgt große Gefahren in sich, zum Beispiel die von Lungenkomplikationen.

Es können hartnäckige Durchfälle eintreten, die die weitere Behandlung sehr erschweren. Meistens ist eher Verlangen nach kaltem Wasser vorhanden, außer bei Magenbeteiligung. Ein heißes Bad oder heiße Brustwickel eignen sich dagegen gut, um den Ausschlag nach außen zu treiben.

Behandlung
Aconit *(Acon.)*
ist heutzutage nicht so oft angezeigt, aber wenn der Beginn sehr heftig ist, wird Aconit den Verlauf mildern und den Ausschlag voll herausbringen. *Belladonna* ist ebenfalls heute nur noch selten angezeigt.

Euphrasia *(Euphr.)*
paßt häufig für das katarrhalische Stadium mit den strömenden Tränen und roten, geschwollenen Augen. Die Tränen ätzen die Wangen mit roten Striemen. Nasensekret fließt auch reichlich, aber nicht ätzend, und bald fängt es an, im Hals zu kratzen mit viel Krächzen und Husten. Der Husten beruhigt sich zum größten Teil nachts. Ein klopfender Kopfschmerz ist vor dem Ausschlag vorhanden, als ob der Kopf bersten würde. In dieser Phase wird Euphrasia das Erscheinen des Ausschlags sehr beschleunigen und die Kopfschmerzen lindern. Die Kopfschmerzen verschwinden bei Euphrasia sowieso mit dem Erscheinen des Exanthems.

Bryonia *(Bry.)*
Hierfür spricht wie immer der verzögerte Verlauf und die langsame Entwicklung des Exanthems. Der Husten ist trokken und schmerzhaft, es sticht in der Brust. Der Körper tut weh, aber ruhig liegen, besonders auf der schmerzhaften Seite, lindert alles. Dies ist das erste Mittel, an das zu denken ist, wenn der Ausschlag sich nicht richtig entwickelt und die Brust- und Hirnsymptome sich verstärken. Die Schleimhäute sind ausgetrocknet, es besteht großer Durst und Verstopfung.

Gelsemium *(Gels.)*

ist in der Ausschlagsphase wichtig, wenn Frieren und Hitze sich abwechseln. Kalte Schauer laufen den Rücken hoch und runter. Viel Niesen, ätzende Absonderung von der Nase und ein wunder Hals. Gelsemium ist auch angezeigt, wenn das Exanthem nicht entwickelt ist. Dadurch entstehen lähmende Schmerzen an der Gehirnbasis im Hinterkopf; hohes Fieber, Durstlosigkeit und dumpfes, dummes Aussehen.

Dulcamara *(Dulc.)*

An Dulcamara denkt man, wenn die Schleimhäute nur wenig entzündet sind, die gewöhnlichen katarrhalischen Symptome fehlen oder sehr schwach sind und dafür die Glieder sehr weh tun mit großer Ruhelosigkeit. Dulcamara ist im Auge zu behalten, wenn kalt feuchtes Wetter herrscht oder plötzlich eintritt, wobei der Ausschlag zurückgeht.

Pulsatilla *(Puls.)*

ist das Lieblingsmasernmittel vieler Homöopathen. Es paßt auch sehr gut zum Masernbild, besonders zum blonden Kind mit Stockschnupfen. Der Husten ist nachts trocken und recht quälend in den Abendstunden; es dauert lange, bis das Kind Ruhe und Schlaf findet. Es muß sich häufig aufsetzen, da der Husten im Liegen immer krampfhafter wird. Morgens kommt die meiste Absonderung aus Atemwegen, Nase und Brust. Reichlicher Tränenfluß kann auch vorhanden sein, der später eitrig wird. Pulsatilla ist auch bei einigen Folgen und Komplikationen angezeigt: Juckreiz, Ohrenschmerzen, Augenentzündung mit eitriger Absonderung und verklebten Augen sowie Lungenentzündung.

Kalium bichromicum *(Kali-bi.)*
ist im späteren Stadium angezeigt. Ähnelt *Pulsatilla* bei der
Augenentzündung, aber ist viel schlimmer. Es bilden sich
Bläschen, Pusteln und Geschwüre an der Hornhaut. Aus der
Nase kommt der typische zähe, dicke, gelbe Schleim, der sehr
wundmachend ist. *Pulsatilla*-Schleim dagegen ist mild. Kali-bi.
geht auch aufs Ohr. Es strahlen von den geschwollenen und
verhärteten Hals- und Nackendrüsen schießende Schmerzen
ins Ohr, später reichlich Absonderung von den Ohren. Kali-
bi. ist auch sehr wichtig bei Kehlkopfentzündungen mit einem
heißen, trockenen, kruppösen Husten. Nach einigen Tagen
erst bildet sich ein spärlicher, zäher, gelber Schleim im Hals,
der sehr schwer zu lösen ist.

Sulfur *(Sulf.)*
hat Schmerzen, Schwellungen und Brennen im Hals. Husten
schlimmer abends beim Hinlegen. Stiche in der Brust, die sich
zum Rücken unter die Schulterblätter erstrecken. Atemnot
mit Hitzegefühl durch die geringste Anstrengung, z. B. sich im
Bett umdrehen. Appetit ist immer schlecht bei Sulfur, meist
Durst auf warme Getränke.

Weitere Mittel
Morbillinum, die Masernnosode, kann bei Durchfall behilflich
sein sowie bei Atemnot und anderen Lungensymptomen. Bei
starkem Juckreiz sind *Pulsatilla* und *Sulfur* sehr wichtig. *Can-
tharis,* wenn das Brennen im Vordergrund steht (s. a. Windpocken); *Urtica urens*, wenn es Brennesseln ähnelt; *Formicum
acidum*, wenn wirklich das Gefühl besteht, als ob Millionen
von Ameisen einen quälen.

Mumps

Mumps (Ziegenpeter, Wochentölpel, Parotitis epidemica) ist eine durch ein Virus hervorgerufene Kinderkrankheit, charakterisiert durch eine Schwellung der Ohrspeicheldrüse.

Geschichtliches
Diese Kinderkrankheit war schon lange vor Christi Geburt bekannt und wurde zuerst von Hippokrates beschrieben.

Geschützter Personenkreis
- Säuglinge sind bei mütterlicher Immunität bis zum 6. Lebensmonat geschützt.
- Gestillte Säuglinge von geschützten Müttern sind ebenfalls immun.
- Alte Menschen erkranken nicht an Mumps.
- Mumps hinterläßt lebenslange Immunität.
- Ab dem 15. Lebensjahr sind 90% der Bevölkerung gegen Mumps immun, wobei 50–60% der Fälle symptomlos verlaufen.

Gefährdeter Personenkreis
- Säuglinge, die sich gleich nach der Geburt anstecken, erkranken schwerer.
- Jungen erkranken fast doppelt so häufig wie Mädchen, am häufigsten zwischen dem 4. und 15. Lebensjahr.
- Auch Erwachsene können daran erkranken, vor allem Männer, die in der Kindheit gegen Mumps geimpft wurden, da der Impfstoff maximal zehn Jahre wirkt, manchmal auch gar nicht.

- Kinder, deren Mütter geimpft wurden und die somit über die Plazenta und die Milch keine natürlichen Abwehrstoffe erhalten.

Häufigkeit des Auftretens

Die Krankheit tritt besonders im Frühling auf. Die Anstekkungsfähigkeit ist nicht mehr groß. Der Mumps tritt heute in leichter Form nur noch vereinzelt auf, nicht epidemisch.

Wann ist Mumps ansteckend?

Das Virus wird im Speichel 4–7 Tage nach Krankheitsbeginn ausgeschieden, im Urin sogar länger als 2 Wochen. Die größte Ansteckungsgefahr besteht 1–2 Tage vor und während des Höhepunktes der Krankheit.

Die *Inkubationszeit* beträgt 2–3 Wochen.

Krankheitsverlauf

Daß die Krankheit heute so selten auftritt, liegt zum Teil an dem symptomlosen Verlauf bei über der Hälfte der Kinder. Bei den restlichen Infizierten zeigt sich ein allgemeines Krankheitsgefühl mit Fieber, Schwäche, gestörter Magen-Darm-Funktion (Appetitlosigkeit, belegter Zunge, schlechtem Mundgeruch), Ohren- und Kopfschmerzen.

Ein bis zwei Tage nach Einsetzen des Fiebers, das auch ganz fehlen kann, schwillt eine Ohrspeicheldrüse an, und zwar häufiger die linke. Durch die starke Schwellung vor und unter dem Ohr wird das Ohrläppchen nach oben gedrängt. Ein Ödem kann die Schwellung noch über den Bereich der Drüse vergrößern. Die Haut ist teigig, aber kaum gerötet. Kauen, Schlucken und Sprechen sind schmerzhaft, da dadurch die

Speichelabsonderung angeregt wird. Manchmal tut schon das Mundöffnen weh. Einschießende Schmerzen im Nacken- und Kieferbereich stellen sich ein, manchmal mit unangenehmer Nackensteifigkeit und Schwellung der Nackendrüsen.

Das Kind legt den Kopf auf die kranke Seite, um eine Schmerzlinderung durch Entspannung zu erzielen. So machen die Kinder einen komisch veränderten Eindruck, welcher der Krankheit die verschiedenen Namen gegeben hat. Der Höhepunkt der Schwellung und Spannung wird gewöhnlich am vierten Tag überschritten. Danach fällt die Temperatur bis zum 6. oder 8. Tag schnell ab. Es kann nun die andere Seite befallen werden, und der ganze Prozeß kann sich mit erneutem Fieberanstieg wiederholen. Die zweite Schwellung dauert nicht so lange, ist aber ebenso stark. Kinder, deren beide Drüsen gleichzeitig betroffen sind, haben höheres Fieber sowie stärker ausgeprägte Schmerzen und Schwellungen.

Durch die belustigende Gesichtsveränderung bekommt der Mumps eine eher erheiternde als gefährliche Note. Und doch hat der Mumps auch seine Tücken.

Komplikationen

Das Virus kann auch Entzündungen an den Hoden, Eierstöcken oder an der Bauchspeicheldrüse hervorrufen. Die Entzündung des Hodens (Orchitis) tritt plötzlich ein, etwa um den siebten Tag auf dem Höhepunkt der Krankheit, und zwar besonders bei Erwachsenen, weniger bei Kindern (wenn, dann eher nach der Pubertät). Die Entzündung ist mit einem erneuten Fieberanstieg verbunden, häufig sogar unter Schüttelfrost, der Hoden schwillt an, und die Skrotalhaut ist gerötet. Daraus kann sich eine Hydrozele (Wasserbruch, Flüssigkeitsansammlung in der Scheidenhaut des Hodens) oder eitrige Hodenentzündung entwickeln.

Nach ein paar Tagen bildet sich die recht schmerzhafte Entzündung zurück. Glücklicherweise tritt die Entzündung meist nur einseitig (häufiger rechts) auf, denn sie bewirkt in mehr als der Hälfte der Fälle eine Atrophie des Hodens, die bei doppelseitiger Erkrankung zu Sterilität führen kann. Die Wahrscheinlichkeit, daß Mumps bei Jungen zu Unfruchtbarkeit führt, ist allerdings äußerst gering und auch noch nicht wissenschaftlich nachgewiesen. Diese sehr seltene Komplikation wird sehr häufig als Argument benutzt, um die Mumpsimpfung bei Kindern durchzuführen.

Die Schutzdauer der Impfung hält nur 15–30 Jahre an, das heißt, wenn die Jungen in das zeugungsfähige Alter kommen, läßt der Schutz gegen Mumps nach. Die Impfung ist daher im Kindesalter völlig überflüssig, denn bei Männern tritt eine Hodenentzündung viel häufiger als bei Jungen auf.

Sehr viel seltener ist die entsprechende Entzündung und Druckempfindlichkeit des Ovars bei der Frau. Kleine Mädchen sind davon so gut wie nicht betroffen. Je näher die Pubertät rückt, desto eher können Komplikationen auftreten.

Gelegentlich reagiert die Bauchspeicheldrüse mit, da sie dasselbe Verdauungsenzym (Amylase) absondert wie die Ohrspeicheldrüse. Dies ist mit Schmerzen im linken Oberbauch und Durchfällen verbunden. In manchen Fällen sind die Schmerzen so stark, daß der Kranke reflexartig erbricht. Sehr selten ist eine Entzündung der Schilddrüse, der Tränendrüse, der Brustdrüsen oder der Schamlippen.

Eine weitere Komplikation kann die Entzündung der Gehirnhäute (Meningoenzephalitis) sein. Sie tritt meist um den

9. Tag auf, gelegentlich 1 Woche vor bis 4 Wochen nach der Parotitis und äußert sich durch Kopfschmerzen und Nackensteifigkeit. Diese Meningoenzephalitis hinterläßt in der Regel keine Folgen. Sie betrifft Jungen mehr als Mädchen. In seltenen Fällen kann sie zu einer ein- oder doppelseitigen Störung des höheren Gleichgewichtssinnes oder zur Taubheit führen.

In schweren Fällen kann es zum Abszeß der Halswirbelsäule kommen und manchmal zur Lähmung der unteren Glieder. All diese Komplikationen sind homöopathisch heilbar. Zu Todesfällen kam es auch früher schon extrem selten.

Differentialdiagnose

Ein sicheres Zeichen für Mumps ist die deutliche Schwellung der Ohrspeicheldrüse. Es gibt jedoch auch die bakterielle Parotitis, die bei Infektionskrankheiten aller Art oder bei Abmagerung vorkommt. Im Gegensatz zur viralen Parotitis ist die Haut hier stark gerötet. Die Ohrspeicheldrüsen neigen zur Vereiterung, welche aber nur einseitig auftritt. In besonderen Fällen kann man die Diagnose durch Virusnachweise in Speichel, Blut oder Liquor sichern.

Allgemeine Maßnahmen

Kühle Umschläge mit Borwasser, heiße Kartoffelumschläge und Einfetten der geschwollenen Ohrspeicheldrüse mit Öl oder Borsalbe lindern eventuelle Spannungen. Chemotherapeutika und Antibiotika sind hier wertlos. Bei Fieber ist strenge Bettruhe angesagt, vor allem für Jungen. Wegen der Gefahr der Otitis sollten sie mindestens acht Tage lang das Bett hüten. Bei einer Hodenentzündung wird der Hoden hochgelagert und durch Borwasserumschläge gekühlt.

Behandlung

Bei der Behandlung von Mumps steht als erstes die Linderung der Schmerzen und Spannungen im Vordergrund. Außerdem kann man mit Hilfe der Homöopathie den Komplikationen vorbeugen oder diese heilen. Bei sehr starken Schmerzen ist es oft nicht möglich, ein Mittel für beide Zwecke zu finden. Dieses Problem finden wir jedoch mehr oder weniger bei allen Kinderkrankheiten, die mit Komplikationen verbunden sind.

Aconit (Acon.)

ist ein wichtiges Mittel für das Anfangsstadium und kann den Verlauf sehr verkürzen. Es heilt in der Regel nicht aus, und ein Folgemittel wird häufig notwendig sein. Bei Aconit steigt die Temperatur immer sehr schnell an, ohne daß es zu einem Schweißausbruch kommt. Der Puls ist schnell und kräftig. Es besteht großer Durst auf Kaltes. Der Kranke ist unruhig und leidet sehr.

Belladonna (Bell.)

hat meist eine rechtsseitige, ziemlich umfangreiche Schwellung. Die stechenden, schießenden Schmerzen kommen anfallsweise. Hier finden wir auch einen Wundheitsschmerz im Hals, zusammen mit Schluckbeschwerden. Das Gesicht ist rot, die Augen sind blutunterlaufen, und klopfende Kopfschmerzen treten auf.

Pulsatilla (Puls.)

ist ein sehr wichtiges Mittel bei Mumps, besonders für die Hodenkomplikationen. Die Schwellung ist meist beidseitig.

Wichtig ist die geistige Natur des Patienten. Entweder ist er von vornherein mild und weinerlich, oder er wird es erst durch die Krankheit. Magenbeteiligung ist die Regel bei Pulsatilla. Entweder besteht totale Durstlosigkeit oder Durst auf Kaltes in sehr kleinen Mengen.

Pilocarpin (Pil.)
ist gekennzeichnet durch starken Speichelfluß und heftige Schmerzen. Es ist besonders hilfreich bei Erwachsenen.

Röteln

Die Röteln (Rubeola, Rubella) gehören zu den leicht verlaufenden viralen Kinderkrankheiten mit punktförmigem Hautausschlag und Lymphdrüsenschwellung. Gefürchtet sind die Röteln bei Schwangeren bis Ende des 4. Monats (Rötelnembryopathie).

Geschichtliches
Die Röteln wurden erst 1786 und damit als letzte der klassischen Kinderkrankheiten beschrieben. Man hielt sie davor für eine besondere Form der Masern.

Geschützter Personenkreis
- Röteln hinterlassen eine lebenslange Immunität. Ca. 94% der gebärfähigen Frauen haben die Krankheit durchgemacht.
- Der beste Schutz vor der Rötelnembryopathie besteht darin, Mädchen in Kontakt mit an Röteln erkrankten Kindern zu bringen.

Gefährdeter Personenkreis

- Rötelnembryopathie bei Kindern von Frauen im 1. bis 4. Schwangerschaftsmonat.
- Ältere Frauen im gebärfähigen Alter, die als Kind gegen Röteln geimpft wurden und sich dadurch in scheinbarer Sicherheit wiegen, da der Impfschutz nicht lange anhält. 25% der Geimpften weisen nach 5 Jahren keinen Schutz gegen Röteln mehr auf.
- Die Röteln betreffen vor allem Kinder im Kindergarten- und Schulkindalter.

Wann sind die Röteln ansteckend?

Die Ansteckungsfähigkeit beginnt bereits 2–7 Tage vor Ausbruch des Ausschlags, wodurch die Krankheit so trügerisch für Schwangere wird, und dauert bis zu seinem Ende.

Bei etwa 50% der Infizierten kommt es zur Antikörperbildung, ohne daß die Krankheit durchgemacht wurde.

Die *Inkubationszeit* beträgt 1–3 Wochen, meistens 10 Tage.

Krankheitsverlauf

Die Röteln beginnen plötzlich mit leichten Kopfschmerzen, manchmal Schüttelfrost und etwas Hals- und Gliederschmerzen. Diese Vorzeichen können aber auch ganz entfallen. Innerhalb von 24–36 Stunden zeigt sich der Hautausschlag zuerst am Gesicht, von wo er sich explosionsartig innerhalb weniger Stunden über den ganzen Körper ausbreitet. Die einzelnen roten, leicht erhabenen Paspeln sind kleiner als bei Masern und laufen nicht so zusammen. Die Farbe ist dunkler als bei Masern, jedoch heller als bei Scharlach.

Der Ausschlag dauert in der Regel 4–6 Tage. Bei seiner

höchsten Blüte fällt das Fieber, falls es überhaupt vorhanden war. Bei leichteren Fällen tritt er kaum oder gar nicht in Erscheinung. Die Haut schuppt sich später kleieartig ab. Weitere charakteristische Symptome sind Lymphdrüsenschwellungen am Nacken und hinter den Ohren und Mandelentzündung, wobei der Rachen fast so rot wie bei Scharlach sein kann. Sobald der Ausschlag verschwindet, hören auch die Halsschmerzen auf. Die Lymphdrüsenschwellungen halten aber oft noch einige Tage länger an.

Die Krankheit verläuft heutzutage manchmal so leicht, daß die Kinder – wie auch bei den Windpocken – gar nicht das Bett hüten müssen.

Behandlung
Rubeolinum *(Rubl.)*
Bei einem sehr leichten Rötelnverlauf geben wir auf dem Höhepunkt der Krankheit, um den miasmatischen Hintergrund zu bereinigen, eine Gabe Rubeolinum C 200 (Rötelnnosode) und wiederholen so lange, wie die Genesungsphase anhält.

Ansonsten werden die angezeigten Mittel gegeben, und die Nosode *Rubeolinum* wird erst hinterher in der gleichen Weise eingesetzt. Die am häufigsten verwendeten Mittel sind *Aconit* und *Belladonna*.

Aconit *(Acon.)*
wird gegeben, wenn das Fieber sehr schnell hochsteigt, Kopfschmerzen, großer Durst und Unruhe vorhanden sind. Die anfänglichen Halsschmerzen können manchmal auch von Aconit beseitigt werden.

Belladonna *(Bell.)*

ist bei starken Hals- und Kopfschmerzen mit Blutandrang zum Kopf angezeigt. Der Rachen ist dunkelrot, das Blut klopft in den Schläfen und Halsschlagadern, das Gesicht ist gerötet. Hier kommt der Ausschlag langsamer zum Vorschein.

Ferrum phosphoricum *(Ferr.)*

ist angezeigt, wenn das Fieber nicht so schnell und nicht so hoch steigt. Die restlichen Symptome ähneln aber sehr Aconit.

Dulcamara *(Dulc.)*

kommt seltener zum Einsatz. Es ist wichtig bei Rücken- und Gliederschmerzen, besonders wenn ein akuter Stockschnupfen vorhanden ist. Sobald er anfängt zu fließen, tritt eine große Linderung der Schmerzen ein.

Cantharis *(Canth.)*

hilft bei dem starken Juckreiz, der in der Abschuppungsphase auftritt, sowie bei der dadurch gleichzeitig entstehenden nervösen Reizbarkeit.

Apis *(Apis)*

kommt selten in Frage. Hier finden wir den Hals dunkelrot, aufgedunsen und glasig geschwollen, häufig mit stechenden Schmerzen, die zum Ohr und den Speicheldrüsen ausstrahlen. Eine allgemeine Hitzeunverträglichkeit und Durstlosigkeit vervollständigen das Bild.

Scharlach

Scharlach (Scarlatina) ist eine durch A-Streptokokken her-vorgerufene Infektionskrankheit mit Mandelentzündung und Hautausschlag, der sich später abschuppt.

Geschichtliches

In den letzten 50 Jahren ist der Scharlach seltener geworden und verläuft viel leichter als früher. Scharlach ist die einzige infektiöse Kinderkrankheit, gegen die es keinen Impfstoff gibt. Damit ist der Scharlach ein klassisches Beispiel dafür, daß eine Infektionskrankheit ganz von allein an Gefährlich-keit abnehmen kann, ohne daß man sie durch Impfungen be-kämpft. Bei den anderen Infektionskrankheiten wurde immer erst dann mit dem Impfen angefangen, wenn die Krankheiten begannen, seltener und leichter zu verlaufen. Die Abnahme der Infektionskrankheiten ist also nicht in äußeren Gründen zu suchen, sondern liegt in der stabileren gesundheitlichen Verfassung der Kinder.

Geschützter Personenkreis

- Gestillte Kinder.
- Alle Personen, die Scharlach ohne unterdrückende Be-handlung durchgemacht haben.
- Eltern, die immun gegen Scharlach sind und ihr krankes Kind pflegen, können zwar eine Streptokokken-Mandel-entzündung bekommen, jedoch keinen Scharlachausschlag.
- Scharlach ist heutzutage keine sehr ansteckende Krankheit mehr. Es kommt häufig vor, daß nur ein Mitglied der Fami-lie erkrankt.

- Kinder, die lange genug homöopathisch behandelt worden sind, erkranken entweder gar nicht an Scharlach oder nur sehr leicht.

Gefährdeter Personenkreis
- Kinder vom 5. bis 15. Lebensjahr
- Kinder mit chronisch entzündeten Mandeln
- Scharlachkranke, die mit Penicillin behandelt wurden
- Im Winter ist die Ansteckungsgefahr größer.
- Menschen mit einem geschwächten Immunsystem und Hautverletzungen, auch Brandwunden, können in seltenen Fällen Wundscharlach bekommen, ohne daß es zur Mandelentzündung kommt.
- Kinder mit schlechten Mandeln werden eher zur toxischen Verlaufsform neigen. Diese »Drüsenkinder« erkranken in der Regel an allen ansteckenden Krankheiten schwerer.

Die Aufgabe der Mandeln
Die Mandeln sind Schutzorgane, die toxische Stoffe wie Bakterien neutralisieren. Die Entfernung der Mandeln ist keine Lösung, um die Toxinproduktion zu verhindern. Die Anlage dazu äußert sich zwar in den Tonsillen, aber sie ist in der Grundstruktur (der seelisch-geistigen Konstellation) vorhanden. Früher oder später wird es Folgen geben, wenn die Ursache nicht behandelt wird. Jedes Organ hat nämlich in den Energiekörpern eine Entsprechung und dient dazu, uns die Energien der feineren Körper und der Seele mitzuteilen und auszudrücken. Die Mandeln fungieren als Filter, um das noch unschuldige Kind vor seinen negativen Energien zu schützen.

Mit dem Beginn der Pubertät ist der Mensch so weit, daß er

über sein Denkvermögen seine negativen Energien (Schwächen in der Struktur) umwandeln kann. Hier sehen wir, wie die konstitutionelle homöopathische Behandlung vorbeugend wirkt. Sie behebt die Schwächen in der Grundstruktur, so daß die kranken Mandeln wieder in gesundes Gewebe umgewandelt werden können.

Wann ist Scharlach ansteckend?

Die Ansteckungsgefahr ist weitgehend auf das akute Krankheitsstadium begrenzt. Aber auch die feine Abschuppung, die sich im letzten Stadium der Erkrankung bildet, konnte früher noch lange ansteckend sein. Das Krankenzimmer sollte also nach Scharlach einer gründlichen Frühjahrsreinigung unterzogen werden. Vorsicht auch bei Nahrungsmitteln im Krankenzimmer! Scharlach kann auch durch infizierte Lebensmittel wie Milch oder Eis übertragen werden. Meist geschieht die Erkrankung aber durch direkten Kontakt (Tröpfcheninfektion).

Die *Inkubationszeit* beträgt in der Regel 3–5 Tage, möglich sind 1–10 Tage.

Die Krankheit dauerte früher mit der Abschuppung 3–6 Wochen; mit homöopathischer Behandlung dauert sie heute etwa eine Woche.

Der Krankheitsverlauf

Der Scharlach verläuft heutzutage durch die vielen Antibiotikaeinsätze untypisch, leicht und beginnt nicht mehr so hochakut. Die Stärke der Krankheit ist jedoch in erster Linie von der Konstitution des Kindes abhängig. Je mehr ein Kind konstitutionell belastet ist, um so heftiger wird der Verlauf sein.

Vor Ausbruch der Krankheit ist das Kind quengelig, apathisch, müde. Es fühlt sich nicht wohl in seiner Haut und mag nicht spielen. Wenn Scharlachanfälle in der Umgebung auftauchen, reichen diese Zeichen dem Erfahrenen, um an Scharlach zu denken.

Der klassische, heute seltenere Scharlach verläuft meist plötzlich. Schüttelfrost, Übelkeit und häufiges plötzliches Erbrechen können dem Scharlach vorausgehen oder ihn begleiten. Auch Kopfschmerzen findet man fast immer. Bald steigt die Temperatur auf 40 °C und höher. Der Puls zu Beginn des Scharlachs ist viel schneller als bei irgendeiner anderen Krankheit (120–140 oder sogar 160 Pulsschläge pro Minute). Nun treten auch Halsschmerzen beim Schlucken auf. Die Mandeln sind stark geschwollen, gerötet und oft stippchenförmig oder schmierig-gelblich belegt. Der Rachen und der weiche Gaumen sind fleckig oder flächenhaft gerötet (Enanthem). Die Lymphknoten am Hals schwellen an.

Am 2. Tag beginnt der Hautausschlag (Exanthem) mit einer Rötung am Hals und unter den Schlüsselbeinen. Er breitet sich über den Oberkörper und die Arme aus und erstreckt sich in den nächsten 24 Stunden auf den Unterkörper und die Beine, während er oben schon wieder verblaßt. Am stärksten zeigt sich der Ausschlag in den Hautfalten. Insgesamt dauert er nur etwa 2–3 Tage. Im Unterschied zu Masern ist der Scharlachausschlag geschmeidig und glatt. Er besteht aus dicht beieinander stehenden Einzelfleckchen von höchstens Stecknadelkopfgröße, die später zu einer Gesamtfläche verlaufen. Schon im Gesicht kann man die Scharlacherkrankung erkennen. Das ganze Gesicht ist fieberhaft gerötet, dabei ist die Gegend um den Mund ausgespart und bleibt blaß.

Ganz am Anfang der Erkrankung ist die Zunge belegt, und um den 3. Tag herum, wenn der Ausschlag am Körper wieder verblaßt, löst sich der Belag ab, und die Zunge wird hochrot. Aufgrund der entzündlich geschwollenen Papillen wird die Zunge nun »Himbeerzunge« genannt.

Etwa am 8. Krankheitstag, manchmal auch schon früher, setzt die Schuppung ein, die einige Wochen anhält. Sie beginnt, wie der Ausschlag, am Hals und erstreckt sich über den ganzen Körper. Nach 2–3 Wochen wird sie besonders deutlich an den Händen und Füßen, wo die kranken Kinder sich gerne ganze Fetzen abziehen.

In schweren Krankheitsfällen tritt am Beginn der 3. Woche manchmal ein neuer Schub auf, den man als Zweiterkrankung bezeichnet. Die Temperatur steigt wieder, die Hals- und Unterkieferwinkeldrüsen schwellen wieder an, und eine leichte Angina kann sich entwickeln. Häufig kommt es zu einer Mittelohrentzündung; besonders gefürchtet sind Komplikationen an den Nieren und am Herzen in Form von Entzündungen. Heutzutage sind diese Zweiterkrankungen selten.

Komplikationen
Keine andere Kinderkrankheit hat solche unangenehmen Folgen oder wird von so ernsthaften Komplikationen begleitet. Der Organismus wird oft sehr strapaziert und stellt die Kunst des Behandlers auf die Probe, deshalb müssen äußerste Sorgfalt und Aufmerksamkeit angewandt werden. Die hauptsächlichen Komplikationen betreffen folgende Organe bzw. Krankheitsfelder: Drüsen, besonders Speicheldrüse, Mittelohrentzündung, Nieren, Rheuma, Herz, Lungen- oder Rippenfellentzündung, Hepatitis, Durchfall oder Ruhr.

Differentialdiagnose

In den ersten 8 Tagen läßt sich der Ausschlag unter dem Glasspatel deutlich wegdrücken. Dies ist bei Masern nicht möglich. Ferner sind typische Zeichen für Scharlach die Blässe um den Mund herum, die Angina und die Himbeerzunge.

Allgemeine Maßnahmen

Beim Scharlach ist es sehr wichtig, die Haut zu schützen. Dies geschieht am besten durch Einölen. Verwenden Sie hier ein gutes pflanzliches, biologisches Öl. Ein scharlachkrankes Kind sollte möglichst nicht gebadet werden. Wenn es aus hygienischen Gründen absolut notwendig ist, dann nur in sehr warmem Wasser. Danach muß das Kind sofort warm umhüllt werden. Kalte Bäder oder Packungen sind bei Scharlach und auch bei anderen Krankheiten absolut gefährlich. Sie drücken zwar kurzfristig die Temperatur herunter, aber es können sich danach auch Rheuma, Herzmuskel- oder Nierenbeckenentzündungen einstellen, die dann nicht so leicht zu behandeln sind.

Das Krankenzimmer sollte gut gelüftet werden, ohne daß es zieht. Kerzen und Duftlampen sorgen zwar für eine schöne Atmosphäre, sollten jedoch nicht zu lange im Zimmer brennen, da sie zuviel Sauerstoff verbrauchen.

Ernährung

In leichten Fällen, ohne hohes Fieber und ohne Hautausschläge, wird das Kind ganz normal weiteressen wollen. Bei höherem Fieber jedoch und allgemeinem Krankheitsgefühl sollte die normale Ernährung ein- bzw. umgestellt werden, da sie den Stoffwechsel unnötig belastet und zu Komplikationen führen kann. In der Naturheilkunde wird Milch, besonders für kleine

Kinder, empfohlen. Je nach Bedürfnis kann man kalte oder
warme Milch anbieten, die gegebenenfalls mit etwas Wasser
verdünnt wird. Sie können auch stark verdünnte Sahne zum
Trinken geben, je nach Wunsch warm oder kühl. Das Süßen
der Milch oder Sahne mit Malz (Gersten- oder Reismalz) ist
auch sehr förderlich für die Verdauung des kranken Kindes.

Es werden auch Fruchtsäfte für Scharlachkranke empfohlen, insbesondere sollen die roten Früchte am dienlichsten
sein, wohl aufgrund des Ähnlichkeitsprinzips, wobei die Him-
beere an oberster Stelle steht. Wahrscheinlich hat sie eine besondere Affinität zur Scharlachhimbeerzunge. Es können
auch frische oder eingefrorene Himbeeren gegeben werden,
wenn das Kind sie ohne große Schmerzen schlucken kann.

In der Kräuterheilkunde wird das reichliche Trinken von
verdünntem Himbeeressig als ein sehr heilsames Mittel gegen
Scharlach betrachtet. Gegebenenfalls kann dieses Getränk
leicht mit Honig oder weißem Zucker gesüßt werden. Wenn
Ihr krankes Kind weder Milch noch Fruchtsäfte mag, so können Sie ihm auch einen Tee aus Zinnkraut, Pfefferminzblät-
tern und Süßholzwurzel zubereiten: 1 gehäufter Teelöffel auf
einen halben Liter Wasser, einmal aufwallen und 10 Minuten
ziehen lassen, 3x täglich eine Tasse warm trinken.

Behandlung
Ipecacuanha (Ip.)
ist das erste Mittel, welches dem kranken Kind gegeben werden kann, auch wenn keine klaren Scharlachsymptome vorhanden sind. Dieses Mittel kommt in Frage bei unklaren
Bauchbeschwerden, wie Übelkeit und Erbrechen, welche gewöhnlich ganz plötzlich kommen und sehr kurz anhalten.

Belladonna (Bell.)

stellt die klassischen Symptome von Scharlach dar – roter Rachen und Mandeln zusammen mit dem roten Gesicht, klopfenden Halsschlagadern, blutunterlaufenen Augen und den schlimmen Schluckbeschwerden. Bei milden Fällen reicht oft Belladonna alleine aus, um den Scharlach auszuheilen. Der Rachen ist eher dunkelrot, der Hals trocken und zusammengezogen. Großer Durst, aber Schlucken fast unmöglich. Der Ausschlag sieht ganz glatt, rot und glänzend, später dunkler und marmoriert aus.

Aconit (Acon.)

paßt von seiner Natur zu einem hochakuten Zustand, der sehr schnell eintritt. Die Temperatur steigt rapid. Der Puls ist schnell und deutlich, große Hitze, hellrote Mandeln, heiße trockene Haut, großer Durst. Diese beiden Mittel sind nach den ersten 1–2 Tagen – außer bei sehr mildem Scharlachverlauf – nicht mehr angezeigt. Folgemittel sind notwendig, außer bei leichten Fällen (*Sulfur, Bryonia, Gelsemium, Veratrum viride* u. a.).

Bryonia (Bry.)

ist kein Mittel für das Anfangsstadium. Es zeigt sich frühestens nach 2–3 Tagen deutlich. Diese langsame Entwicklung ist so charakteristisch für dieses Mittel, vor allem der Ausschlag entwickelt sich sehr spät und zögernd. Dabei besteht starker klopfender Kopfschmerz, der sich durch Husten bzw. jegliche Bewegung verschlimmert, sowie Übelkeit durch Bewegung. Ein wichtiges Mittel, wenn nach *Aconit* und *Belladonna* ein Rückfall durch unvernünftiges Eßverhalten ausge-

löst wurde. Bei Bryonia können wir aufgrund des verspäteten
Ausschlags schon früh die Hirnhautsymptomatik haben.
Wenn sie aber im Zusammenhang mit hohem Fieber auftritt,
dann sind oft Aconit und Belladonna angezeigt.

Gelsemium *(Gels.)*

ist schwerfällig, dumpf. Der Kranke ist ruhig, lustlos. Das Gesicht geschwollen und aufgedunsen. Die Entkräftigung zeigt
sich ziemlich ausgeprägt. Oberflächlich gesehen könnte man
es mit dem Ruhebedürfnis von *Bryonia* verwechseln. Aber die
langsame Entwicklung von Bryonia sowie der große Durst
sind deutliche Zeichen, die hier fehlen. Der Gesichtsausdruck
des Gelsemium-Kranken wirkt bei Beginn der Krankheit
dümmlich oder dumpf. Der Puls ist klopfend, aber abdrückbar. Die Haut ist zwar heiß, aber nicht so wie bei *Aconit*. Gelsemium ist passiv: passiver Blutandrang. Ein dumpfer Kran-
ker, der scheinbar Aconit oder *Belladonna* ist, könnte auch
Gelsemium sein.

Veratrum viride *(Verat-v.)*

entwickelt sich zwar schnell, hat aber nicht die hochakuten
Symptome von *Aconit*. Der Puls ist nicht so deutlich wie bei
Aconit, dabei abdrückbar, aber voll und fließend. Die Haut ist
eher feucht und kann recht marmoriert aussehen. Veratrum
viride hat nicht die starken Halssymptome wie *Belladonna*,
aber ausgeprägte Gehirnsymptome sowie ein ständiges Ruk-
ken und Nicken des Kopfes. Die Unruhe von Aconit ist nicht
vorhanden.

Mercurius *(Merc.)* und *Mercursalze*

Mercurius ist besonders angezeigt für die Halssymptomatik und die Drüsenbeteiligung. Wenn diese Symptome nicht ausgeprägt vorhanden sind, sollte Mercurius vorsichtig angewandt werden.

Apis *(Apis)*

ist gekennzeichnet durch schnelle und generalisierte Aufgedunsenheit und Schwellung des Halses. Der Schmerz ist scharf, brennend, stechend. Das Gesicht ist auch aufgedunsen und meist blaß. Harn- und Nierensymptome stellen sich früh ein. Durstlosigkeit, Verschlimmerung durch Hitze und Schlaf runden das Bild ab. Das Apis-Kind läßt seinen Hals nicht untersuchen, so schmerzhaft und empfindlich ist er. Unwillkürlicher Harnabgang, schmerzhafter Harndrang und immer wieder kleine Mengen Wasserlassens gehören zu den typischen Apis-Harnsymptomen. Bei der Hirnsymptomatik stehen das plötzliche Aufschreien durch Hirndruck und das Rollen des Kopfes an erster Stelle.

Rhus toxicodendron *(Rhus-t.)*

Hier entwickelt sich der Ausschlag langsam, wie bei *Bryonia,* oder nach Zurückdrängen des Ausschlags durch Nässe. Rhus-t. hat hohes Fieber, Müdigkeit, Halsgeschwüre, glänzende Zunge, Unruhe und allgemeine Schmerzen.

Arsenicum album *(Ars.)*

ist ein wichtiges Mittel bei Kindern, die sehr schwach und kraftlos wirken. Die Kinder sind voller Angst und Unruhe, und es geht ihnen von Tag zu Tag schlechter. Die Verschlech-

terungszeit ist am Nachmittag und kurz nach Mitternacht.
Dann sind sie sehr unruhig, wachen auf und weinen. Der Puls
ist schwach und fadenförmig, die Hände sind kalt und klamm,
der Atem riecht eitrig, die Zunge, Lippen und Zähne sind mit
Schleim bedeckt. Es paßt für sehr schwere Scharlachfälle und
kommt heute kaum noch in Frage. Es deckt auch die Nierenkomplikationen beim Scharlach ab: Nierenentzündung, wenig
oder unterdrückter Urin, Brennen beim Wasserlassen, Was-
sereinlagerungen im Gesicht, in den Füßen und im Bauch, Eiweiß im Urin.

Die Genesung

Bei der Genesung ist auf größte Sorgfalt zu achten, da es in der
3. Woche zu der bereits beschriebenen Zweiterkrankung von
Scharlach kommen kann, die vor allem bei schwereren Krank-
heitsverläufen sehr gefürchtet ist. Die größten Feinde in dieser
Zeit sind Kälte und Feuchtigkeit. Es sollte längere Zeit von
Baden, Duschen und Haarewaschen Abstand genommen
werden. Dagegen ist es wohltuend, den Körper mit ange-
wärmtem Pflanzenöl vorsichtig einzureiben, anschließend mit
einem möglichst warmen, feuchten Schwamm abzureiben.
Dadurch kommt das Kind schneller wieder zu Kräften, und
der Organismus wird über die Haut mit lebensnotwendigen
Vitaminen und Nährstoffen versorgt.

Auf die Ernährung ist für viele Wochen noch sorgfältig zu
achten. Süßigkeiten, Bonbons und reichliches Essen sollten
gemieden werden.

Windpocken

Windpocken (Schaf-, Spitz-, Feuchtblattern, Varizellen) sind eine sehr ansteckende, jedoch harmlose Viruserkrankung, die mit Bildung von Pöckchen auf der Haut einhergeht.

Geschichtliches
Die Windpocken treten sporadisch, nicht epidemisch auf. Als die Pocken noch existierten, traten die Windpocken fast immer endemisch im Zusammenhang mit den Pocken auf. Dies ist aber die einzige Beziehung zwischen den beiden Krankheiten.

Geschützter Personenkreis
- Nichtgestillte Säuglinge bis zum 6. Monat und Säuglinge, solange sie gestillt werden, die über die Plazenta mütterliche Antikörper erhalten haben, erkranken nicht.
- Eine Erkrankung gibt lebenslängliche Immunität. Etwa 95 % der Erwachsenen sind durch die Erkrankung immun.

Gefährdeter Personenkreis
- Kinder zwischen dem 3. und 10. Lebensjahr erkranken am häufigsten.
- In den ersten 21 Schwangerschaftswochen besteht für Embryos von Frauen, die die Windpocken nicht durchgemacht haben, Ansteckungsgefahr (angeborenes Varizellensyndrom). Bei einem Infekt kann es vier Tage vor und bis zwei Tage nach der Geburt zu den sehr schwer verlaufenden nachgeburtlichen Windpocken kommen. Aufgrund der guten Immunlage der Bevölkerung gegen Windpocken kommt dies aber sehr selten vor.

Fallbeschreibung

Bei einem Kind, dessen Mutter kurz vor der Geburt mit an Windpocken erkrankten Personen in Kontakt kam, wurde eine Windpockenimpfung mit abgetöteten Windzellenviren durchgeführt. Das Kind erlitt einen Zusammenbruch des Immunsystems, bekam Meningitis, wurde körperlich und geistig schwer behindert und starb mit etwa zweieinhalb Jahren an der durch die Impfung erworbenen Immunschwäche.

Wann sind Windpocken ansteckend?

Windpocken können bereits zwei Tage vor Krankheitsbeginn hoch infektiös sein. Die Ansteckungsfähigkeit nimmt dann laufend ab und endet eine Woche nach dem letzten Ausbruch des Hautausschlages. Im Krustenstadium ist eine Ansteckung nicht mehr möglich.

Die *Inkubationszeit* beträgt meist 12–18 Tage, maximal 28 Tage.

Die *Krankheit dauert* etwa eine Woche, mit dem Abfall der Krusten ist nach zwei Wochen alles überstanden.

Der Krankheitsverlauf

Bei Kindern ist ein Frühstadium selten, bei Erwachsenen eher möglich. Ein bis zwei Tage vor dem Hautausschlag beginnt es mit Kopfschmerzen, Magenbeschwerden, allgemeiner Unruhe und Abgeschlagenheit sowie leichtem Fieber. In sehr seltenen Fällen steigt das Fieber auf 40 °C an. In der Regel zeigen sich die Bläschen sofort und zwar an den Haarwurzeln und am Rumpf. Die Bläschen entwickeln sich innerhalb von wenigen

Stunden zu voller Blüte. Ein charakteristisches Merkmal bei Windpocken ist der schubweise Verlauf des Ausschlags. Die stecknadelkopf- bis erbsengroßen Pöckchen verteilen sich über den ganzen Körper, vor allem auf der Stirn und am Rumpf. An verschiedenen Stellen schießen gleichzeitig mehrere blaßrote, runde, leicht erhabene Flecken hervor, die sich in wenigen Stunden in Knötchen und Bläschen umwandeln. Die Bläschen haben oft eine zentrale Delle mit wasserklarem oder getrübtem Inhalt und sind von einem roten Hof umgeben. Nach etwa zwei Tagen trocknen die Bläschen ein und verschwinden, oder es bildet sich eine gelbbraune Kruste, die nach ein bis drei Wochen abfällt. Der Juckreiz beim Abheilen ist erheblich, und durch Kratzen können dauerhafte Narben entstehen.

Bei den Windpocken finden sich alle Entwicklungsstadien des Hautausschlags nebeneinander, wie ein »Sternenhimmel«. Das Fieber beginnt gleichzeitig mit dem Ausschlag und verläuft schubweise wie dieser. Immer häufiger treten die Windpocken heute ohne Fieber auf.

Komplikationen

Der Juckreiz kann so stark werden, daß sich durch Aufkratzen eine Sekundärinfektion entwickelt – Impetigo, Abszeß, Phlegmone, Erysipel usw. Der Juckreiz ist aber durch eine homöopathische Behandlung sehr schnell in den Griff zu bekommen.

Selten kommt es zu Pseudokrupp und noch seltener zu Enzephalitis oder Enzephalopathie. In der Genesung, einer Zeit der Abwehrschwäche, flackert manchmal die tuberkulinische Veranlagung auf, die aber durch die homöopathische Behandlung gut abgewendet werden kann.

Behandlung

Meist verlaufen die Windpocken so harmlos, daß sich eine Behandlung erübrigt. Folgende Mittel können bei Windpocken in Frage kommen.

Aconit *(Acon.)*

Dieses sonst so bewährte Fiebermittel kommt bei Windpokken wegen des vergleichsweise milden Verlaufs selten in Frage, nur bei plötzlichem, hohem Fieber mit Angst und Unruhe.

Belladonna *(Bell.)*

Es hilft bei starken Kopfschmerzen, rotem Gesicht und roter heißer Haut. Eine Müdigkeit gepaart mit Schlaflosigkeit ist vorhanden. Auch der Ausschlag entwickelt sich langsam. Die Haut kann eine blaurote Verfärbung annehmen und sehr gereizt sein.

Antimonium tartaricum *(Ant-t.)*

Besonders wichtig, wenn der Ausschlag verspätet ist oder nicht nach außen kommt. In solchen Fällen kann die Lunge betroffen werden und sich eine Bronchitis mit Atemnot entwickeln. Das Kind ist sehr schläfrig, schlaff und schwitzt leicht. Eine leichte Übelkeit kann dazukommen. Die Bläschen sehen bläulich aus oder können auch eitrig werden.

Antimonium crudum *(Ant-c.)*

Ein wichtiges Mittel für Husten, der in einem späteren Stadium entsteht. Das Kind ist schlecht gelaunt und mag nicht angesehen oder berührt werden.

Pulsatilla *(Puls.)*

Es ist hilfreich, wenn das Kind sehr weinerlich ist. Ihm ist übel, und es mag nichts essen und trinken. Es möchte getragen werden, am liebsten an der frischen Luft. Der Juckreiz kann sehr quälend sein.

Calcium carbonicum *(Calc.)* und Silicea *(Sil.)*

Sollten die Halsdrüsen betroffen sein, kommt eines der beiden Mittel in Frage (siehe Stichwortverzeichnis). Calcium folgt in der Regel gut *Belladonna*. Silicea wirkt gut nach *Pulsatilla*.

Cantharis *(Canth.)*

Bei starkem Juckreiz, der mit schmerzhaftem Brennen wie von Feuer verbunden ist. Berührung verschlimmert.

Dolichos *(Dol.)*

Bei quälendem Juckreiz, der durch die anderen Mittel nicht beeinflußt wurde oder als einziges Symptom auftrat, ist Dolichos ein hochgeschätztes Mittel.

Mercur *(Merc.)*

ist wichtig, wenn eine Sekundärinfektion mit Vereiterung eintritt.

Rhus toxicodendron *(Rhus-t.)*

Der Ausschlag zeigt sich in großen Blasen und juckt sehr. Nachts ist das Kind sehr unruhig.

Sulfur *(Sulf.)*

beschleunigt den Heilungsprozeß. Offene Wunden heilen

leichter zu. Dem Kind ist heiß, es mag keinen Kontakt mit Wasser.

Varicellinum *(Varic.)*

Bei Gefahr von Narbenbildung. Wenn Vernarbungsgefahr besteht, vor allem am Rücken und im Gesicht, insbesondere wenn schlechte Laune überwiegt und das Kind ein Nein-Kind geworden ist, sollte die Nosode über einen Zeitraum von 2–3 Wochen gegeben werden.

Zur äußeren Unterstützung

Zusätzlich kann *Calendulasalbe* eingesetzt werden. Sind die Wunden sehr groß, dann sollte man der Salbe einige Tropfen *Carbolicum acidum* D 4 hinzufügen.

Zusammenfassung

Keuchhusten	
Erreger	Bacterium Bordetella pertussis
Übertragung	leicht, Tröpfcheninfektion über mehrere Meter
Altersgruppe	sogar gestillte Säuglinge, deren Mutter Keuchhusten hatte; 80% Vorschulalter
Inkubationszeit	1–2 Wochen
Ansteckungsfähigkeit	die ersten 6–9 Wochen
Immunität	läßt im Alter nach
Verlauf	1. katarrh. Stadium (10–12 Tage) mit Husten, besonders nachts 2. konvulsives Stadium (3–6 Wochen) mit typischen Keuchhustenanfällen mit vorgestreckter Zunge, Blauwerden, Würgen, Erbrechen 3. Abnahme: 3.–9. Woche; Husten läßt nach, nur noch Bronchitis, nicht mehr ansteckend
Komplikationen	Lungenentzündung, Hirnschädigungen
Folgekrankheiten	Bronchiektasien, Tbc
Differentialdiagnose	Diagnose: bakteriologische Untersuchung des Rachenabstrichs
Masern	
Erreger	Masernviren
Übertragung	leicht, »fliegende« Tröpfcheninfektion
Altersgruppe	1–11 Jahre, gestillte Säuglinge nicht

Inkubationszeit	8–14 Tage
Ansteckungs-fähigkeit	im katarrh. Vorstadium sehr groß bis Beginn des Ausschlags
Immunität	meist lebenslänglich
Verlauf	1. Frühstadium (3–5 Tage), Husten, Schnup-fen, Angina mit langsam steigendem Fieber. Typisch: verquollenes Aussehen; rote Augen; für 1–2 Tage weiße Flecken auf der Mund-schleimhaut gegenüber Backenzähnen. Kurz-fristiger Fieberabfall 2–3 Tage nach Beginn, anschließend Anstieg über 39 °C 2. Ausschlag im Gesicht, hinter den Ohren, zieht nach unten, hellrote, leicht erhabene Flecken, fließen nach 1–2 Tagen zusammen. 3–4 Tage später: Ausschlag weg, dann Abschup-pung.
Komplikationen	»nach innen geschlagene Masern« mit Lungen-, Mittelohr-, Gehirnentzündung
Folgekrank-heiten	Aktivierung der tuberk. Diathese
Differential-diagnose	kein Ausschlag an Handteller und Fußsohlen im Gegensatz zu Scharlach. Zu Röteln: keine Lymphknotenschwellung, aber weiße Flecken im Mund, Fieber 6–8 Tage.

Mumps

Erreger	Mumpsvirus
Übertragung	Tröpfchen- und Kontaktinfektion, nicht so an-steckend
Altersgruppe	besonders Schulkinder, selten Erwachsene, ge-stillte Säuglinge nicht

Inkubationszeit	12–21 Tage
Ansteckungs-fähigkeit	akute Fieber- und Schwellungsphase
Immunität	meist lebenslänglich
Verlauf	Fieber, Schwellung der Ohrspeicheldrüse, meist einseitig; nach 1–3 Tagen wechselt die Seite; dauert 5–8 Tage
Komplikationen	selten, Entzündungen von Hoden, Ovarien, Pankreas, Schilddrüse, Brust und Muttermund
Folgekrank-heiten	Sterilität, Taubheit, HWS-Abszeß
Röteln	
Erreger	Rötelnvirus
Übertragung	Tröpfcheninfektion, nicht so ansteckend
Altersgruppe	vor allem im 3.–10. Lebensjahr, selten Erwachsene, gestillte Säuglinge nicht
Inkubationszeit	8–21 Tage
Ansteckungs-fähigkeit	2–4 Tage vor dem Ausschlag bis zum Abklingen
Immunität	lebenslänglich
Verlauf	mäßiges Fieber, leichter Schnupfen, nach 2 Tagen Ausschlag für 2–4 Tage, beginnt hinter den Ohren, dann Gesicht und der übrige Körper Lymphknotenschwellung im oberen Nackenbereich, Achselhöhlen, Leistenbeugen und Kieferwinkel. Fieber und Lymphknotenschwellung dauern 1–2 Wochen.

Komplikationen	kommen praktisch nicht vor. Röteln im 1.–3. Monat bei Schwangeren können Mißbildungen oder Absterben des Embryos auslösen.
Folgekrankheiten	Mißbildung des Embryos
Differentialdiagnose	Lymphknotenschwellung, fehlt bei Masern.

Scharlach

Erreger	Streptokokken
Übertragung	Tröpfcheninfektion, nicht so ansteckend
Altersgruppe	5–15 Jahre, Erwachsene und Säuglinge fast nie
Inkubationszeit	1–10 Tage
Ansteckungsfähigkeit	von Beginn bis Ende der Abschuppung
Immunität	lebenslänglich
Verlauf	1. Frühstadium: hohes Fieber, Kopf- und Gliederschmerzen, Schluckbeschwerden, Schüttelfrost, Erbrechen, scharlachroter Rachen, geschwollene, weiß belegte Zunge. 2. Ausschlag (2.–6. Tag) stecknadelkopfgroß, dichtstehend, erst Hals und Brust, dann übriger Körper, hochrot. Am 3. Tag Himbeerzunge. Kleieartige Abschuppung in der 2.–3. Woche. Ausschlag verschwindet unter Druck eines Glasspatels.
Komplikationen	Mittelohr-, Nieren-, Hirnhaut-, Herzmuskel-, Herzinnenhautentzündung. Rückfälle. Penizillin unterdrückt Antikörperbildung

Folgekrank-heiten	Schädigung der betroffenen Organe
Differential-diagnose	Ausschlag an Handtellern und Fußsohlen fehlt bei Masern; Streptokokken im Rachenabstrich auch bei Angina.

Windpocken

Erreger	Varizellenvirus
Übertragung	sehr leicht, »durch den Wind«
Altersgruppe	1–10 Jahre, gestillte Säuglinge nicht
Inkubationszeit	12–18 Tage
Ansteckungs-fähigkeit	1 Tag vor und während des Ausschlags
Immunität	lebenslänglich
Verlauf	Beginn: leichtes Fieber und Hautausschlag auf den Schleimhäuten, kleine, rote Flecken, dann am ganzen Körper, auch auf der Kopfhaut, später Bläschen. Nach 3–4 Tagen Eintrocknen zu Krusten, starker Juckreiz.
Komplikationen	Eiterung durch Kratzen, Pseudokrupp
Folgekrank-heiten	sehr selten; Infektionen oder Gehirnkrankheiten

Nosoden bei Kinderkrankheiten

Die Nosoden spielen eine wichtige Rolle bei der Behandlung von Kinderkrankheiten. Man sollte sich aber davor hüten, sie routinemäßig einzusetzen. Sie können dann großen Schaden anrichten und besonders für empfindliche Patienten gefährlich werden. In der Inkubationsphase und bei den Frühsymptomen werden die Krankheiten durch die Krankheitsnosode zu einem schlimmen vorzeitigen Ausbruch gebracht. Grundsätzlich darf man niemals eine Nosode am Anfang einer akuten Krankheit, d. h. in der Entwicklungsphase, einsetzen. Welches sind die wichtigsten Einsatzbereiche von Nosoden?

1. Wenn das Simillimum die Krankheit nicht aufhalten kann, ist die Krankheitsnosode notwendig. Das Simillimum hilft erst, dann kommt es zum Rückfall, und dann hat es keine Wirkung mehr. Jetzt kann die Nosode lebensrettend wirken. Am günstigsten ist eine Gabe von der Hochpotenz C 1000–10 000, selten C 200.

2. Für Fälle, die von Anfang an die gefährliche Richtung einschlagen und die klassischen Symptome der Krankheit vorweisen, brauchen wir die Krankheitsnosode, besonders dann, wenn kein Mittel deutlich angezeigt wird. Hier können LM-Potenzen wiederholt genommen werden.

3. Als letztes kommen sie in Frage bei der Genesung, wenn geistige Unausgeglichenheit oder sogar Gehirnreizungen vorhanden sind. C- und LM-Potenzen sind möglich.

Hinweis: Für die Diagnose und Behandlung weiterer Kinderkrankheiten verweisen wir auf unser Buch *Kranke Kinder mit Homöopathie behandeln* (Droemer Knaur 1997).

7. Kapitel

Impfungen und Impfschäden

Impfung aus homöopathischer Sicht

Abwehrkräfte für ein ganzes Leben selbst erarbeiten

Ziel einer Impfung ist es, eine bestimmte Krankheit nicht zum Ausbruch kommen zu lassen. Was ist aber der wahre Grund für Krankheit?

Die Menschheit, als Einheit betrachtet, kann der Träger von allen möglichen Krankheiten sein. Sie ist so strukturiert, daß sie jegliche bekannte bzw. uns noch unbekannte Krankheit entwickeln kann. Eine Krankheit kann für sich allein nicht existieren. Sie braucht einen Träger mit einer der Krankheit entsprechenden Struktur, damit sie entstehen und eine bestimmte Form annehmen kann.

Wenn die Menschheit eine bestimmte Krankheit entwickelt, entspricht diese stets der momentanen Beziehung der Menschheit zur Natur. So sind in speziellen Phasen der Menschheitsentwicklung ganz bestimmte Krankheitsarten möglich. Die Krankheit muß jedoch nicht zum Ausbruch kommen, auch wenn die Struktur schon besteht. Sie kommt erst dann zum Ausbruch, wenn die Menschheit ihre Fehlentwicklung nicht erkennt und keine entsprechenden Schritte unternimmt, also statisch bleibt.

Krankheit bedeutet ein Statischwerden im dynamischen Prozeß der Entwicklung. Je länger jemand sich dem Fluß des Lebens widersetzt, um so deutlicher und intensiver sind die

Krankheitsprozesse. Gehen wir hier kurz auf akute und chronische Krankheiten ein: Die Menschen neigen dazu, in ihren alten Strukturen zu verharren, so daß die Menschheit von vornherein chronisch krank ist. Wenn wichtige Anliegen der Menschen starr und unflexibel behandelt werden, brechen akute Krankheiten aus. Je mehr Menschen davon betroffen sind, um so allgemeiner war das Anliegen.

Dieses kollektive Auftreten von Krankheiten bezeichnen wir als Epidemien. Da die besondere Struktur der Menschheit die Art der ausbrechenden Krankheit bestimmt, liegt in der Grundstruktur wiederum die Antwort, welche Schritte zur Heilung notwendig sind.

Damit kommen wir auf unseren Ausgangspunkt zurück – was eine Impfung überhaupt bewirken soll. Mit der Impfung will man das Erscheinen einer Krankheit unterbinden. Es kann aber nur die Krankheit ausbrechen, zu der der Mensch eine Affinität hat, das heißt, ein Lernprozeß steht an, der mit Hilfe der Krankheit leichter zu lösen ist. Durch die Unterdrückung wird dem Menschen die Möglichkeit genommen, sich über seinen Zustand bzw. seine Situation bewußt zu werden und daran zu reifen. Der Bewußtwerdungsprozeß ist wichtig, um die Ursache von Disharmonien zu erkennen und zu beseitigen. Nach Einführung der Impfungen sind viel mehr Menschen als zuvor gerade an der Krankheit gestorben, die nicht erscheinen durfte, zum Beispiel an Pocken und Diphtherie.

Andere Reaktionen des Organismus auf die Impfungen sind: lebenslängliche Verkrüppelung und chronische Anfälligkeit für Krankheiten. Letztlich wird die Grundstruktur der Menschheit so verfestigt, daß die chronischen Krankheiten noch mehr an Kraft gewinnen. Diese Seite der Impfungen

wird kaum wahrgenommen, da sie jahrzehntelange Untersuchungen individueller und allgemeiner Krankheitsgeschich-
ten erfordert. Wenn wir aber die Geschichte der Krankheiten
verfolgen, sehen wir, daß die Menschheit immer mehr chronisch krank wird. Das Leiden der Menschen an diesen schlei-
chen Krankheiten, die Geist, Körper und Seele zerstören,
nimmt ständig zu. Als man vor fast 200 Jahren mit den Impfungen anfing, hatten die chronischen Krankheiten schon
längst Fuß gefaßt, aber es waren stets die akuten Krankheiten,
die die Menschheit mehr geplagt hatten. Je massiver die Impfungen eingeführt wurden, um so mehr haben die chronischen
Krankheiten zugenommen und zwar überproportional zum
Bevölkerungswachstum.

Die tibetischen Ärzte, welche prinzipiell keine Spritzen geben, sagen, daß wir zwar die Infektionskrankheiten ausgerottet haben, dafür aber die Zahl der Geisteskrankheiten mindestens verzwanzigfacht haben.

Sogar eine Vielzahl kleiner Kinder leiden heute schon an
qualvollen, chronischen Krankheiten. Dafür sind die hochakut
verlaufenden, fieberhaften Erkrankungen stark zurückgegan-
gen. Immer weniger Kinder bringen heute noch eine so gesunde Reaktion wie hohes Fieber hervor. Und wenn, dann kommt
gleich die Unterdrückung: ein fiebersenkendes Medikament.

Impfung – keine Versicherung
Das Thema Impfen wird ständig geschickt in das Interesse der
Öffentlichkeit gerückt. Es soll zum Impfen mobilisiert wer-
den, doch die Vorbehalte von seiten der angesprochenen
Menschen mehren sich. Es wird die Frage gestellt: Kann und
soll ich mich gegen alles versichern?

Grundsätzlich kann man sich mit materiellen Maßnahmen gegen nichts versichern. Es liegt aber im Wesen des Menschen, sich absichern zu wollen. Letztendlich können wir uns jedoch nur in einer scheinbaren äußeren Sicherheit wiegen.

Wodurch erhalten wir dieses Gefühl von Sicherheit? Was ist sicher? Ein System mit fester Struktur, das in festgelegten Bahnen funktioniert, verleiht uns Sicherheit. Es ist das typische Bild der rein mechanischen, absolut sicheren materialistischen Welt. Hier gibt es keinen Platz für die Seele, für Gefühle, für den Menschen. Die Schöpfung funktioniert aber nicht nach diesem Schema. Die Natur ist eine immerwährende Entwicklung der kosmischen Prinzipien, welche ein stetiges Vorwärtskommen der Menschheit einschließt.

Was bedeutet Krankheit?

Welchen Platz nehmen die Krankheiten im kosmischen Verlauf ein? Krankheit ist das Resultat der Abwehr des Menschen gegen die Natur. Der Mensch ist immer auf der Suche nach einer festen Struktur; in der Natur wandeln sich die Strukturen jedoch ständig.

Jede Krankheit, und was uns bei diesem Thema besonders interessiert, jede Kinderkrankheit hat für die seelische Entwicklung eine Bedeutung. In den unterschiedlichen Krankheitsformen drückt sich jeweils eine bestimmte Art von Widerstand aus. Wenn ein Mensch eine bestimmte Krankheit richtig durchmacht, lernt er diesen Widerstand abzubauen.

Eine Impfung »sichert ihn vor den unkalkulierbaren Konsequenzen«, nämlich enormen Entwicklungsmöglichkeiten, die sich ergeben würden, wenn er seinen Widerstand aufgäbe. Der Widerstand, der unerkannt im Menschen bestehenbleibt, bringt ihn immer mehr von seiner Quelle weg. Die Impfungen können sich auf verschiedene Weise auswirken. Das hängt von dem Bewußtseinszustand des Menschen ab, das heißt, wie groß sein Widerstand ist und wie weit ihm dieser bewußt ist.

Wichtigkeit von Kinderkrankheiten

Aus dem bisher Gesagten können wir nun ableiten, daß Kinder durch die Kinderkrankheiten lernen können, ihre eigenen Grenzen weiter zu ziehen bzw. besser mit ihrem Körper zu harmonieren. Hier muß klargestellt werden, daß nicht jedes Kind alle Infektionen bekommt, sondern nur diejenigen, die für seine Entwicklung notwendig sind. Kindern wird dadurch eine Gelegenheit gegeben, sich darin zu üben, Fehlschläge im Leben zu überwinden.

Die Krankheit ist ein wichtiges Moment, um die Beziehung zwischen Eltern und Kindern zu intensivieren. Die Eltern können ihre Kinder bei der Überwindung der Krankheit sehr unterstützen und ihnen das Gefühl von Geborgenheit vermitteln. Im Alltag findet sich oft zuwenig Zeit, um alle Probleme aufzuarbeiten. Durch die Krankheit kann alles verarbeitet werden, was sich angestaut hat, oder ein Mangel an Zuneigung durch liebevolles Umsorgtsein ausgeglichen werden.

Kinder werden durch das positive Durchleben von Krankheiten besser auf das Leben vorbereitet. Charaktereigenschaften wie Mut, Hingabe, Vertrauen, Selbstsicherheit u. ä. werden gefördert. Solche Kinder sind gesünder, weniger anfällig als Geimpfte, kurzum körperlich und seelisch stabil. Sie haben sich die Abwehrkräfte für ihr ganzes Leben selbst erarbeitet und zwar zu einem Zeitpunkt, den sie sich, wenn auch unbewußt, selbst ausgesucht haben. Kein Kind infiziert sich automatisch, wenn es mit einem kranken Kind Kontakt hat.

Jede unterdrückende Maßnahme nimmt einen Teil von der positiven Wirkung, vom Gefühl, für sich selbst verantwortlich sein zu können. Es wird heute immer klarer, daß ein Erwachsener um so mehr von chronischen Krankheiten verschont bleibt, je mehr Kinderkrankheiten er durchgemacht hat. Leider gibt es immer weniger solche Menschen.

Das Impfrisiko

Kinderkrankheiten folgen ganz normalen Naturgesetzen und haben einen sehr überschaubaren Verlauf. In schlimmen Fällen können sie zur stärksten Konfrontation mit den eigenen Ängsten führen. Früher verliefen manche Kinderkrankheiten tödlich. Heute ist das in unseren Breitengraden kaum noch der Fall. Dennoch überschattet die unnötige Angst oft den klaren Verstand – und es wird geimpft. Dagegen kann Impfen tödlich sein; nicht zu sprechen vom Seelentod, der durch ein nur noch vegetierendes Leben entsteht.

Das Impfrisiko ist erheblich. Die größten Schäden sind zwar statistisch erfaßt worden, sie werden jedoch der Öffentlichkeit vorenthalten, und selbst die Fachwelt ist darüber schlecht informiert. Aber es sind nicht nur die großen Schäden, die uns beschäftigen sollten, sondern auch die subtilen Störungen, die schwer zu erfassen sind.

Diskriminierung der Impfgegner

Betrachten wir einmal das geistig soziale Milieu, in dem wir leben, unter dem Gesichtspunkt der Impfungen. Mit einem Aufwand in Millionenhöhe wird heute in Fernsehen, Rund-

funk, Zeitschriften und auf Plakaten zur Impfung mobilge-
macht. Aber die Risiken werden bewußt verschwiegen. Nur
durch ein gründliches Wissen um die Impfschäden kann man
sich dieser Manipulation entziehen. Viele lassen sich aus rei-
ner Unwissenheit impfen. Eine gewisse Diskriminierung von
Patienten und in zunehmendem Maße auch von Ärzten durch
impfunwillige linientreue Schulmediziner ist auf alle Fälle vorhanden.

Die Sehnsucht nach Sicherheit, die Angst vor Krankheit und
Tod, aber auch Profitgier haben dazu geführt, daß sich viele
Menschen bedenkenlos den Gefahren einer Impfung aussetzen. Durch die Impfung begrenzt man sich selber im Leben,
man wird enger und materialistischer in seiner Betrachtungs-
weise. Dies wiederum bewirkt, daß neue, nicht angstbesetzte
Gedankenkeime weniger Möglichkeiten haben, sich durchzu-
setzen. Wie alle Vorgänge einer Wechselwirkung unterliegen,
so beeinflussen in unserer Gesellschaft die Geimpften die
Nichtgeimpften, aber glücklicherweise sind auch umgekehrte
Tendenzen zu verzeichnen. Immerhin ist inzwischen die Impf-
pflicht bei uns aufgehoben.

Schwächung des Immunsystems

Bei der Impfung werden abgeschwächte Krankheitserreger
(Viren, Mikroben) verwendet, gegen die der Organismus Ab-
wehrkörper entwickeln soll. Dabei wird nur der auf diese
Krankheit spezialisierte Abwehrmechanismus aktiviert, und
zwar auf Kosten der allgemeinen Vitalität. Geimpfte sind anfälliger für Infektionskrankheiten als Nichtgeimpfte. Sie leiden häufiger an chronischen Krankheiten.

Durch Impfungen wird ein idealer Nährboden geschaffen,

auf dem sich Krankheiten ausbreiten können, die wenig Tendenz zur Heilung zeigen oder unheilbar verlaufen, wie z. B. Aids oder die Legionärskrankheit. Krankheiten, die ausgerottet zu sein schienen, tauchen wieder auf, wie z. B. die Pest in Uganda.

In den Elendsvierteln großer Städte breiten sich Krankheiten wie die Cholera, von denen man glaubte, man hätte sie in den Griff bekommen, mit einer Vehemenz aus, gegen die die Schulmedizin machtlos ist. Manche Krankheitserreger sind gegen die allopathischen, prophylaktischen Mittel immun geworden. »Resochin« bietet keinen sicheren Schutz vor Malaria, wohl aber die homöopathische Prophylaxe.

Natürliche Prophylaxe

Neben der Homöopathie gibt es noch andere Möglichkeiten, um sich seine Gesundheit zu bewahren. Als wichtigste ist die geistige Einstellung zu nennen, das heißt, inwieweit der Mensch in Einklang mit der Natur lebt. Daraus leiten sich automatisch naturgemäße Verhaltensweisen ab.

– *Stillen:* In der Muttermilch finden sich Antikörper gegen alle Kinderkrankheiten, außer Keuchhusten. Stillen bietet also dem Säugling einen natürlichen Schutz vor Krankheiten.
– *Ernährung:* Vollwertkost und eine abwechslungsreiche Frischkost stabilisieren den Menschen. Denaturierte Nahrungsmittel schwächen das Immunsystem.
– *Angstfreies Denken und Handeln:* Man zieht die Sachen, vor denen man Angst hat, unbewußt an sich heran. Angst entsteht häufig durch Unwissenheit; Wissen kann vielfach helfen, die Angst aufzulösen.

Impfen – ein Angriff auf das Immunsystem

Immunisierung beruht auf dem Ähnlichkeitsgesetz

Ein Großteil der Wissenschaftler verfügt über eine seltsame Eigenschaft. Diese Gruppe wundert sich über die Unwissenheit in der Vergangenheit und verdammt sie als sogenannte Dummheit. Aber das eigene momentane Verhalten wird toleriert und verteidigt. Jede Stimme, die dagegen spricht, wird heftig und erbarmungslos angegriffen, zum Schweigen gebracht, vernichtet. Das steht in krassem Gegensatz zu einem wissenschaftlichen Geist.

Ein wissenschaftlicher Geist ist offen für alle Möglichkeiten und überprüft sie in alle Richtungen. Seine erste Aufgabe ist es, Tatsachen zu sammeln, daraus eine Arbeitshypothese abzuleiten, mit deren Hilfe Möglichkeiten untersucht werden können. Er arbeitet nicht mit vorgefaßten Meinungen und Vorurteilen, sondern mit einem sich immer mehr erweiternden Blick für die Tatsachen und Zusammenhänge. Er nimmt sich Zeit. Er überprüft. Jede Spur beinhaltet einen Weg, neues Wissen zu erlangen.

Das Wort Impfen stammt aus dem Lateinischen »imputare« und leitet sich vom griechischen Wort »emphyteúein« her, es bedeutet *pfropfen* oder *veredeln*. Man fragt sich doch sofort: Wie können krankhafte Substanzen wie Eiter, Virustoxine, Mikroben, die in den Körper gepfropft werden, veredeln?

Wenn die Impfungen als »ein Segen für die Menschheit« hingestellt werden, müssen sie diesen Anspruch auch erfüllen. Das Wort Segen verbinden wir mit Gutem, Heilsamem, Friedenstiftendem, Freudebereitendem. Bei der geringsten negativen Reaktion, dem kleinsten Unwohlsein des Impflings wird ein wirklicher Wissenschaftler sofort sein Experiment unterbrechen und alles neu überprüfen.

Gleich die ersten Impfversuche von E. Jenner vor 200 Jahren lösten heftigste Reaktionen bis hin zum Exitus aus.

Ehrsucht und Geldgier

Eduard Jenner, der »Erfinder« der Pockenimpfung, kannte die Gefährlichkeit dieser Operation. Er weigerte sich hartnäckig, sein zweites Kind impfen zu lassen. Aber die Ehrsucht und Geldgier veranlaßten ihn, anderer Eltern Kinder durch Impfungen unglücklich zu machen.

Es ist wie bei einem Feuer, das nicht mehr unter Kontrolle zu halten ist. Ein Funke kann unübersehbare Schäden verursachen. Um wieviel verheerender sind die Auswirkungen von Massenimpfungen sowohl auf das Kollektiv als auch auf das Individuum. Einzelne Brandherde breiten sich zu einem Flächenbrand aus.

Die Erfindung der Impfungen wurde damals von aller Welt als der Triumph über das Schreckgespenst der Seuchen und Infektionskrankheiten gefeiert. Natürlich waren die Impfschäden schon damals bekannt, aber man nahm sie als unvermeidbares Opfer hin, als Tribut an den Fortschritt der Medizin. War es Zufall oder Absicht, daß immer dann mit Impfaktionen im größeren Stil begonnen wurde, wenn die jeweilige Durchseuchung der Bevölkerung ihren Höhepunkt überschritten hatte und damit die Erreger an Virulenz verloren hatten?

Doch auch die Selbstüberschätzung und der Unfehlbarkeitswahn eines Großteils der medizinischen Welt führten dazu, daß hundert Jahre verstrichen, bis damit begonnen wurde, die Impfstoffe abzuschwächen. Die Stärke der Verdünnung verließ aber nie die Grenze des materiellen Bereichs. Und genau hier wird es interessant, hier liegt der springende Punkt: Solange noch Materie im Impfstoff ist, handelt es sich um ein Gift, mit allen seinen Folgen für den menschlichen Körper.

Die Grundidee der Impfung liegt dem homöopathischen Denken sehr nahe, aber schon Paracelsus sagte: Allein die Dosis macht einen Stoff zum Gift. Krankheitserreger kann man noch soweit verdünnen, sie bleiben immer Gift.

Um die körpereigene Abwehr zu aktivieren, genügt es, dem Organismus die entsprechende immaterielle Information zu geben, eine geistartige Information, die nur einen materiellen Träger benötigt. Diesen Wirkungsmechanismus haben die homöopathischen Ärzte erkannt und in die Praxis umgesetzt.

Selbst die abgetöteten Viren und Mikroben bergen noch ungeahnte Gefahren in sich. Schon allein die chemischen Verfahren, um sie erst abzuschwächen und sie dann paradoxerweise hinterher wieder zu verstärken, sie zu konservieren und zu binden, stellen ein großes Risiko dar, besonders für Allergiker.

Die Hersteller versuchen mit allen möglichen Tricks, die virulenten, todbringenden Mikroben in Schach zu halten. Der Impftheorie nach müssen genügend aktive Mikroben im Impfstoff vorhanden sein, um das Immunsystem zu aktivieren, aber nicht so viele, daß gerade die Krankheit, vor der er schützen soll, ausbricht. Alle auch noch so abenteuerlichen Versuche, den Impfstoff zu manipulieren und zu kontrollieren, sind vergebens. Er bleibt eine *Zeitbombe* im Körper des Menschen. Es kann Tage oder Jahre dauern, bis eine akute oder chronische,

Zusätze bei Impfstoffen
Antibiotika: allergieauslösend
Betapropriolakton (inaktiviert Impfstoffe): krebserregend
Formaldehyd (als Konservierungsmittel): Allergieauslöser,
  Bronchitis, Asthma, krebserregend
Thiomersal (als Konservierungsmittel): Allergen
Protaminsulfat (blutungshemmend): plötzlicher Blutdruck-
  abfall, Atemstörungen, Hautrötungen
Neomycin (Komaprophylaxe): Allergie, Magen-Darm-
  Störungen
Gentamycin (Antibiotikum): Nieren-, Hör- und Gleich-
  gewichtsstörungen, Allergen, Immunsuppressivum
Humanalbumin (als Stabilisator): Allergen
Hühnereiweiß: Allergen
Hydrolysierte Gelatine (als Füllstoff, Bindemittel):
  aus Tierknochen
Aluminiumhydroxid (als Adjuvans): Allergen
Aluminiumphosphat (als Adjuvans): Allergen, Alzheimer-
  sche Krankheit

den Menschen »lähmende« Krankheit ausbricht. Die genauen Auswirkungen vieler dieser Stoffe und Zusatzstoffe sind noch weitgehend unbekannt.

Der Wissenschaftler Bochian aus Rußland gelangte durch seine Experimente zu erstaunlichen Erkenntnissen über das Verhalten der eingeimpften Toxine. Im Organismus des Ge-impften können auf der Grundlage des eingeimpften Toxins völlig neue Viren entstehen, die überhaupt nicht im Impfstoff vorhanden waren. Viren haben eine besonders hochentwik-kelte Mutations- und Widerstandsfähigkeit. Anstelle der er-

wünschten Antikörperbildung gegen bestimmte Krankheitserreger entstehen völlig neue Viren, die jahrelang unerkannt
im Organismus schlummern können. Durch schwächende
Faktoren z. B. der Umwelt, durch eine naturwidrige Lebensweise oder Medikamente können sie aktiviert werden.

Prof. de Long, Toledo, beobachtete, wie es durch den Polio-
Lebendimpfstoff zu *Chromosomenveränderungen* am Menschen kommt. Es entstehen Antigeneiweiße, die bekannter-
maßen schwere allergische Reaktionen auslösen wie: Asthma,
Rheuma, Ödeme, Nesselfieber, Nierenschäden, Kapillarblu-
tungen, Herzleiden.

Weitere Forschungsarbeiten zu diesem Thema in den USA
decken noch viel verheerendere Zusammenhänge auf: Zwei
nicht virulente Viren, die bei einer Impfung gemischt werden,
können sich durch die Wechselwirkung im Organismus verbinden und eine neue aktive und tödliche Form des Virus bilden.

Jeder Geimpfte kann Kontaktpersonen anstecken. Er ist ein
Keimträger und gefährdet seine Umgebung. Zwar weist u. a.
die WHO immer wieder auf diese Gefahr hin, doch Wesentli-
ches hat sich nicht geändert. Es hat nur zu neuen Absurditäten
der herrschenden Impfpraxis geführt. In einigen westlichen
Bundesländern impfen die Ärzte neben dem Kind die ganze
Familie, einschließlich Oma und Opa, gegen Kinderlähmung!
Denn Mütter, deren Kinder mit dem Lebendimpfstoff Polio
geimpft wurden, steckten sich von ihren Kindern an Kinderlähmung an.

Die WHO führte von 1970 bis 1974 eine Untersuchung über
Poliomyelitis in acht Ländern durch und stellte fest: Von 360
Kinderlähmungsfällen waren 205 direkt oder indirekt eine

Impffolge. 61 waren Geimpfte, und 144 wurden über Kontaktpersonen angesteckt. In den letzten 200 Jahren sind Tausende und Abertausende von Menschen direkt nach der Impfung genau an der Krankheit gestorben, vor der die Impfung sie schützen sollte.

Das Gift schwächt das Terrain
Die Impfungen schwächen das Immunsystem des Geimpften und machen ihn anfällig für Krankheiten. Durch Impfungen können andere ansteckende Krankheiten ausgelöst werden. Insbesondere wurden Kinderlähmung als Folge von anderen Impfungen beobachtet, speziell nach der Keuchhusten- oder Diphtherieimpfung.

Ein frühes Eingeständnis
Selbst Prof. Dr. Robert Koch, der prominenteste Pionier und Verteidiger der Impfungen, gestand schon 1885:
»Es ist allerdings richtig, daß infolge der Impfung gewisse Krankheiten entstehen können, von denen Syphilis und Wundkrankheiten, namentlich Wundrotlauf, am meisten zu fürchten sind.«

Auch ein kleiner Funke kann einen Waldbrand auslösen.
Die Veranlagung und der Gesundheitszustand eines Kindes bzw. erwachsenen Menschen ist mit einem Wald zu vergleichen. Wenn der Wald extrem trocken geworden ist, genügt ein Funke, um einen Waldbrand zu entfachen. Jegliche Art von Impfung reicht aus, um eine schwere, oft unheilbare Krankheit auszulösen.

Jede Impfung führt auch im gesündesten Organismus zu einem krankhaften Zustand. Wie weit ein Organismus sich davon befreien kann, hängt von seiner Lebensweise, der Umwelt und seinem Gesundheitszustand ab.

Rechtshilfe für Impfgeschädigte

Jeder Staat sollte mit allen Mitteln bemüht sein, seine Bürger vor gesundheitsschädlichen Faktoren zu bewahren. Es gibt staatliche Aufklärungskampagnen gegen das Rauchen, Alkohol, Drogen und Aids. Doch über Impfrisiken wird hartnäckig geschwiegen – und das obwohl die Zahl der Impfopfer in Deutschland größer ist als die der Aidskranken!

Kostendämpfung durch Homöopathie

Ein Impfschaden ist wesentlich schwerer als jede Schädigung durch andere Gifte. Es ist zwar die Pflicht eines Arztes, vor jedem körperlichen Eingriff sowie bei jedem verordneten Medikament auf mögliche Risiken hinzuweisen. Vor Impfungen findet dies in der Regel jedoch nicht statt, denn dann würden mehr Eltern als bisher ihr Kind nicht impfen lassen. Auch den ohnehin überstrapazierten Krankenkassen käme eine Impfrisikoaufklärung zugute. Durch eine *homöopathische Prophylaxe,* sofern sie überhaupt notwendig ist, könnten jährlich Millionen eingespart werden; von der Kostenersparnis durch gesunde, durch Kinderkrankheiten gekräftigte, abwehrstarke Mitglieder ganz zu schweigen. Durchgemachte Kinderkrankheiten sorgen meist für eine lebenslange Immunität gegen die spezielle Krankheit; der Impfschutz gegen Diphtherie und

Keuchhusten soll nur fünf Jahre halten; gegen Tbc, Tetanus und Polio ca. 10 Jahre (Herstellerangaben). Die Angaben haben jedoch keine wissenschaftliche Basis.

Impfrisiko abwägen

Eltern sollten vor jeder Impfung die Möglichkeiten eines irreversiblen Impfschadens und des Risikos an Folgekrankheiten zu leiden, gegeneinander abwägen. Bei der wohl gefürchtetsten aller Kinderkrankheiten, Kinderlähmung, bilden sich die Lähmungserscheinungen meist innerhalb eines Jahres zurück. Diese Menschen können trotz ihrer Krankheit in der Regel ein voll erfülltes Leben mit Familie führen. Der Verstand wird durch Polio nicht beeinträchtigt. Eine Impfung dagegen kann aus einem fröhlichen, lebenslustigen, intelligenten Kind ein idiotisches, von Krämpfen geschütteltes, dahinvegetierendes Wesen machen. Ein Impfschaden ist aus schulmedizinischer Sicht nicht zu beheben und deshalb nicht zu verantworten!

Den Eltern der Betroffenen bleibt unter allopathischen Bedingungen nur, sich in ihr Leid zu ergeben und sich wenigstens eine finanzielle Entschädigung zu erkämpfen. Wobei mit keinem Geld der Welt dieser Schaden wiedergutgemacht werden kann. Das Leid, das über Familien gebracht wird, die nur das Beste für ihr Kind wollten und vorher nie etwas von Impfschäden gehört hatten, ist unvorstellbar. Schwer impfgeschädigte Kinder erfordern den größten Einsatz an Betreuung und Pflege, nicht zu vergleichen mit anderen Behinderten. Sie sind ständig auf Hilfe angewiesen, können weder alleine essen, noch sich waschen, anziehen oder auf die Toilette gehen. Sie können meist nicht sprechen und nicht einmal auf andere Weise, etwa durch Kopfbewegungen, ihre Bedürfnisse anmelden.

Was Eltern vor der Impfung beachten sollten

Dr. Buchwald, Gutachter bei Impfschadensfällen, empfiehlt Eltern, die ihre Kinder unter allen Umständen impfen lassen wollen, *diese unbedingt erst ab dem dritten Lebensjahr impfen zu lassen.*

Vorher können Kinder in der Regel nicht ausdrücken, wie die Impfung auf sie gewirkt hat, ob sie Schmerzen haben, Krämpfe etc. Das Kind kann dann im Falle eines Prozesses für sich selbst sprechen, was die Anerkennung als Impfschaden vor Gericht wesentlich erleichtert.

Noch aus einem anderen Grund sind Impfungen unter drei Jahren nicht ratsam, denn je jünger das geimpfte Kind, um so anfälliger ist es für Impfschäden. Die wichtigsten Reifeprozesse im Organismus, z. B. der Nervenschutz durch den Myelinmantel, werden nämlich erst nach Vollendung des dritten Lebensjahres einigermaßen erreicht. Bei Kindern unter drei Jahren erhöht sich die Gefahr eines verschleierten Impfschadens, da das Kind erst deutlich sichtbar auf die Impfung reagiert, wenn es älter ist. Je jünger das Kind, desto länger dauert es, bis der Impfschaden deutlich erkennbar ist (schleichender Impfschaden).

Die Eltern sollten vor jeder Impfung eine individuelle Untersuchung des Kindes durch den Impfarzt vornehmen lassen. Diese Maßnahme ist notwendig, um Kontraindikationen zu erkennen.

Die Dokumentation über den Entwicklungsstand des Kindes kann zudem nach Dr. Buchwald als spätere Beweislast für einen Impfschadenprozeß von großem Wert sein.

Es wird jedoch nur wenige Eltern geben, die bei den Impfungen so weitsichtig sind, gleich an einen möglichen Prozeß zu

> *O-Ton Beipackzettel*
> »Der Impfung müssen eine genaue Anamneseerhebung
> (Befragung zur Krankheitsgeschichte) und eine gründliche
> Untersuchung vorausgehen, um bestehende Erkrankungen
> ausschließen zu können. Gegebenenfalls ist die Impfung bis
> zur Abklärung auszusetzen« (Behringwerke, Beipackzettel
> zum DPT-Impfstoff).

denken, und ihr Kind erstens einer Impfschädigung und zweitens dieser Prozedur aussetzen möchten. Der Preis für einen zweifelhaften und risikoreichen Schutz vor harmlosen oder extrem seltenen Kinderkrankheiten ist in jedem Fall zu hoch; denn mit keinem Geld der Welt ist ein impfgeschädigtes Kind wieder gesund zu machen.

Die Entscheidung, Ihr Kind impfen zu lassen und zu welchem Zeitpunkt, kann Ihnen niemand abnehmen – außer Ihr Kind selbst. Es gibt Kinder, die zu jedem Impftermin krank werden und auf diese Weise den Impfungen aus dem Weg gehen. Manche 10–12jährige Kinder sind sehr wohl in der Lage, sich ihre eigene Meinung zu bilden, nachdem sie sich von allen Seiten mit dem Thema Impfen beschäftigt haben.

Kontraindikationen für eine Impfung

1. Sämtliche chronischen Krankheiten: alle Hautausschläge (Milchschorf, Neurodermitis etc.), auch Heuschnupfen, Allergien; familiäre allergische Belastungen; Frühgeborene, Spätentwickler.
2. »Impfungen mit DPT-Impfstoff sollten grundsätzlich unterlassen werden, wenn nach einer früheren Diphtherie-,

Pertussis- und/oder Tetanus-Impfung ein vorübergehender Abfall von Blutplättchen oder neurologische Komplikationen aufgetreten sind.« (Gebrauchsinformation Behringwerke)

3. »Kranke, als inkubiert geltende rekonvaleszente Kinder (solche nach vermuteter oder gesicherter Ansteckung und im Genesungsstadium befindliche Kinder) sind von der Impfung zurückzustellen« (Beipackzettel zum DPT-Impfstoff Behring).

   Das betrifft ein vorübergehendes Tief der Abwehrlage durch leichte akute Erkrankungen, Schnupfen, leichte Infekte, Durchfall, Fehlernährung, Vitamin- und Eiweißmangelzustände, erhöhte Infektanfälligkeit, einen schlechten Allgemeinzustand, Inkubationszeit von Kinderkrankheiten oder banalen Infekten.

Das aber ist in der Praxis unmöglich durchzuführen. Die Inkubationszeiten von Kinderkrankheiten betragen 2–3 Wochen. Man müßte sein Kind praktisch für diese Zeit von der Umgebung isolieren, um eine Infektion auszuschließen.

Vorsicht mit dem Impfen

- Nicht gestillte Kinder haben ein schwächeres Abwehrsystem und sind daher besonders anfällig für Impffolgen und -schäden.
- Gestillte Kinder sind durch Antikörper in der Muttermilch während der Stillzeit vor allen Kinderkrankheiten bis auf Keuchhusten geschützt. Eine Schutzmaßnahme, insbesondere eine so gefährliche und umstrittene wie eine Impfung, ist absurd.

- Keine Mehrfachimpfungen. In der Natur ist es eine Rarität, wenn ein Kind zwei Kinderkrankheiten auf einmal durchmacht. Hahnemann schreibt im *Organon,* daß eine akute Krankheit eine zweite Infektionskrankheit in der Regel fernhält. Mehrfachimpfungen sind daher ein enormer Streß für das Immunsystem.

Was Eltern nach der Impfung beachten sollten

Josef Weidmann, Beisitzer im Schutzverband für Impfgeschädigte, rät allen Eltern, ihre Kinder mindestens drei Wochen nach der Impfung nicht aus den Augen zu lassen, um bei jeder kleinsten Normabweichung, z. B. einer leichten Zuckung irgendeines Körperteils im Wachzustand oder im Schlaf, vorsorglich einen Impfschadensantrag einzureichen. Zu schweren Auswirkungen kann es aber auch erst nach Monaten oder Jahren kommen, wenn man gar nicht mehr an die vorausgegangene Impfung denkt. Das erklärt die hohe Dunkelziffer der unaufgedeckten Impfschäden. In der Regel sind aber Eltern über mögliche Impffolgen nicht aufgeklärt. Wenn sie sich über die Schäden im klaren wären, würden sie ihr Kind *diesem Risiko gar nicht aussetzen.*

Das Bundesgesundheitsamt empfiehlt, nach der DPT-Impfung die Anzahl der Blutplättchen auf einen vorübergehenden Abfall zu untersuchen. Falls das der Fall ist, sollten keine weiteren Impfungen mehr gemacht werden.

Bei *Verdacht* auf einen Impfschaden, auch wenn die Impfung schon jahrelang zurückliegt, beginnt der bürokratische Weg durch verschiedene Instanzen.

1. Den Hausarzt informieren.
2. Dieser meldet den Verdacht beim Gesundheitsamt.

3. Antrag auf Anerkennung als Impfschaden an das für den Wohnsitz zuständige Versorgungsamt.
4. Möglicherweise Schadenersatzansprüche nach § 839 Abs. 1 BGB
   - an den Arzt
   - oder an den Impfstoffhersteller
   - oder an den Staat.

Zu Punkt 1 und 2 gehört die möglichst genaue Beschreibung des vermuteten Impfschadens sowie die Einsendung von Stuhlproben oder Rachenabstrich, Blutproben und Liquor an das Gesundheitsamt.

Die anerkannten Impfschäden spiegeln jedoch nur einen Bruchteil tatsächlicher Impfschäden wider. Denn oftmals wird der Zusammenhang zwischen Schutzimpfung und Behinderung wegen mangelnder Aufklärung der Eltern und auch der Ärzte nie aufgedeckt. Viele Eltern haben auch nicht die Nerven, neben der Sorge um das behinderte Kind, sich in zusätzlichen Ärger durch jahrelange Prozeßstreitigkeiten zu verwickeln. Sie sind zu sehr resigniert, um noch kämpfen zu können.

Solange Impfungen gesetzlich vorgeschrieben waren, waren Aufklärungen über Folgeschäden unüblich. Heute gehört es zur Pflicht des Impfarztes, ausführlich über die wesentlichen Impfrisiken aufzuklären. Andernfalls ist jede Impfung nach § 233 StGB als eine Körperverletzung zu betrachten, die strafrechtlich verfolgt werden kann, selbst wenn die Angehörigen mit der Impfung zwar einverstanden waren, allerdings ohne vorher über mögliche Impfrisiken aufgeklärt zu sein.

Nur wenn ein Arzt vorher über mögliche Impffolgen aufgeklärt hat, darf er impfen, ohne für die Schäden haften zu müssen.

Verjährung von Impfschäden

Schadenersatzansprüche können noch jahrzehntelang nach der Impfung gelten gemacht werden. Es gibt sehr viele Betroffene, die sich über die Ursache ihrer Behinderung nicht bewußt sind.

Wenn die Wahrheit ans Licht kommt, haben sie noch ein Jahr lang die Gelegenheit, eine Entschädigung zu fordern. Wenn sich der Gesundheitsschaden erst danach wesentlich verschlechtert oder der Geschädigte unverschuldet an der rechtzeitigen Geltendmachung des Anspruches gehindert war, ist dies auch noch viel später möglich.

Weitere Informationen zu den verschiedenen Impfungen und den damit verbundenen Gefahren finden Sie in unserem Buch *Kranke Kinder mit Homöopathie behandeln* sowie im Homöopathischen Ratgeber Nr. 3 »Impfschäden« (siehe auch Literaturverzeichnis im Anhang dieses Buches).

Anhang

Glossar medizinischer und homöopathischer Begriffe

Anamnese: Fallaufnahme

Antimiasmatische Behandlung: auf das *Miasma* (siehe dort) gerichtete Behandlung. Jede homöopathische Behandlung zielt darauf ab, eine Öffnung zu dem tiefliegenden miasmatischen Kern zu schaffen. Wenn dies erreicht worden ist, wird das Miasma mit dem passenden Mittel sofort angegangen. Die antimiasmatische Behandlung ist der wirkliche Schutz vor Krankheit. Wenn der Boden rein ist, kann sich der Organismus mit allem erfolgreich auseinandersetzen.

Arzneimittelbild: Das Bild eines Mittel besteht aus der Zusammenfassung der verschiedenen Symptome, die die unterschiedlichsten Wirkungsweisen charakterisieren.

Arzneimittellehre: ein Sammelwerk, das sich aus dem Bild und den Symptomen von homöopathischen Mitteln zusammensetzt. Je nach Autor haben diese Werke einen Umfang von wenigen hundert bis zu vielen tausend Seiten.

Bonding: Bindungsprozeß bzw. schon verfestigte Bindung

Disposition: die Neigung, eine bestimmte chronische Krankheit zu bekommen, wie Krebsdisposition, Tuberkulose usw. Die Disposition kann meist einem *Miasma* (siehe dort) zugeordnet werden.

Eklampsie: Krämpfe während der Geburt

Exanthem: Ausschlag bei akuten Krankheiten

Globulus: ein Kügelchen (Mehrzahl: *Globuli*)

Konstitutionsmittel: diejenigen Mittel, die Grundzüge im Menschen erfassen und in der Lage sind, Miasmen ursächlich anzugehen und aufzulösen

Konzeption: Empfängnis

Lochien: Wochenfluß

Mekonium: der erste Stuhl des Neugeborenen

Miasma (Miasmen): Miasmen sind die Grundursachen aller Krankheiten. Sie sitzen im seelischen Bereich und sind entweder latent oder aktiv. Es ist günstig, sie schon in der latenten Phase anzugehen, so daß aktive Erkrankungen gar nicht auftreten. Deswegen ist die homöopathische Behandlung in der Schwangerschaft und Kindheit so wichtig. Wenn bei den Eltern die Miasmen schon aktiv sind, werden sie beim Neugeborenen durch die homöopathische Behandlung abgemildert. Auch alle akuten Krankheiten sowie die sogenannten ansteckenden Krankheiten haben ihren Ursprung in den Miasmen.

Milieu: der Nährboden, homöopathisch nur im Sinne von Krankheiten ernährend

Nosoden: homöopathische Mittel, die aus Krankheitsprodukten bzw. aus erkrankten Organen von Mensch, Tier und Pflanze hergestellt werden. Dazu zählen auch Mittel, die aus pathogenen Bakterien und Viren gewonnen werden. Beispiele: Mensch: Carcinominum – Krebsnosode; Tier: Hippozaenum (Malleinum) – Pferderotz; Pflanze: Ustilago maydis.

Placenta praevia: Mutterkuchen, der teilweise oder völlig vor dem Muttermund liegt.

Polychrest: homöopathisches Mittel, das eine sehr breite Wirkung auf den Organismus hat und daher bei einer Vielzahl von Zuständen und Krankheiten nützlich ist

Potenz: Es werden drei verschiedene Arten von Potenzen hergestellt, wobei jeweils eine andere Verdünnung vorgenommen wird:

Die *D-Potenzen* werden jedesmal 1 : 10 verdünnt und danach 10mal verschüttelt.

Die *C-Potenzen* werden jedesmal 1 : 100 verdünnt und auch immer 10mal verschüttelt.

Die *LM-Potenzen* werden jedesmal 1 : 50 000 verdünnt und immer 100mal verschüttelt.

Potenzierung: ist der Teil der Zubereitung von homöopathischen Mitteln, der die Substanz immer feinstofflicher macht. Die Zubereitung eines Mittels besteht aus zwei Schritten, der Verdünnung und der Potenzierung durch Schüttelschläge oder Verreibung.

Prodromalstadium: Vorstadium; die Phase, bevor die Krankheit richtig beginnt

Repertorium: Symptomenregister der homöopathischen Mittel. Unter den einzelnen Symptomen werden dazugehörige Mittel aufgelistet.

Rezidiv: Rückfall

Sanduhrkrampf: Verengung der Gebärmutter zur Mitte hin, wie bei einer Sanduhr

Sarkoden: im Gegensatz zu *Nosoden* (siehe dort) homöopathische Mittel aus den normalen Sekreten oder gesunden Organen bei Mensch und Tier; z. B. Thyreoidinum – Schilddrüse

Simile: das ähnliche Mittel

Simillimum: das ähnlichste Mittel; am besten passend

Symptome eines Arzneimittels: Erfassung aller Symptome, die durch Arzneimittelprüfungen, Beobachtungen am Patienten, aus Vergiftungen, aus der Signaturenlehre und sonstigen medizinischen Quellen gesammelt sind

Zweiterkrankung: nach einer überstandenen Erkrankung die gleiche Krankheit noch einmal bekommen. In dem Intervall dazwischen ist der Mensch gesund, im Unterschied zum Rückfall *(Rezidiv),* bei dem der Kranke noch nicht ganz gesund ist.

Tabelle homöopathischer Mittel

Name des Mittels	Deutsche Bezeichnung	Abkürzung
Aceticum acidum	Essig	Acet-ac.
Aconitum napellus	Sturmhut	Acon.
Aethusa cynapium	Hundspetersilie	Aeth.
Agaricus muscarius	Fliegenpilz	Agar.
Allium cepa	Zwiebel	All-c.
Aloe socotrina	Aloe	Aloe
Alumina	Tonerde	Alum.
Ambra grisea	Grauer Amber	Ambr.
Ammonium muriaticum	Salmiak	Am-m.
Anacardium orientale	Elefantenlaus	Anac.
Anagallis arvensis	Ackergauchheil	Anag.
Angustura vera	Borke von Galipea cusparia	Ang.
Antimonium crudum	Grauspießglanzerz	Ant-c.
Antimonium tartaricum	Brechweinstein	Ant.t.
Apis mellifica	Biene	Apis.
Argentum metallicum	Silber	Arg-m.
Argentum nitricum	Höllenstein	Arg-n.
Arnica montana	Arnika, Bergwohlverleih	Arn.
Arsenicum album	Arsen	Ars.
Arsenicum jodatum	Arsentrijodid	Ars-j.
Asarum europaeum	Haselwurz	Asar.
Aurum metallicum	Gold	Aur.
Barium carbonicum	Bariumcarbonat	Bar-c.
Barium jodatum	Bariumjodid	Bar-j.
Barium muriaticum	Bariumchlorid	Bar-m.

Name des Mittels	Deutsche Bezeichnung	Abkürzung
Belladonna (Atropa belladonna)	Tollkirsche	Bell.
Bellis perennis	Gänseblümchen	Bellis.
Berberis vulgaris	Berberitze	Berb.
Bismuth	Wismuttrinitrat	Bism.
Borax veneta (Natrium boracicum)	Borax	Bor.
Botulinum	Wurstgift	Botul.
Bovista	Riesenbovist	Bov.
Bromium	Brom	Brom.
Bryonia alba	Weiße Zaunrübe	Bry.
Cactus grandiflorus	Königin der Nacht	Cact.
Caladium seguinum	Schweigrohr	Calad.
Calcium carbonicum	Austernschalenkalk	Calc.
Calcium phosphoricum	Calciumphosphat (phosphorsaure Kalkerde)	Calc-p.
Calcium sulfuricum	Gips, Alabaster	Calc-s.
Calendula officinalis	Ringelblume	Calend.
Camphora officinarum	Kampfer	Camph.
Cannabis indica	Haschisch, Hanf	Cann-i.
Cantharis vesicatoria	Spanische Fliege	Canth.
Capsicum annuum	Cayennepfeffer	Caps.
Carbolicum acidum	Karbolsäure	Carb-ac.
Carbo animalis	Tierkohle	Carb-an.
Carboneum sulfuratum	Schwefelkohlenstoff	Carb-s.
Carbo vegetabilis	Holzkohle	Carb-v.
Carcinosinum oder Carcinominum	Krebs-Nosode	Carc.

Name des Mittels	*Deutsche Bezeichnung*	*Abkürzung*
Carduus marianus	Mariendistel	Card-m.
Castor equi	Pferdezehe	Cast-eq.
Caulophyllum thalictroides	Frauenwurzel	Caul.
Causticum Hahnemanni	Hahnemanns Ätzstoff	Caust.
Chamomilla vulgaris	Kamille	Cham.
Chelidonium majus	Schöllkraut	Chel.
China officinalis	Chinarinde	Chin.
Chloroform	Trichlormethan	Chlor.
Cicuta virosa	Wasserschierling	Cic.
Cimicifuga	Wanzenkraut	Cimic.
Cina (Artemisia maritima)	Zitwerblütensamen	Cina
Clematis erecta	Aufrechte Waldrebe	Clem.
Cocculus indicus (Anamirta cocculus)	Kockelskörnerstrauch	Cocc.
Coccus cacti (Dactylopus coccus)	Cochenillelaus	Coc-c.
Coffea cruda	Roher Bohnenkaffee	Coff.
Coffea tosta	gerösteter Kaffee	Coff-t.
Colchicum autumnale	Herbstzeitlose	Colch.
Colocynthis (Citrullus colocynthis)	Koloquinte	Coloc.
Conium	Schierling	Con.
Corallium rubrum	Rote Koralle	Cor-r.
Crataegus oxyacantha	Weißdorn	Crat.
Croton tiglium	Krotonöl	Crot-t.
Cuprum metallicum	Kupfer	Cupr.
Cuprum arsenicosum	Kupferarsenit	Cupr-ars.

Name des Mittels	Deutsche Bezeichnung	Abkürzung
Derris pinnata	unbekannt (chinesische bohnenartige Pflanze)	Der.
Digitalis	Fingerhut	Dig.
Dioscorea villosa	Yam	Dios.
Diphtherinum	Diphterie-Nosode	Dipht.
Dolichos pruriens	Juckbohne	Dol.
Drosera rotundifolia	Sonnentau	Dros.
Dulcamara (solanum dulcamara)	Bittersüße Nachtschatten	Dulc.
Echinacea angustifolia	Echinacea	Echi.
Erigeron	Kanadisches Berufskraut	Eig.
Euphrasia officinalis	Augentrost	Euphr.
Ferrum metallicum	Eisen	Ferr.
Ferrum phosphoricum	Eisenphosphat	Ferr-p.
Fluoricum acidum	Flußsäure	Fl-ac.
Follikulinum	Östrogenhormon	Foll.
Gelsemium sempervirens	Jasmin	Gels.
Glonoinum	Nitroglyzerin	Glon.
Graphites	Reißblei	Graph.
Gunpowder	Schießpulver	Gunp.
Hamamelis virginica	Zaubernuß	Ham.
Hecla lava	Hekla lava	Hecla
Helleborus niger	Schwarze Nieswurz	Hell.
Hepar sulfuris calcareum	Hahnemanns Calcium-sulfid	Hep.

Name des Mittels	*Deutsche Bezeichnung*	*Abkürzung*
Hippozaenium (Malleinum)	Nosode der Pferde-netzkrankheit	Hippoz.
Hydrastis canadensis	Kanadische Gelbwurz	Hydr.
Hyoscyamus	Bilsenkraut	Hyos.
Hypericum perforatum	Johanniskraut	Hyper.
Ignatia amara	Ignatiusbohne	Ign.
Illicium anisatum	Anis-Sternanis	Ill.
Ipecacuanha (Cephaelis ipecacuanha)	Brechwurzel	Ip.
Jalapa (Ipomoea purga)	Jalapenknolle	Jalap.
Jodum	Jod	Jod.
Kalium bichromicum	Kaliumbichromat	Kali-bi.
Kalium carbonicum	Kaliumcarbonat	Kali-c.
Kalium muriaticum	Kaliumchlorid	Kali-m.
Kalium permanganatum	Kaliumpermanganat	Kali-per.
Kalium sulfuricum	Kaliumsulfat	Kali-s.
Kreosotum	Kreosot	Kreos.
Lac caninum	Hundemilch	Lac-c.
Lachesis muta (Trigo-nocephalus lachesis)	Buschmeister	Lach.
Lacticum acidum	Milchsäure	Lac-ac.
Lathyrus sativa	Platterbse	Lath.
Latrodectus mactans	Schwarze Witwe	Lat-m.
Laurocerasus	Kirschlorbeer	Laur.

Name des Mittels	Deutsche Bezeichnung	Abkürzung
Ledum palustre	Wilder Rosmarin/ Sumpfporst	Led.
Lilium tigrinum	Tigerlilie	Lil-t.
Lobelia inflamata	Glockenblume	Lob.
Lycopodium clavatum	Bärlapp	Lyc.
Lyssinum (Hydrophobinum)	Tollwut-Nosode	Lyss.
Magnesium carbonicum	Magnesiumcarbonat	Mag-c.
Magnesium phosphoricum	Magnesiumphosphat	Mag-p.
Medorrhinum	Gonorrhoe-Nosode	Med.
Melilotus	Steinklee	Meli.
Mentha piperita	Pfefferminze	Menth.
Mephites	Stinktier	Meph.
Mercurius solubilis Hahnemanni	Hahnemanns lösliches Quecksilber	Merc.
Mercurius corrosivus sublimatus	Quecksilberchlorid	Merc-c.
Mercurius cyanatus	Quecksilberzyanid	Merc-cy.
Mercurius jodatus flavus (protojodatus)	gelbes Quecksilberjodid	Merc-j-f.
Mercurius jodatus rubrum (bijodid)	rotes Quecksilberjodid	Merc-j-r.
Millefolium	Schafgarbe	Mill.
Mitchella repens	unbekannt (englisch: Partridge-Berry)	Mitch.
Morphium	Morphium	Morph.
Muriaticum acidum	Salzsäure	Mur-ac.

Name des Mittels	*Deutsche Bezeichnung*	*Abkürzung*
Naphthalinum	Naphthalin	Naph.
Natrium carbonicum	getrocknetes Natrium-carbonat	Nat-c.
Natrium muriaticum	Kochsalz	Nat-m.
Natrium sulfuricum	Glaubersalz	Nat-s.
Niccolum	Nickel	Nicc.
Nitricum acidum	Salpetersäure	Nit-ac.
Nux moschata	Muskatnuß	Nux-m.
Nux vomica	Brechnuß	Nux-v.
Opium (Papaver somniferum)	Schlafmohn	Op.
Pertussin	Keuchhusten-Nosode	Pert.
Petroleum	Petroleum	Petr.
Phellandrium aquaticum	Wasserfenchel	Phel.
Phosphorus	Phosphor	Phos.
Phosphoricum acidum	Phosphorsäure	Phos-ac.
Phytolacca decandra	Kermesbeere	Phyt.
Pilocarpin muriaticum	Alkaloid des Jaborandi-baums	Pil.
Plantago major	Breitwegerich	Plant.
Platina	Platin	Plat.
Plumbum metallicum	Blei	Plb.
Podophyllum peltatum	Maiapfel (Fußblatt)	Podo.
Psorinum	Krätze-Nosode	Psor.
Pulex irritans	Floh	Pulex
Pulsatilla nigricans (Anemone pulsatilla)	Küchenschelle	Puls.

Name des Mittels	Deutsche Bezeichnung	Abkürzung
Rheum officinale (palmatum)	Rhabarber	Rheum
Rhus toxicodendron	Giftefeu	Rhus-t.
Rubeolinum	Röteln-Nosode	Rubl.
Rumex crispus	Krauser Ampfer	Rumx.
Ruta graveolens	Weinraute	Ruta.
Sambucus nigra	Holunder	Samb.
Sanguinaria canadensis	Kanadische Blutwurzel	Sang.
Sanicula aqua	Mineralwasser aus Ottawa, Illinois, USA	Sanic.
Sarsaparilla	Sarsaparillwurzel (Lilie)	Sars.
Secale cornutum	Mutterkorn	Sec.
Senega (Polygala senega)	Senegawurzel (Klapper- schlangenwurzel)	Seneg.
Sepia officinalis	Tintenfisch	Sep.
Silicea terra (Silicium)	Kieselsäure	Sil.
Spigelia anthelmia	Wurmkraut	Spig.
Spongia marina tosta (Euspongia officinalis)	Meerschwamm (geröstet)	Spong.
Staphisagria (Delphinium staphisagria)	Stefanskorn	Staph.
Stramonium (Datura stramonium)	Stechapfel	Stram.
Strontium carbonicum	Strontiumcarbonat	Stron-c.
Sulfur	Schwefel	Sulf.
Sulfuricum acidum	Schwefelsäure	Sulf-ac.
Symphoricarpus racemosa	Schneebeere	Symph-r.

Name des Mittels	Deutsche Bezeichnung	Abkürzung
Symphytum officinale	Beinwell	Symph.
Syphilinum	Syphilis-Nosode	Syph.
Tabacum (Nicotiana tabacum)	Tabak	Tab.
Terebinthina	Terpentin	Ter.
Tetanus	Tetanus-Nosode	Tet.
Thuja occidentalis	Lebensbaum	Thuj.
Tuberculinum bovinum	Tuberkulose-Nosode	Tub-bov.
Urtica urens	Brennessel	Urt-u.
Valeriana officinalis	Baldrian	Valer.
Varicellinum	Windpocken-Nosode	Varic.
Veratrum album	Weiße Nieswurz	Verat.
Veratrum viride	Grüne Nieswurz	Verat-v.
Verbascum thapsus	Königskerze	Verb.
Vespa crabro	Wespe	Vespa
Viscum album	Mistel	Visc.
Xanthoxylum	Rautengewächs	Xan.
Zeckenbißfieber-Nosode	—	Zeck.
Zincum metallicum	Zink	Zinc.
Zincum phosphoricum	Zinkphosphid	Zinc-p.

Literaturverzeichnis

Boericke, W.: *Homöopathische Mittel und ihre Wirkungen,* Verlag Grundlagen und Praxis, Leer 1995

Buchwald, G.: *Impfen, das Geschäft mit der Angst,* Droemer Knaur Verlag, München 1997

Burnett, J. Compton: *Zarte, zurückgebliebene, schwächliche und im Wachstum behinderte Kinder,* Verlag Müller & Steinicke, München 1993

Clarke, John Henry: *Der Neue Clarke,* Stefanovic-Verlag, Bielefeld 1990

Guernsey, H.: *Homöopathie in Gynäkologie und Geburtshilfe,* Similimum-Verlag Stefanovic, Ruppichteroth 1995

Hahnemann, Samuel: *Organon der Heilkunst,* Haug-Verlag, Heidelberg

Hering, Constantin: *Homöopathischer Hausarzt,* Haug-Verlag, Heidelberg

Jahr, G. H. G.: *The Homoepathic Treatment of the Diseases of Females and Infants of the Breast,* 1855

Kent, J. T.: *Arzneimittelbilder,* Haug-Verlag, Heidelberg, 1995

Leboyer, Frederic: *Sanfte Hände,* Kösel-Verlag, München 1979

Lockie/Geddes: *Frauenhandbuch der Homöopathie,* Sandmann-Verlag

Lothrop, Hanny: *Das Stillbuch,* Kösel-Verlag, München 1980

Mendelsohn, Dr. med. Robert S.: *Wie Ihr Kind gesund aufwachsen kann, auch ohne Doktor!,* Verlag Mahajiva 1990

Müller, Clotar: *Der homöopathische Haus- und Familienarzt,* Haug Verlag, Heidelberg 1985

Renzenbrink, Udo: *Die Sojabohne,* Arbeitskreis für Ernährungsforschung e. V. 1983

Roy, Ravi und Lage-Roy, Carola: *Selbstheilung durch Homöopathie,* Droemer Knaur Verlag, München 1992

— *Kranke Kinder mit Homöopathie behandeln,* Droemer Knaur Verlag, München 1997

— Homöopathische Ratgeber:

Nr. 6 Schwangerschaft

Nr. 8 Geburt

Nr. 9 Säugling – Wochenbett

Nr. 10 Kinderkrankheiten

Nr. 12 Grundlagenwissen

Lage & Roy Verlag, Murnau

Schindele, Eva: *Schwangerschaft – zwischen Hoffnung und medizinischem Risiko,* Verlag Rasch und Röhring, Hamburg 1995

Shephard, Dorothy: *Das Wunder der unsichtbaren Kraft,* Erfahrungen einer homöopathischen Hausärztin, Lage & Roy Verlag, Murnau 1995

Voisin, H.: *Materia medica des homöopathischen Praktikers,* Haug-Verlag, Heidelberg 1991

Yingling, W. A.: *Handbuch der Geburtshilfe,* Barthel & Barthel-Verlag, Hohenschäftlarn 1985

zur Linden, W.: *Geburt und Kindheit,* Verlag Vittorio Klostermann, Frankfurt o. J.

Nützliche Adressen

Brustpumpen
- AMEDA-Handpumpe
  AMEDA GmbH, Birkenstr. 8, D-72116 Mössingen
  Tel. 00 49 - (0) 74 73-40 61, Fax 00 49 - (0) 74 73-241 05
- AMEDA AG Schweiz
  Bösch 106, CH-6331 Hünenberg-Zug
  Tel. 00 41 - (0) 41-78 55 11, Fax 00 41 - (0) 41-7 85 51 50
  Internet: http://www.ameda.com
- Egnell-Brustpumpen (elektrisch)
  Informationen über 480 Verleihstellen in Deutschland, Öster-
  reich und der Schweiz, ebenfalls durch AMEDA AG
- MEDELA-Brustpumpen (elektrisch und Hand)
  MEDELA Medizintechnik
  Postfach 11 48, D-85378 Eching
  Tel. 00 49 - (0) 89-3 19 75 90
  Fax 00 49 - (0) 89-31 97 59 99
- MEDELA AG Schweiz
  Lättichstr. 4, CH-6341 Baar
  Tel. 00 41 - (0) 41-7 69 51 41
  Fax 00 41 - (0) 41-7 69 51 01
- AVENT Milchpumpen
  Am Buchberg 7, D-82335 Berg
  Tel. 00 49 - (0) 130 -11 48 39
  Fax 00 49 - (0) 130 - 1 83 39 54

Brustschilder
- Sonne, Mond & Sterne
  Zentrum für Geburt und Elternschaft
  Mühlackerstr. 49, D-75447 Diefenbach

Tel. 00 49 - (0) 70 43-55 56

auch über La Leche Liga (Adressen s. unten),

Firma AMEDA oder MEDELA (Adressen s. oben) erhältlich

Natürliche Säuglingspflege

* B & W Naturpflege
  Grenzstr. 7, D-42555 Velbert
  Tel. 00 49 - (0) 20 52 - 9 52 40
* Naturproduktehaus Feige
  Altenkirchener Str. 27, D-53567 Asbach
  Tel. 00 49 - (0) 26 83-96 71 71 + 72, Fax 00 49 - (0) 26 83-96 71 73

Stilleinlagen aus Seide und Wolle
auch über Sonne, Mond & Sterne (Adresse s. oben)

Schadstoffe in Schaffellen, Schnullern, Babytees und -säften
Im Öko-Test-Sonderheft »Kleinkinder« erscheint jährlich neu
eine Zusammenfassung der in den Monatsheften aktuell erschei-
nenden Tests

Stillhilfen

* Lact-Aid
  Piney Grove Road, P. O. Box 1066, Athens, TN 37303 (USA)
  und über Sonne, Mond & Sterne (Adresse s. oben)

Selbstgemacht mit Hilfe von Playtex-Flaschen
* Firma Ahorn
  Wormser Str. 43, D-55232 Alzey

Brusternährungssets
auch über La Leche Liga/Schweiz (Adressen s. unten)

Hebammenverbände

- Bund freiberuflicher Hebammen Deutschland e.V.
  Geschäftsstelle: Am Alten Nordkanal 9, D-41748 Viersen
  Tel. 00 49 - (0) 21 62-35 21 49, Fax 00 49 - (0) 21 62-35 85 92
  (Adressen freiberuflicher Hebammen sind auch von den Gesund-
  heitsämtern zu erfahren.)
- Bund Deutscher Hebammen e.V.
  Postfach 1724, D-76006 Karlsruhe
  Tel. 00 49 - (0) 7 21-98 18 90, Fax 00 49 - (0) 7 21-9 81 89 20

Selbsthilfegruppen und Institutionen

- ABC-Club Darmstadt
  Internationale Drillings- u. Mehrlingsinitiative e. V.
  Frau Grützner, Strohweg 55, D-64297 Darmstadt
  Tel. 00 49 - (0) 61 51 - 5 54 30, Fax 00 49 - (0) 61 51 - 59 63 88
- AKG-Arbeitskreis Kunstfehler in der Geburtshilfe e. V.
  Zentrale Beratungs- und Dokumentationsstelle
  Münsterstr. 261, D-44145 Dortmund
  Tel. 00 49 - (0) 2 31-52 58 72
- Aktion »Eltern helfen Eltern«
  Steinstr. 70, D-35390 Gießen
  Tel. 00 49 - (0) 6 41-3 33 30
  (Geben halbjährlich Broschüre heraus, Elternservice, Kinder-
  und Jugendtelefon, Kurse und Vorträge.)
- Aktionskomitee »Kinder im Krankenhaus« e. V.
  Kirchstr. 34, D-61440 Oberursel
  Tel. 00 49 - (0) 61 72-30 36 00
  (Informationen zum Thema Kinder im Krankenhaus.)
- Arbeitsgemeinschaft freier Stillgruppen (AFS)
  Gertraudgasse 4, D-97070 Würzburg
  Tel. 00 49 - (0) 9 31-57 34 93

- Arbeitsgemeinschaft Spina bifida und Hydrocephalus (ASbH)
  Kurt Goldschmidt
  Königsbergstr. 24, D-69181 Leimen
  Tel. 00 49 - (0) 62 24-7 37 22
- Beratungsstelle für »Natürliche Geburt und Elternsein«
  Beratung für Pränataldiagnostik und Hebammenpraxis
  Häberlstr. 17, D-80337 München
  Tel. 00 49 - (0) 89-53 20 76
- Bundesarbeitsgemeinschaft »Hilfe für Behinderte« e. V.
  Kirchfeldstr. 149, D-40215 Düsseldorf
  Tel. 00 49 - (0) 2 11-31 00 60, Fax 00 49 - (0) 2 11-3 10 06 48
  E-mail: bagh@compuserve.com
  Internet: http://www.selbsthilfe.seiten.de/baghoo.htm
- Bundesinteressengemeinschaft Geburtshilfegeschädigter e. V.
  Nordsehler Str. 30, D-31655 Stadthagen
  Tel. 00 49 - (0) 57 21-7 23 72
- Bundesstelle »Verwaiste Eltern« in Deutschland e. V.
  Dr. Mechthild Voss-Eiser
  Esplanade 15, D-20354 Hamburg
  Tel. 00 49 - (0) 40 - 35 50 56-33/44
- Bundesverband für Körper- und Mehrfachbehinderte e. V.
  Brehmstr. 5-7, D-40239 Düsseldorf
  Tel. 00 49 - (0) 2 11-64 00 40, Fax 00 49 - (0) 2 11-64 00 20
  E-mail: BV-KM@t-online.de
- Bundesverband kleinwüchsiger Menschen und ihrer Familien
  Informations- und Beratungsstelle
  Westerstr. 98-104, D-28199 Bremen
  Tel. 00 49 - (0) 4 21-50 21 22
- Bundesverband Lebenshilfe für geistig Behinderte e. V.
  Raiffeisenstr. 18, D-35043 Marburg/Lahn
  Tel. 00 49 - (0) 64 21-49 10

- Bundeszentrale für gesundheitliche Aufklärung (BZgA)
  Postfach 91 01 52, D-51071 Köln
  Tel. 00 49 - (0) 2 21-8 89 20
- Deutsche Arbeitsgemeinschaft Selbsthilfegruppen
  Friedrichstr. 28, D-35392 Gießen
  Tel. 00 49 - (0) 6 41-9 94 56 12
  (gibt Broschüre »Selbsthilfegruppen« heraus mit Informationen
  und Tips zu deren Gründung, AG hilft und vermittelt)
- Deutsche Epilepsievereinigung
  Zillestr. 102, D-10585 Berlin
  Tel. 00 49 - (0) 30-3 42 44 14
- Deutsche Sektion in Int. Liga gegen Epilepsie
  Herforder Str. 5-7, D-33602 Bielefeld
- Deutscher Blinden- und Sehbehindertenverband e. V.
  Bismarckallee 30, D-53173 Bonn
  Tel. 00 49 - (0) 2 28-95 58 20
- Eltern werden – Eltern sein e.V.
  Gießerstr. 17, 45473 Mülheim/Ruhr
  Tel. 00 49 - (0) 2 08-75 66 33
- Familienentlastender Dienst
  Aktion: Behindertes Kind e. V. Odenwaldkreis
  Schloßstr. 31, D-61449 Steinbach
  Tel. 00 49 - (0) 60 51-7 32 92
- Förderverein für Früh- und Risikoneugeborene
  »Das Frühchen e.V.«, Frau Glasstädter
  Artäckerstr. 5, D-76646 Bruchsal
  Tel. 00 49 - (0) 72 51-20 30
- Geburtshaus für eine selbstbestimmte Geburt e. V.
  Kontakt- und Beratungsstelle
  Gardes-du-Coprs-Str. 4, D-14059 Berlin
  Tel. 00 49 - (0) 30-3 22 30 71

- GEPS-Gesellschaft zur Erforschung des plötzlichen
  Säuglingstodes e. V., Baden-Württemberg
  Postfach 41 02 62, Karlsruhe 41
  Tel. 00 49 - (0) 72 04-6 82, Fax 00 49 - (0) 72 04-77 45
- GfG – Gesellschaft für Geburtsvorbereitung Bundesverband e.V.
  Postfach 22 01 06, Dellestr. 5, D-40608 Düsseldorf
  Tel. 00 49 - (0) 2 11-25 26 07, Fax 00 49 - (0) 2 11-20 29 19
  (Adressen von Hebammen, Beratungsstellen, Kurse etc. im ganzen
  Bundesgebiet. Bitte DM 3,00 Rückporto für Infohefte beilegen.)
- Hilfe für das autistische Kind – Bundesverband
  Bebelallee 141, D-22297 Hamburg
  Tel. 00 49 - (0) 40 - 5 11 56 04
- Kinderherzstiftung in Deutsche Herzstiftung e. V.
  Vogststr. 50, D-60322 Frankfurt
  Tel. 00 49 - (0) 69 - 9 55 12 80
- La Leche League Internationale-Zentrale
  PO Box 40 79, IL 60168-4079 USA
  Tel. 0 01 - (0) 8 47 - 5 19-77 30, Fax 0 01 - (0) 8 47 - 5 19-00 35
- La Leche Liga Deutschland e. V.
  Postfach 65 00 96, D-81214 München
- La Leche Liga Österreich e. V.
  Postfach, A-6240 Rattenberg
  Tel. 00 43 - (0) 21 62-6 62 05
- La Leche Liga Schweiz
  Postfach 197, CH-8053 Zürich
  Tel. 00 41 - (0) 52-2 43 11 44
  (Eine aktuelle Liste der LLL-Beraterinnen wird auf Wunsch zu-
  gesandt. Bitte einen ausreichend frankierten Umschlag beilegen.)
- Malteser Hilfsdienst e. V.
  Kalker Hauptstr. 22-24, D-51103 Köln
  Tel. 00 49 - (0) 2 21-9 85 55 55

- Marion v. Gratkowski
  Redaktion Zwillinge
  Postfach 17 17, D-86887 Landsberg am Lech
  Tel. 00 49 - (0) 81 91-96 67 39, Fax 00 49 - (0) 81 91-96 67 40
- Notmütterdienst Familien- und Altenhilfe
  Bundeszentrale
  Tel. 00 49 - (0) 69 - 77 90 81 oder 77 66 11
- Pro Familia
  Deutsche Gesellschaft für Familienplanung,
  Sexualpädagogik und Sexualberatung – Bundesverband
  Stresemannallee 3, 60596 Frankfurt am Main
  Tel. 00 49 - (0) 69 - 63 90 02
- Schutzverband für Impfgeschädigte
  In den Gärten, Postfach 11 05, 35620 Hüttenberg
  Tel. 00 49 - (0) 64 41-7 16 70
- Selbsthilfevereinigung für Lippen-Gaumen-Fehlbildungen e. V.
  Wolfgang-Rosentahl-Gesellschaft
  Hauptstr. 184, D-35625 Hüttenberg
  Tel. 00 49 - (0) 64 03-55 75, Fax 00 49 - (0) 64 03-55 75
- Stiftung Michael zur Bekämpfung der Anfallskrankheiten und ihrer individuellen und sozialen Folgen
  Tel. 00 49 - (0) 40 - 5 38 85 40
- Untersuchungsstelle des Landes Baden-Württemberg
  für angeborene Stoffwechselstörungen
  Universitätskinderklinik, PKU Labor, INF 150
  D-69120 Heidelberg
  (Info-Mappe kann angefordert werden.)
- Verband alleinstehender Mütter und Väter e. V. (VAMV)
  Beethovenallee 7, D-53173 Bonn
  Tel. 00 49 - (0) 2 28 - 35 29 95

Stichwortverzeichnis

Die Autoren

Ravi Roy

Aufgewachsen in einer homöopathischen Arztfamilie in Indien, erlebte er schon als Kind die heilsame Wirkung der Homöopathie. Sein erster Lehrmeister war sein Vater. Das Homöopathie-Studium absolvierte er an dem bekannten Nehru Homoepathic Medical College and Hospital in Neu Delhi und beendete dieses mit dem D. H. M. S. – Diploma in Homoepathic Medicine und Surgery.

Anschließend widmete er sich der armen indischen Bevölkerung, wobei ihm die mannigfaltigsten Arten von Krankheiten begegneten. Dann entschloß er sich, im Geburtsland der Homöopathie, in Deutschland, die homöopathische Literatur in der Originalsprache zu studieren, und lebt nun seit 1979 hier.

Ravi Roy gründete und leitet das Lehr- und Forschungsinstitut für Homöopathie und hat in den letzten Jahren zahlreiche Homöopathen ausgebildet.

Carola Lage-Roy

In einer Zahnarztfamilie an der Ostsee aufgewachsen, interessierte sie sich bereits als Kind für Heilkräuter. Vor ihrem Heilpraktikerstudium an der Josef-Angerer-Schule in München studierte sie Germanistik und Kunstgeschichte. Bereits in der Heilpraktikerschule entschied sie sich für die Homöopathie, welche sie schließlich grundlegend von ihrem Mann erlernte. Seit 1979 unterhält sie als Heilpraktikerin eine homöopathische Praxis.

Mit ihrem Mann und den drei Söhnen lebt und arbeitet sie in Murnau am Staffelsee. Seit Jahren hält Carola Lage-Roy Vorträge im In- und Ausland über Homöopathie, Bachblüten und Impfungen. Vor einigen Jahren gründete sie mit ihrem Mann den Verlag Lage & Roy, und seither sind zahlreiche eigene Schriften sowie auch Bücher von anderen Autoren veröffentlicht worden.

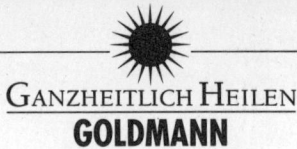

GANZHEITLICH HEILEN
GOLDMANN

Homöopathie-Ratgeber von Carola und Ravi Roy

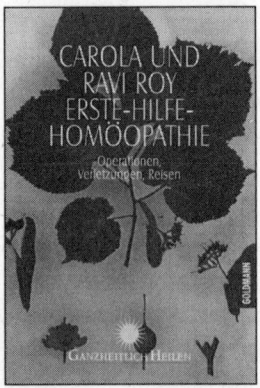

Erste-Hilfe-Homöopathie   14165

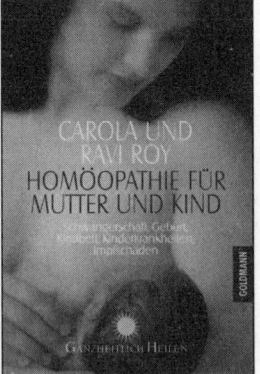

Homöopathie für Mutter
und Kind   14164

Goldmann • Der Taschenbuch-Verlag